Surviving ICU シリーズ

重症患者
の治療の本質は
栄養管理
にあった！

きちんと学びたい
エビデンスと実践法

真弓俊彦／編

羊土社
YODOSHA

謹告

　本書に記載されている診断法・治療法に関しては，発行時点における最新の情報に基づき，正確を期するよう，著者ならびに出版社はそれぞれ最善の努力を払っております．しかし，医学，医療の進歩により，記載された内容が正確かつ完全ではなくなる場合もございます．

　したがって，実際の診断法・治療法で，熟知していない，あるいは汎用されていない新薬をはじめとする医薬品の使用，検査の実施および判読にあたっては，まず医薬品添付文書や機器および試薬の説明書で確認され，また診療技術に関しては十分考慮されたうえで，常に細心の注意を払われるようお願いいたします．

　本書記載の診断法・治療法・医薬品・検査法・疾患への適応などが，その後の医学研究ならびに医療の進歩により本書発行後に変更された場合，その診断法・治療法・医薬品・検査法・疾患への適応などによる不測の事故に対して，著者ならびに出版社はその責を負いかねますのでご了承ください．

序

　私は消化器外科出身ということもあり，以前からバクテリアルトランスロケーションや栄養には非常に興味があり，救急，集中治療の分野に移った後も，重症患者の栄養管理は患者管理の基本と考え，積極的にかかわってきた．また，20年近く，ポリクリ学生や若手医師に輸液や栄養を教えてきた．

　American Society for Parenteral and Enteral Nutrition（ASPEN）は1980年代からエビデンスに基づいたガイドラインを作成してきており，大いに参照してきたが，その後に発表された多数のガイドラインも含め，その表記は非常に曖昧で十分には満足できるものではなく，実臨床では自分でさらに工夫しながら行ってきた．

　そのような過程で，栄養に関する書籍を編集させていただける機会をいただけたので，この機会に，栄養の基本だけではなく，今まで疑問に思ってきた多数の詳細な点や実際にどう行うべきかを明確に記載いただく企画とした．また，記載に際して，どこまでわかっていて，どれくらい確かであるか（信憑性があるか）について明確に記載いただいた．依頼原稿にもかかわらず，複数回の大幅な書き換えをお願いした執筆者の方々にはこの場をお借りし謝罪致したいが，そのお陰で，今までにない，栄養の書籍となったと自負している．

　この1冊で，栄養に関しての現時点でのエビデンスを把握できるだけではなく，これらに基づいて専門家が実臨床でどのように行っているかを理解いただけると思う．この書籍によって栄養での最良の知見を理解いただき，実臨床での患者管理に役立てていただき，救いえる重症患者を一人でも多く救っていただければ本望である．また，栄養に関してのエビデンスは決して十分でないことを理解いただき，臨床での課題や問題点が明らかにされ，次なるリサーチを行っていただき，さらなる診断や治療法の開発の契機となれば，望外の喜びである．

2014年10月

真弓俊彦

Surviving ICU シリーズ

重症患者の治療の本質は栄養管理にあった！

きちんと学びたいエビデンスと実践法

Contents

序 ……………………………………… 真弓俊彦	3
執筆者一覧	7
Color Atlas	8

第1章　栄養での評価指標

1. 救急，重症患者での栄養評価 ……………………………… 堤　理恵，西村匡司　12
2. 推定式を用いたエネルギーの予測
   activity factor, stress factor の利用法と栄養素の考え方 **Pro/Con** ……… 木下浩作　19
3. 投与経路はどのように選択するのか？ **Pro/Con** ……………… 伊佐泰樹，蒲地正幸　27
4. 間接熱量測定法の基本原理 ……………………………………… 海塚安郎　36
5. 間接熱量測定法はどのように使用すべきか **Pro/Con** ………… 海塚安郎　45

第2章　栄養剤の種類，特性

1. 経腸栄養剤の種類と選択 **Pro/Con** ……………………………… 山口順子　58
2. 静脈栄養製剤，アミノ酸製剤の種類と選択 ……………………… 石橋生哉　67
3. 脂肪乳剤の種類と選択 …………………………………………… 福島亮治　74

Pro/Con：各テーマにおける賛成論・反対論をあげている項目です

4. 微量栄養素 ビタミンと微量元素 ………………………………… 永田　功　81

Column ❶ 思わぬビタミンK欠乏症 ……………………………… 岡本好司　90

第3章 栄養療法の実際

1. 経腸栄養の開始基準と投与計画 …………………………… 井澤純一　94
2. 静脈栄養の開始基準と投与計画 …………………………… 江木盛時　101
3. 免疫調整栄養剤の使用方法
   ～どの疾患で，どのように～ Pro/Con ……………………… 東別府直紀　109
4. ICU 患者の腸内細菌叢・腸内環境の変化とプロ/プレ/
   シンバイオティクス療法 Pro/Con ……………… 山田知輝，清水健太郎，小倉裕司　120
5. 栄養ガイドラインの比較
   各国ガイドラインの特徴と相違点 ………………………… 山田　勇，小谷穰治　132
6. 侵襲下の栄養管理に不可欠な基礎知識 …………………… 寺島秀夫　148

第4章 特殊な栄養療法

1. ICU 管理が不要な術後栄養管理の実際 …………………… 寺島秀夫　162
2. ICU 管理が必要な術後栄養管理の実際 Pro/Con ………… 寺島秀夫　175
3. 急性呼吸不全の栄養管理 Pro/Con ………………………… 志馬伸朗　189
4. 急性腎不全の栄養管理 ……………………………… 田口瑞希，植西憲達　198
5. 糖尿病，耐糖能異常の栄養管理 Pro/Con ………………… 井上茂亮　206
6. 肝不全，肝機能障害の栄養管理 Pro/Con
   ……………………………… 苟原隆之，佐藤格夫，邑田　悟，川嶋秀治　214
7. 重症急性膵炎の栄養管理
   重症急性膵炎の経腸栄養療法施行には既成概念の打破が必要である Pro/Con
   ……………………………………………………… 染谷一貴，真弓俊彦　221

8. 熱傷の栄養管理 Pro/Con .... 白井邦博　228

9. 栄養療法施行時の電解質異常の補正 Pro/Con .... 柴田純平, 西田　修　237

10. 末梢からの中心静脈栄養
　　PICCの挿入法 Pro/Con .... 井上善文　249

第5章　「これは困った！」というときの対処法

1. 経腸栄養が胃内から排出されない，蠕動運動低下時の対処法 Pro/Con
.... 長田圭司, 蒲地正幸　256

2. 消化管出血時の対処法 Pro/Con .... 巽　博臣, 後藤京子, 升田好樹　263

3. 下痢のときの対処法 Pro/Con .... 寺坂勇亮, 真弓俊彦　270

   Column 2　refeeding syndromeではここに注意 .... 大谷　順　280

付録　栄養剤の分類および参考サイト情報

真弓俊彦　286

索　引 290

■ 本文中の文献一覧の★はエビデンスレベルを表しています

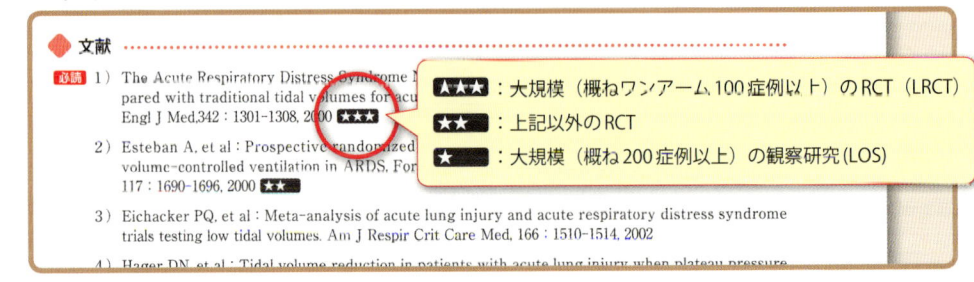

★★★：大規模（概ねワンアーム100症例以上）のRCT（LRCT）
★★：上記以外のRCT
★：大規模（概ね200症例以上）の観察研究（LOS）

執筆者一覧

■ 編　集

真弓俊彦　　産業医科大学医学部救急医学講座

■ 執　筆 (掲載順)

真弓俊彦	産業医科大学医学部救急医学講座	寺島秀夫	筑波大学大学院人間総合科学研究科 疾患制御医学専攻消化器外科学
堤　理恵	徳島大学大学院ヘルスバイオサイエンス研究部 実践栄養学分野	志馬伸朗	国立病院機構京都医療センター救命救急科
西村匡司	徳島大学大学院ヘルスバイオサイエンス研究部 救急集中治療医学分野	田口瑞希	藤田保健衛生大学救急総合内科
木下浩作	日本大学医学部救急医学系 救急集中治療医学分野	植西憲達	藤田保健衛生大学救急総合内科
伊佐泰樹	産業医科大学病院集中治療部	井上茂亮	東海大学医学部外科学系救命救急医学
蒲地正幸	産業医科大学病院集中治療部	苛原隆之	日本医科大学大学院医学研究科救急医学分野
海塚安郎	製鉄記念八幡病院救急・集中治療部	佐藤格夫	京都大学大学院医学研究科 初期診療・救急医学分野
山口順子	日本大学医学部救急医学系 救急集中治療医学分野	邑田　悟	京都大学大学院医学研究科 初期診療・救急医学分野
石橋生哉	公立八女総合病院外科	川嶋秀治	京都大学大学院医学研究科 初期診療・救急医学分野
福島亮治	帝京大学医学部外科学講座	染谷一貴	産業医科大学医学部救急医学講座
永田　功	横浜市立みなと赤十字病院集中治療部	白井邦博	一宮市立市民病院救急科
岡本好司	北九州市立八幡病院消化器・肝臓病センター外科	柴田純平	藤田保健衛生大学医学部 麻酔・侵襲制御医学講座
井澤純一	京都大学医学研究科社会健康医学系専攻 予防医療学分野 東京慈恵会医科大学麻酔科学講座集中治療部	西田　修	藤田保健衛生大学医学部 麻酔・侵襲制御医学講座
江木盛時	神戸大学医学部附属病院集中治療部	井上善文	大阪大学臨床医工学融合研究教育センター 栄養ディバイス未来医工共同研究部門
東別府直紀	神戸市立医療センター中央市民病院 麻酔科・NST	長田圭司	産業医科大学病院集中治療部
山田知輝	大阪大学医学部附属病院高度救命救急センター	巽　博臣	札幌医科大学医学部集中治療医学
清水健太郎	大阪大学医学部附属病院高度救命救急センター	後藤京子	札幌医科大学医学部集中治療医学
小倉裕司	大阪大学医学部附属病院高度救命救急センター	升田好樹	札幌医科大学医学部集中治療医学
山田　勇	兵庫医科大学救急・災害医学講座	寺坂勇亮	健和会大手町病院救急科・外科
小谷穣治	兵庫医科大学救急・災害医学講座	大谷　順	雲南市立病院・外科

Color Atlas

到着時：洗浄前

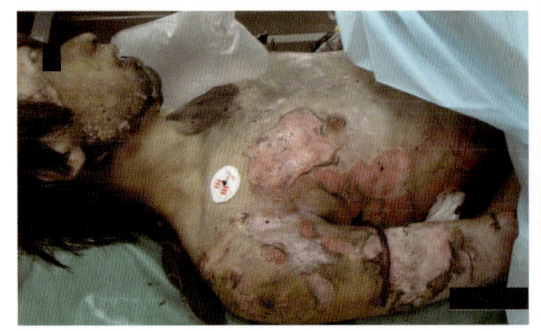

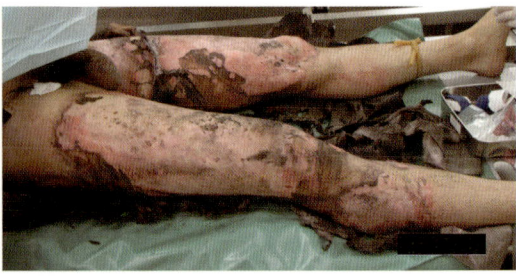

到着時：洗浄後

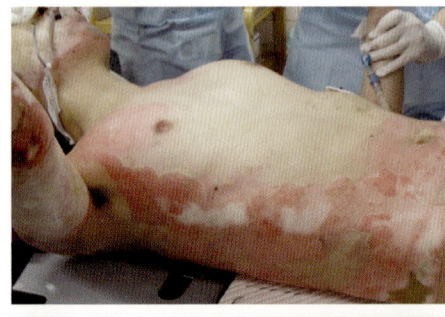

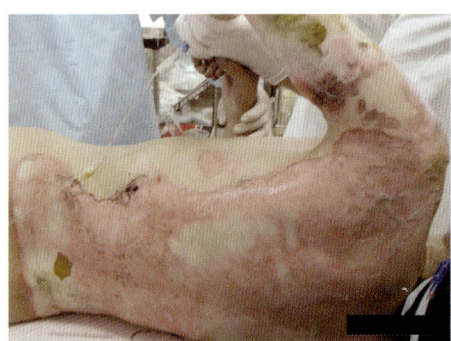

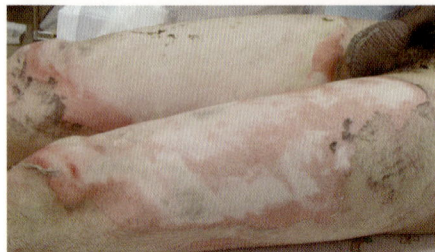

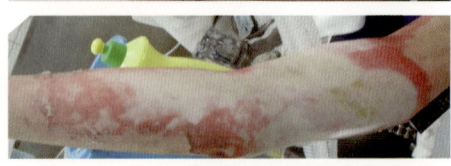

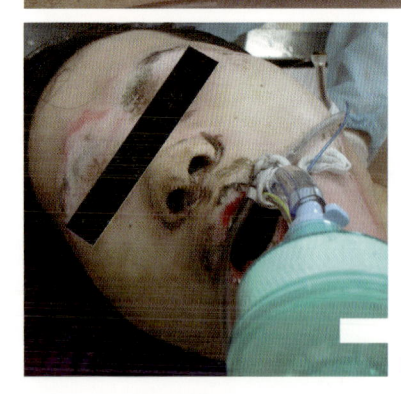

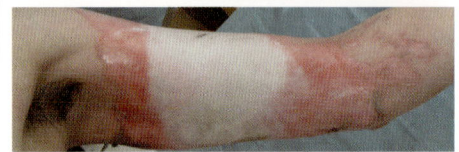

❶来院時臨床所見：19歳男性，爆発事故（p.50図2参照）

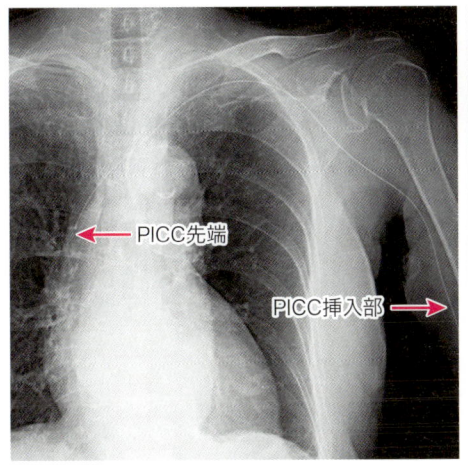

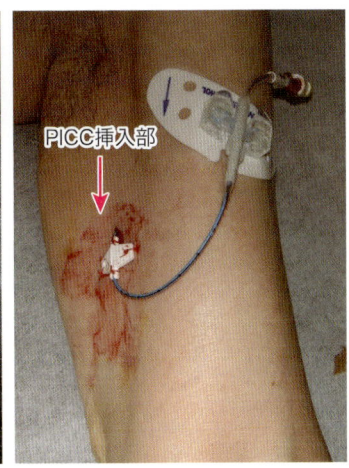

❷ **上腕 PICC**（p.250 図1参照）
上腕の静脈を穿刺して上大静脈まで挿入する中心静脈カテーテル

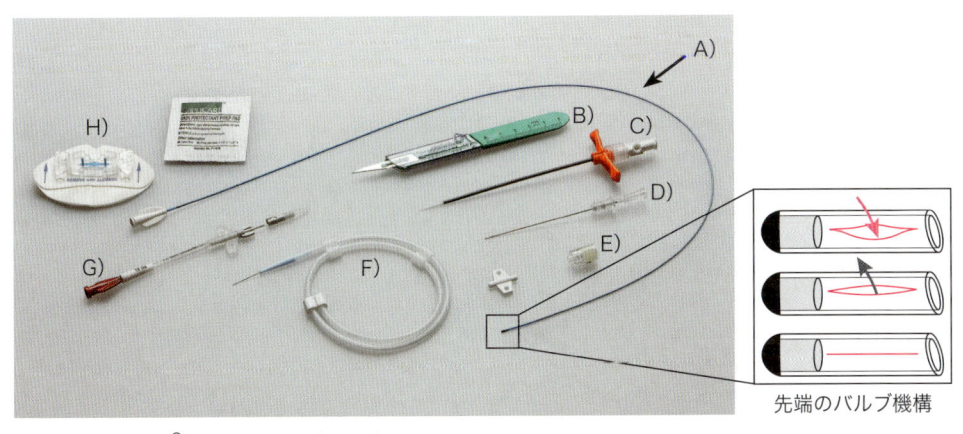

❸ **グローション® カテーテル（NXT）**（p.251 図2参照）
写真はグローション® カテーテルのキット一式（株式会社メディコンより提供）
カテーテル，固定器具（スーチャウイング），カテーテルコネクタ，スタットロック®から構成されている．カテーテル先端はスリット状のバルブ構造となっている
A）グローション® カテーテル，B）メス，C）シース付マイクロイントロデューサ，D）穿刺針，E）スーチャウイング，F）ガイドワイヤー，G）カテーテルコネクタ，H）スタットロック®

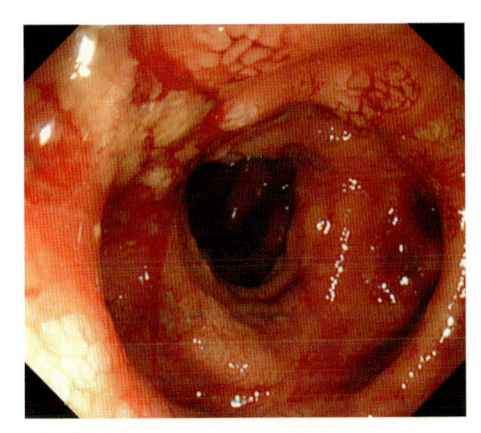

❹ **消化管 GVHD**（p.264 図1参照）
急性骨髄性白血病に対する骨髄移植後の症例．出血を伴う潰瘍・びらんが広範囲に認められる

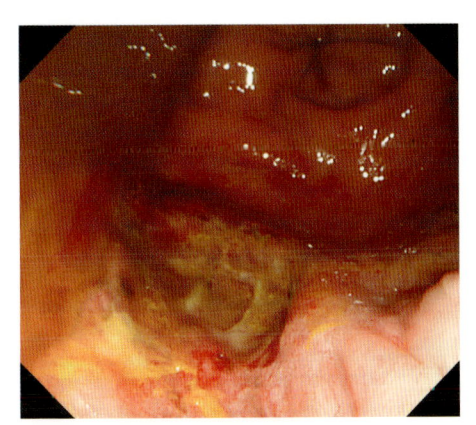

❺ **サイトメガロウイルス腸炎**（p.264 図2参照）
比較的軽度の症例であるが，出血を伴う粘膜の潰瘍性変化を認める

重症患者の治療の本質は栄養管理にあった！

第1章

栄養での評価指標

第1章　栄養での評価指標

1. 救急，重症患者での栄養評価

堤　理恵，西村匡司

Point

- 栄養評価の目標は，低栄養および栄養欠乏を同定し，栄養管理の計画に有用な情報を得ることである
- 患者の栄養状態を正確に評価・判断するために適切な手法を選ぶ
- 治療効果をモニタリングし，定期的に再評価をくり返すことが必要である

はじめに

　栄養評価とは，低栄養の程度や低栄養に関連した合併症のリスクを診断することである．重症患者の栄養評価は，栄養管理のプランを立てるうえで重要なポイントとなる．しかし，刻々と変化する病態を把握し的確な栄養評価を行うには，専門的な知識や経験が必要である．特に，集中治療の現場という時間が限られている状況では，変化の大きい病態に対してその変化を予測しつつ，栄養管理に必要な情報を正確に把握していく必要がある．
　ここでは，ICU入室時の初期評価と，その10日後の評価法を提示する．

1　栄養管理は栄養評価から

　栄養介入を行うスタートポイントは栄養評価である．しかし，重症患者に対する栄養評価の指標には確立されたものがない．さまざまな指標や病態を勘案して，総合的に判断する．実施手順として表に示すようにABCDEに従う方法がある．

1）A：Anthropometry assessment（身体計測）

　身体計測には，身長，体重のほかBIA（bioelectrical impedance analysis：生体電気

表 ● 栄養評価のABCDE

ABCDE	評価項目
A：Anthropometry assessment（身体計測）	身長, 体重, 体組成（筋肉量, 除脂肪体重など）
B：Biochemistry assessment（血液・生化学検査, 尿検査）	血中タンパク質, 炎症反応, 尿素窒素など
C：Clinical indicators（臨床症状）	浮腫, 腹水, 脱水など
D：Dietary assessment（食事摂取状況）	入室までの食事摂取状況
E：Estimated requirement（推定栄養必要量）	エネルギー消費量, 呼吸商

インピーダンス法）を利用した体組成測定などがある．身体計測は体組成の評価，特に除脂肪体重や筋肉量を評価するのに有用である．

身長は，理想体重やエネルギー必要量の算出に必須であるほか，BIAや間接熱量測定時にも入力が求められる．救急搬送されて身長が不明な場合は，膝下高を測定することによる推定値の算出，指極（両腕を広げた長さが身長とほぼ一致しているという考えに基づく）を用いるが，患者が仰臥位の場合には巻尺で測ることも多い．測定者は患者の右側に立ち，患者はまっすぐ上方を見た状態としたうえで頭頂部とかかと基部に三角定規などをあててシーツ上に印をつけ，この間の長さを巻尺で計測する（図1A）．膝下高を測定して身長を推定する方法は，脊椎前弯などがある患者にも利用できるので便利である．膝下高は一般に，左膝を直角に曲げ，大腿前面から足底までの距離を測定する（図1B）．

> **膝下高からの推定（Chumleaの式[2]）**
> 男性：64.19＋〔2.02×膝下高（cm）〕－（0.04×年齢）
> 女性：84.88＋〔1.83×膝下高（cm）〕－（0.24×年齢）

身長，体重やBMIは最も基本的な指標であるが，体重は浮腫や輸液量などで容易に影響される．体組成計を用いて除脂肪体重（筋肉量）を測定できれば，細胞外液量，細胞内液量，除脂肪体重の推定値が測定できる．しかし，有用性については十分なエビデンスが得られていない．

2）B：Biochemstry assessment（血液・生化学検査, 尿検査）

栄養評価に必要な血液・生化学検査，尿検査の項目は疾患や病態，また個々の患者の既往歴などによっても異なる．

血中のタンパク質量を知ることは治療を行っていくうえで必要である．血清アルブミンおよび半減期の短い血中タンパク質は栄養状態の指標とはいえないが，予後指標となる．半減期の短いものには，プレアルブミン（トランスサイレチン，半減期：2日），トランスフェリン（半減期：7日），レチノール結合タンパク質（半減期：0.7日）などがあり，トランスフェリンは比較的ほかの因子の影響を受けにくい．病態の変化が著しいときには半

A)仰臥位での身長の計測

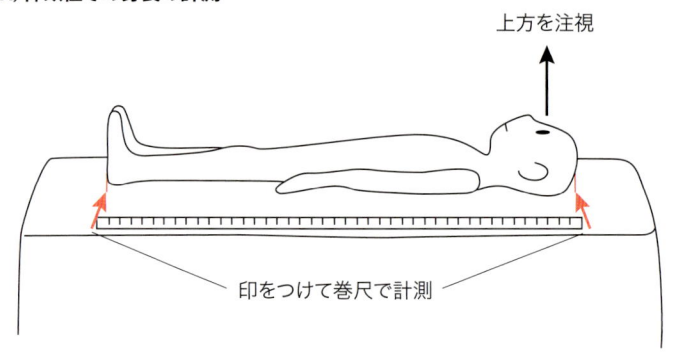

上方を注視

印をつけて巻尺で計測

B)膝下高の計測

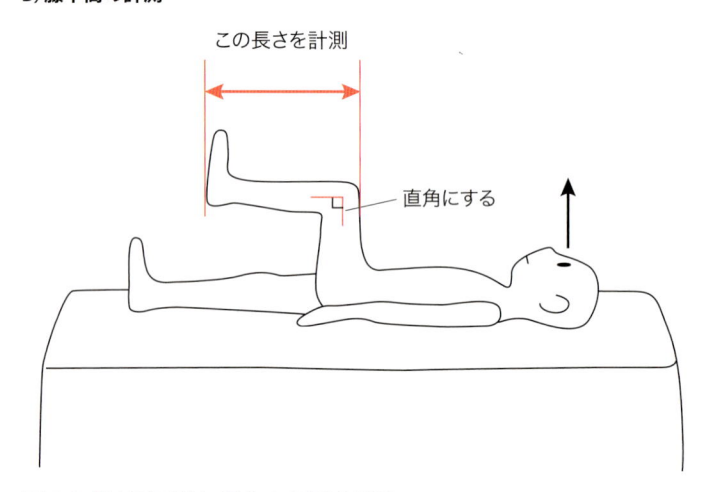

この長さを計測

直角にする

図1● 起立不可能な場合の身長計測法
文献1より引用

減期の短いものを測定する方が望ましい．

　ICU入室直前まで健康であった症例でも，熱傷のような場合には，身体計測値は正常であるにもかかわらず血清アルブミン値が非常に低値を示すことがある．多量の浸出液漏出に伴う血清アルブミン値の低下は予後が不良となる．さらに炎症時に肝臓でCRPの産生が亢進すると，アルブミンは同時に合成することができない．ただし，血中タンパク質は水分量によって栄養状態と関係なく増減するので注意が必要である．

3) C : Clinical indicators（臨床症状）

　臨床所見による栄養評価は，患者とコミュニケーションがとれないときには特に重要である．浮腫や腹水の有無，皮膚の乾燥からみる脱水症状，脂肪や筋肉の量，微量栄養素の欠乏症状などを評価する．血清アルブミン値が低値の場合は，血管内の膠質浸透圧が低下して浮腫が生じやすい．

「❶-1) A：Anthropometry assessment（身体計測）」の項で示したように脂肪や筋肉量を体組成計により評価する方法もあるが，実際には機器の有用性も十分に実証されていない．脂肪量や筋肉量の変化を診察で評価することも多い．皮下脂肪は，目の下のくぼみが大きいかどうかを観察する．上腕三頭筋部では，皮下脂肪をつまみ上げて両指の間の脂肪の量を観察する．下部肋骨前面なども脂肪が減少すると骨がはっきり見えてくる．筋肉量は，側頭部（こめかみ）の筋肉量を観察したり，肩に丸みがあるか，骨が突出したりしていないかを観察する．男性では，通常鎖骨が浮き上がっていないので，浮き上がって見えるときには筋肉量の低下を考える．大腿，ふくらはぎは筋肉をつまんで，十分な緊張感があるかを確かめる．また，筋肉量が減ると，膝の関節が大きくみえるようになる．

皮膚の発疹，出血，乾燥，口角炎や口内炎，毛髪の抜けやすさ，爪の変形なども観察する．これらは微量元素が欠乏した際に認められ，体重減少よりも早期から現れることが多いので，栄養不良のよい指標となる．ただし，栄養不良以外の原因でもみられるので，総合的に判断する．

4) D：Dietary assessment（食事摂取状況）

最近の食習慣や食事摂取量の変化，食物アレルギーの有無などを評価する．一般に，ダイエットなどを含め3カ月以内の体重減少が5％を超える場合は免疫力が低下し，予後が不良となりやすい．直前までの食物摂取状況を把握することでrefeeding syndrome（第5章Column②参照）を予防する．アルコール摂取の習慣などを聴取することで，ビタミンB_1欠乏なども予測できる．

経腸栄養管理を行っていくうえでは，牛乳アレルギーなどの有無の確認が重要である．アレルギーについては本人・家族から聞き取りをする．

5) E：Estimated requirements（推定栄養必要量）

栄養必要量の算出は，実際には栄養評価時に行うが，他稿（第1章-2参照）で取り上げられるのでここではその方法については議論しない．ただし，これに関連する栄養評価法として，代謝量を目安とする方法がある．特に重症患者では，間接熱量計によるエネルギー消費量を測定することを推奨する．われわれの検討では，重症患者のエネルギー消費量は従来推奨されてきたHarris-Benedictの式で求める代謝量よりも少なく，計算式のみで栄養評価を行うと過剰栄養となる危険性がある．呼吸商（respiratory quotient：RQ）による評価では，RQすなわちVCO_2/VO_2が1を超える場合には代謝動態が脂肪合成優位に傾き，飢餓状態ではRQ0.7で脂肪分解，0.7を下回るとケトン体が産生されているとされる[3]．しかしながら，実際には糖液を多く含んだ輸液のみを使用することでRQの上昇がみられることもある．これは，糖質が酸化されるとVCO_2とVO_2が等量産生されるために1に近づくためで，末梢静脈栄養管理で，エネルギー投与量が不足していても糖だ

けが供給されている状態ではRQが上昇するため注意が必要である．

❷ 重症患者の栄養評価：ICU入室10日後

栄養評価は一度だけ行うものではなく，現在行っている栄養管理が適切かを判断するため，**定期的にくり返し行う必要がある**．図2に示した入室10日目の栄養評価シートを参考にしながら，2回目以降の定期的な栄養評価においてポイントとなる点をあげる．

1) A：Anthropometry assessment（身体計測）

身長は極端に変化するものではないので通常初回のみ測定するが，体重はスケールベッ

栄養評価シート

実施日： 20XX. X. X.

患者名：XX XX　　　　　　　　ID XXXXXXXX
担当医：XX
生年月日：19XX. XX. XX.　　　年齢：27歳　　性別：⑨・女

栄養目標 スムーズに栄養療法を開始し，低アルブミン血症を改善し，タンパク質異化を抑制する．経口摂取へのスムーズな移行を促し，貧血など低栄養状態の遷延を回避する．

Note 経腸栄養剤●●を20 mL/時より開始し（24時間持続），60 mL/時をゴールとする．
抜管後の速やかな経口摂取への移行を進める．

Anthropometry：身体計測
　身長 180 cm（巻尺）　現体重（10日目スケールベッド）77 kg

Biochem/Haem：血液・生化学検査，尿検査
　Alb 2.1 g/dL，CRP 18.6 mg/dL，Hb 9.7 g/dL（貧血あり）
　BUN 5 mg/dL，Cre 0.13
　Na 140 mEq/L，K 5.1 mEq/L

Clinical：臨床症状
　脂肪・筋肉量は正常ではあるが，入室直後より減少してきている
　浮腫（軽度・全身）

Dietary：食事摂取状況
　経腸栄養剤●●を20 mL/時より開始し，現在60 mL/時で達成．下痢なし，
　腹部膨満なし．
　抜管に伴い，3分粥より食事開始を目指す．

Estimated requirements：推定栄養必要量
　エネルギー消費量（間接熱量計）1,860 kcal/日＋20%；約2,200 kcal，
　タンパク質 115 g（1.5 g/kg）

PLAN：栄養管理計画

図2　ICU入室10日目の栄養評価シート（例）
Haem：haematology（血液検査），BUN：blood urea nitrogen（尿素窒素）

ドによる測定が可能であれば毎日測定する．体重は輸液の量や浮腫の状態，利尿薬の使用などによって1日で数kg変動することも珍しくない．

2) B：Biochemstry assessment（血液・生化学検査，尿検査）

　血液・生化学検査や尿検査は急性期には毎日行うことが多い．重症患者では，血中タンパク質（血清アルブミン値など）の低下のほか，栄養不良状態の持続に従って貧血やコレステロール，中性脂肪値の低下もみとめる．

　タンパク質投与量を評価する方法に，窒素バランスの計算がある．熱傷患者ではタンパク質が漏出するために多めのタンパク質を投与していても不足することが多い．窒素バランスは総窒素投与量（g/dL）－総窒素排泄量（g/dL）で求める．

窒素バランス（g/dL）＝タンパク質摂取量（g）/6.25 －（24時間尿中尿素窒素量＋4）
〔　　　　IN（摂取量）　　　－　　　OUT（排泄量）　　　〕

　タンパク質は一般に16％の窒素を含むので窒素量に換算するにはタンパク質量÷6.25，あるいはタンパク質量×16％で算出する．窒素排泄量は，Blackburnらの報告[4]に基づき尿中尿素窒素以外の窒素排泄量（糞便や汗など）を1日4gとして尿中窒素量に加える．窒素バランスが正のときはタンパク同化状態，負のときはタンパク異化状態と判断する．

　BUNもタンパク質投与の指標となる．BUNが低値で，クレアチニンも正常値である場合，腎機能障害はないこと，タンパク質が不足していることが推察される．一方でタンパク質を過剰に投与し続けると，腎機能障害がなくてもBUNは上昇する．

　タンパク質以外には，電解質の値も栄養評価に用いるが，ナトリウムやカリウム値は病態とは関係なく栄養剤の投与によって容易に変動する．市販の経腸栄養剤は全般的にナトリウムが少ないので低ナトリウム血症に陥りやすく，食塩の付加などで改善することが多い．図2のBiochem/Heamの項に示しているように，カリウムの多い栄養剤を使用するとカリウム値は上昇する．栄養評価をこまめにくり返すことで栄養剤の種類や量を適宜修正する．

3) C：Clinical indicators（臨床症状）

　炎症が遷延する症例では浮腫も遷延する．脂肪量については目の下がくぼんでいないかをみる．また，経時的にふくらはぎや大腿部などを指でつまんで筋肉量を評価する．こうした評価は，同じ評価者でなければ誤差が大きくなる．キャリパーなどで実測する場合も同様である．

4）D：Dietary assessment（食事摂取状況）

　　経管栄養管理中は腹部膨満や便などについては毎日評価を行う．経口摂取に移行するには，どのような形態の食事であれば摂取できるか，食事による摂取で不足する場合には付加する栄養剤や輸液についても検討する．

5）E：Estimated requirements（推定栄養必要量の算出）

　　ICU入室中の患者のように変化の大きい病態を示す患者では，栄養必要量についても随時再評価を行い見直していく．鎮静薬の使用を中止したり，発熱があったり，エネルギー投与量が増え消化が活発になるとエネルギー消費量は増加する．しかし栄養は多ければ多いほどよいのではない．栄養が不足すれば先に述べたように体重や脂肪，筋肉量が減少したり，ミネラルの不足症状が認められたりするが，逆に過剰であることを評価する適切な指標はない．血糖値やノルアドレナリンが上昇するともいわれるが，ほかの因子の影響も多く，過剰栄養が原因とは判断できない．これまでに述べた点を含み，さらに治療が順調であるか総じて評価する．

● おわりに

　　重症患者において栄養評価の効果を実証したものはこれまでにないのが現状である．しかし，個々の患者で正確かつ適切な栄養評価を行うことで有効な栄養管理法に結び付く．

◆ 文献

1) 岩佐正人：栄養スクリーニング，「キーワードでわかる臨床栄養 改訂版」（大熊利忠，金谷節子／編），pp44, 羊土社, 2011
2) Chumlea WC：Accuracy and reliability of a new sliding caliper. Am J Phys Anthropol, 68：425-427, 1985
3) 寺島 秀夫, 他：高度外科侵襲下の代謝動態に関する検討 呼気ガス分析法による解析. 日本外科学会雑誌, 94（1）：1-12, 1993
4) Blackburn GL, et al：Nutritional and metabolic assessment of the hospitalized patient. J Parenter Enteral Nutr, 1：11-22, 1977

第1章 栄養での評価指標

2. 推定式を用いたエネルギーの予測
activity factor, stress factor の利用法と栄養素の考え方

木下浩作

Point

- 臨床的に間接熱量測定を行うことは難しいため，推定式からエネルギー必要量を算出することが多いが，問題点も多々ある
- ICU管理が必要な患者では高血糖を示すことが多いため，血糖管理が必要である
- 脂質の構成成分やタンパク質の投与量に配慮したうえで，投与する栄養剤や投与経路を決定する

はじめに

　過大な侵襲状態にある重症患者では，自律神経系の過剰な興奮や視床下部−下垂体−副腎系ホルモンの活動がみられる．その結果，代謝の亢進，糖新生の増加と耐糖能低下，脂肪分解亢進と遊離脂肪酸の増加，異化の亢進（タンパク質分解亢進）が発生する．これらの生体反応は，多発外傷や広範囲熱傷などの集中治療を要する患者で一般的にみられる．また，この神経内分泌系の過剰反応は，侵襲後に発生する免疫能低下に関係している．そのため重症患者においては，エネルギー代謝，タンパク質代謝，炭水化物代謝，脂肪代謝や微量元素などに対するさまざまな影響が認められ，栄養必要量を決定する際には，これらの影響を十分考慮しなければならない．

1 重症患者への栄養療法の開始時期

　疾患重症度にかかわらず，よりすみやかな目標摂取率の達成が，ICU滞在期間の短縮と関係するとの報告がある[1]．また，早期経腸栄養法の遅れは，さまざまな経腸栄養の有用性を無駄にする可能性がある．しかし，術後患者の栄養開始時期は，腸雑音の聴取の有無によって判断される傾向がある．一般的に，腸雑音の欠如は腸管機能不全を示すのではな

く，むしろ腸を通じた空気の通過がないことを示している．例えば，小腸機能の指標である正常な筋電活動は，術後4〜8時間以内に回復し，小腸栄養法を開始できる．一方，結腸は3〜5日間にわたり小腸と比べ回復が遅れるが，経腸栄養法による刺激によってより早期の回復が期待できる[2]．

以上のことより，術後患者の経腸栄養開始時期はより早期であることが望ましい．

Pro ❷ 投与熱量

重症患者が最優先とするのはエネルギーである．間接熱量測定法は，推定式の使用よりも算出されるエネルギー量が正確であることから，重症患者では安静時エネルギー消費量（Resting Energy Expenditure：REE）の目安とされる．しかし，臨床的に容易に間接熱量測定を行うことが難しいことなどから，推定式を用いることが多い．数多くの推定式がある[3]が，もっとも有名なのがHarris-Benedict式であり，求められたエネルギーに対して，患者ごとの活動係数（activity factor）やストレス係数（stress factor）の値を乗じて総投与量を決定する[4]（表1）．

しかし，これらの数式・値は，欧米人のデータから求められた式であり，そのまま日本人に使用できるかどうかの検討はない．しかも，activity factorやstress factorは，主治医の主観によるところが大きい．またHarris-Benedict式はエネルギー消費量を過剰評価する傾向がある[5]ことから，これらの推定式から算出される値が，集中治療室での重症患者の栄養療法を計画するにあたり，適切かどうかの議論も多い．重症患者に対しては，Ireton-Jonesの式が正確と考えられるが，重症患者では，病態が刻々と変化するため，治

表1 ● 患者のエネルギー消費算出法

基礎エネルギー消費量の推定式（Harris-Benedict式）	
男性	BEE＝66.47＋13.75 W＋5.0 H－6.76A
女性	BEE＝655.1＋9.56 W＋1.85 H－4.68A

患者の全エネルギー消費量
TEE＝BEE × activity factor × stress factor
Activity factor
寝たきり：1.0，歩行可：1.2
Stress factor（手術侵襲等の程度により決定）
軽度：1.2，中等度：1.4，高度：1.6，超高度：1.8

BEE：basal energy expenditure（基礎エネルギー消費量）
TEE：total energy expenditure（全エネルギー消費量）
W：体重（kg），H：身長（cm），A：年齢（年）

療薬としてのカテコラミン，ステロイドなどの影響を考慮したうえで，生体反応に応じた投与エネルギー量設定を行うことは容易ではない．そのため各重症病態に応じて個々の患者への至適エネルギー投与量を決めるのは困難である[6]．

少なくとも投与目標値を明確に設定し，活動度とストレスの状態を加味したうえで，栄養療法を開始することが重要である．SCCM/ASPENガイドラインによると，投与目標を設定しにくい場合は必要に応じて25～30 kcal/kg/日を開始点とする単純化した式も提案している．例えば，体重70 kgの患者ではエネルギー所要量＝25～30 kcal/kg/日×70 kg＝1,750～2,100 kcal/日で示すことができる[7, 8]．いかなる場合においても，目標を確実に達成するために栄養療法をモニタリングすることが重要である[8]．具体的には，まず目標投与量を決定し，目標量の50％で早期から経腸栄養を開始する．経腸栄養に対する耐用性を確認した後，数日間かけて目標エネルギーの到達をめざす．

Con 3 推定式を用いる場合の問題点

エネルギー消費量は，個々の症例で異なり，合併するほかの外傷や肺炎のような感染症などによっても影響を受ける．例えば，外傷急性期には，タンパク質異化が亢進し，窒素バランスは負となる．このため受傷後2～3週間は適切と思われるエネルギー補給を行っても窒素バランスを正とすることは困難であるとされている．過度のタンパク質異化作用を抑えエネルギー貯蓄や筋肉量，消化管粘膜の統合性，免疫力を保つために，高窒素・高エネルギー栄養投与が計画される．しかし，推定式を用いる場合には，個々の症例を間接熱量計で測定した結果を用いる場合に比べ，正確さを欠く可能性がある[7]．特に肥満症例で間接熱量計を用いないでエネルギー必要量を推定式から算出した場合には，算出されたエネルギー必要量は正確さを欠いたものとなる[9～11]．肥満症例への投与は，一定の制限が必要であり，BMI（body mass index：体格指数）＞30の肥満症例では，実際の経腸栄養目標値を推定式で算出した設定エネルギー必要量の60～70％，あるいは実体重の11～14 kcal/kg（実体重）/日（もしくは理想体重に換算して22～25kcal/kg/日）を超えるべきではない．急性期栄養管理において栄養素は，タンパク質4 kcal/g（必須アミノ酸），炭水化物4 kcal/g（グルコース源），脂質9 kcal/g（必須脂肪酸）としてカロリー必要量を決定する．一般的なエネルギー必要量は，25～30 kcal/kg/日で計算される．正常時と侵襲（異化亢進）時のエネルギー必要量の変化を図に示す．

正常時／侵襲時（異化亢進）時

炭水化物 60%　脂質 25%　タンパク質 15%
炭水化物 45%　脂質 30%　タンパク質 25%

図　エネルギー必要量の変化

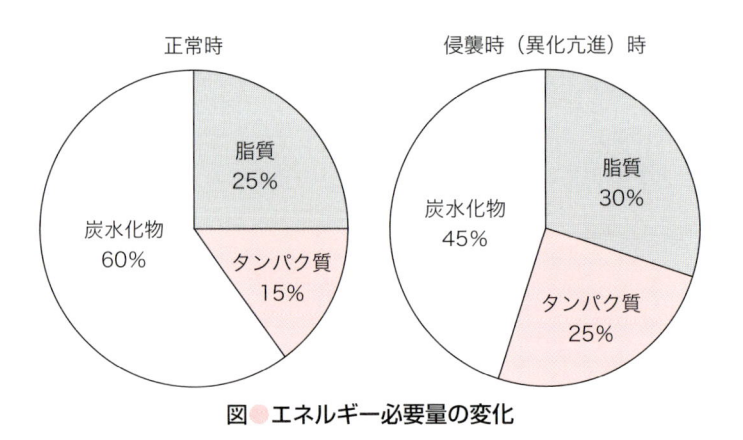

❹ 過大侵襲患者に対する3大栄養素投与の考え方

1）炭水化物

　健康な人においては，1日の総摂取エネルギーの60％程度を炭水化物から得ている．炭水化物は，1g当たり4kcalのエネルギーを産生し，エネルギー源として直ちに利用されない場合は，グリコーゲンに合成され，肝臓や筋肉に貯蔵されたり，脂肪となって皮下に貯蔵される．炭水化物は，小腸で主として単糖まで分解されて吸収され，果糖（フラクトース）とガラクトースのほとんどは肝臓でブドウ糖（グルコース）になる．その多くは血液中に入って血糖となり，組織のエネルギーとして使用される．グルコースは好気的もしくは嫌気的に代謝されることで，ATPを産生し，エネルギーとなり，嫌気的エネルギー代謝と好気的エネルギー代謝により利用される．

　過大侵襲によるストレス反応は高血糖を誘発するため，ICU管理が必要な患者では，糖尿病の既往がなくとも高血糖を示すことが多い[12]．高血糖はICU死亡リスクを高め，死亡リスクは血糖値の上昇と比例する．平均血糖値＞300 mg/dLを示す重症患者は，正常血糖の患者と比較して死亡リスクが4倍高い[13]．一方，血糖管理は転帰の改善（死亡率の低下，感染症・敗血症・急性腎不全の発現率の低下，人工呼吸管理日数減少など）[14]に寄与する．

　一方，ICU患者の血糖管理に関する研究によると，厳格な血糖管理（81～108 mg/dL）は，従来の血糖管理（目標180 mg/dL以下）と比較して死亡率および低血糖リスクの上昇につながることが明らかにされた．最近の文献でも，血糖目標値を約150 mg/dLとすることが安全であり，栄養療法を必要とする重症患者における有益な転帰と関連すると考えられている[15]．

　血糖値管理には，スライディングスケールによるインスリン投与が行われてきた．しかし，スライディングスケールには，インスリン投与のきっかけとなる高血糖の存在が前堤となるため，スライディングスケール実施自体に高血糖や潜在的なインスリン投与後の低

血糖が含まれることを許容することになる[16]．インスリン療法に伴うリスクを考慮すると，栄養療法はストレス高血糖に関する管理が必要であり，例えば，低炭水化物の糖尿病特異的経腸栄養剤が重症患者に対するインスリン必要量の減少と低血糖リスクの低減に有用である可能性がある[17]．標準的栄養剤と糖尿病特異的栄養剤とを比較したメタ解析によると，糖尿病特異的栄養剤は食後血糖値の上昇，ピーク血糖値，および血糖値の曲線下面積を有意に抑制・減少させる．糖尿病特異的栄養剤により合併症の発現がより少なかったこととともに，インスリンの必要量が減少したことも報告された．この報告は，経口補充法および経管栄養法として糖尿病特異的栄養剤を短期的・長期的に使用することが標準的栄養剤の使用と比較して，血糖管理の改善により関連することを示している[18]．

2）脂質

生理学的に安静時には主要な臓器で利用されるエネルギーの70％が脂質で構成される．敗血症など重篤になれば代謝は亢進し，さらに脂質の利用は多くなるが，一方でグルコースの利用はきわめて低下する．そのため，投与エネルギーの主体は，炭水化物主体のエネルギーではなく，魚油のような脂質に加え，タンパク質が含まれているフォーミュラ食が理想的である．

ARDS（acute respiratory distress syndrome：急性呼吸促迫症候群）とALI（acute lung injury：急性肺損傷）患者に関して，いずれも脂質成分が55％前後含まれている栄養剤との比較でω-3系脂肪酸（EPA），γリノレン酸，抗酸化物質を強化した栄養剤[19]が，人工呼吸管理日数やICU在室日数などが有意に減少することが報告された．しかし，米国ARDS networkが，EPA，γリノレン酸，抗酸化物質の強化した栄養剤と類似の栄養組成を用いて，早期経腸栄養の是非とこれらの栄養剤の是非を調査する大規模な研究で，EPA，γリノレン酸，抗酸化物質が含まれているグループが中間解析で逆に死亡率が高いことが判明し，中断になった[20]．しかし，これらの研究は，強化した栄養素を12時間ごとにボーラス投与していることや経腸栄養開始時期や目標栄養熱量の設定の違いなどがあるため，「急性呼吸不全による人工呼吸患者の栄養管理ガイドライン2011年版」では，現段階ではARDSとALI患者に対してEPA，γリノレン酸，抗酸化物質を強化した栄養剤の使用は「考慮すべきである」という推奨にとどめられている[21]．

3）タンパク質

タンパク質は創傷の治癒，免疫機能のサポート，および除脂肪体重の維持にとってきわめて重要である．先に述べた理由により，内臓タンパク質濃度は重症患者のタンパク質所要量を判定するうえで有用ではない．重症疾患の際には除脂肪体重の減少が加速する．除脂肪体重の減少は，体力，運動能力，免疫力および器官機能の低下を引き起こす[22]．窒素の排出量から窒素の摂取量を差し引いて窒素バランスも算出できるが，現実的には難しい

ことがある．SCCM/ASPENガイドラインは，タンパク質1.2〜2 g/kg/日を開始点とする単純化した式を提案している．重症の場合，窒素排泄量は10〜30 g/日以上にもなる．そのためタンパク質必要量は，1.0〜1.5 g/kg/日程度[23]であると考えられ，重症感染症患者では，2.0 g/kg/日程度まで及ぶことがある．

エネルギー摂取量とタンパク質量の間には，密接な関係があり，患者の体重，重症度，ストレス要因，発症前の栄養状態に応じて目標摂取量を設定する．このように症例ごとに栄養療法の目標を設定することにより，適切なタンパク質およびエネルギー摂取量を確保することができる．代謝亢進状態にある患者のタンパク質所要量は，非タンパクエネルギー/窒素比〔NPC/N：非タンパクカロリー摂取量（kcal）/窒素含有量（g）〕で算出する〔窒素含有量（g）＝タンパク質含有量（g）/6.25〕．NPC/N比の割合については，窒素1 gあたり100〜200 kcalとすることが理想的である．大量のタンパク質を投与してもエネルギー不足であれば大部分のタンパク質がエネルギーとして利用され，体タンパク質の低下は改善されない．しかし，重症患者におけるタンパク質所要量を評価すること難しいため，タンパク質1.2〜2.0 g/kg/日と推定する式は，推定の初期値として利用できる．

例えば，体重70 kgの患者では，タンパク質所要量（g/日）＝1.2〜2.0 g/kg/日×70 kg＝84〜140 g/日[8]と計算される．

❺ 重症患者への栄養管理の具体例

過大侵襲時には，グルコース利用能が低下することやグルコース代謝によるCO_2が産生されることから，呼吸障害を伴う症例では炭水化物を減らし，より脂質やタンパク質の割合を増やした栄養管理が有用な場合がある．これらの考え方は，高血糖患者などにも応用できる．呼吸障害患者を例にとり，具体的な脂質とタンパク質の摂取量を表2にまとめた．

例えば30歳代の男性（身長183 cm，体重89 kg，BMI 26.6）で最終診断がARDSの場合を考えてみる．目標エネルギーは，25 kcal/kgの推定式を用いると2,225 kcalである．栄養素の内訳はタンパク質を1.5 g/kgとする推定式を用いると，1.5 g×89＝134 g必要となり，これは354 kcal（16％/総エネルギー）に相当する．脂質を総エネルギーの50％とした場合，1,113 kcal＝123 gが脂質投与量になる．

実際の経腸栄養を考える場合には，上記のように計算して，それぞれの栄養素の含有量に近い既存の経腸栄養剤を選択する．処方例を表3に提示する．

侵襲48〜72時間後までに目標エネルギーの50％（1,113 kcal/日）を達成することを計画する場合は，オキシーパ®を初回1缶/日から2〜3日かけて，3缶/日まで増量する．例えば，オキシーパ® 1缶/日（375 kcal）から開始して，3日目には375 kcal×3/日＝1,125 kcalなどの目標量（5時間/缶：50 mL/時）などとした計画を立てることが重要である．

表2 ● 呼吸障害患者の栄養管理

脂質摂取量
●総エネルギーの20〜30％を供給
●1 g/kg/日
●侵襲時は，総エネルギーの40〜50％以上を脂質で摂取することが効果的であり，血糖管理がしやすい
●炭水化物の総エネルギーを減らすことで，呼吸商としての二酸化炭素の産生抑制ができる
●EPA，GLAを含む脂質を選択する

タンパク質摂取量
1日の必要量
●健康時：0.8〜1.0 g/kg/日
●ストレス状態：必要に応じて1.2〜2.0 g/kg/日

EPA：eicosapentaenoic acid（エイコサペンタエン酸），GLA：γ-linolenic acid（γリノレン酸）
EPAやGLAなどの必須脂肪酸は，抗炎症作用などから，過大生体侵襲時の微小循環障害を軽減することが報告されて以来，その効果が期待されている．本文「❹-2）脂質」の項参照

表3 ● 処方例

	目標エネルギー	オキシーパ®6缶（375 kcal/250 mL缶）
エネルギー	2,225 kcal	2,250 kcal
タンパク質	134 g	94 g（16.7％/総エネルギー）
脂質	123 g	140 g（56.0％/総エネルギー）

❻ 重症患者に対する栄養療法のポイント

　ここまで，投与エネルギーや各栄養素の内訳の算出方法について解説してきたが，最後に治療早期のグルコース投与が与える影響についての論文を紹介したい．

　重症患者における栄養管理で，ICU入室後，経腸栄養施行に加えて，経静脈栄養を48時間以内に開始した群（早期介入群）と8日後まで開始しない群（後期介入群）を比較したEPaNIC studyによると，治療早期にグルコースを与えることは，特に肥満患者にとって好ましくなかった[24]．これらの結果から，permissive underfeedingがスタンダードのように解釈されがちであるが，EPaNIC studyでは，早期介入群，後期介入群ともタンパク質投与量が少なく，最大でも体重1 kg当たり0.8 g/日であったため，高グルコース投与群と低グルコース投与群の比較になっていることに注意が必要である．今後，permissive underfeedingや，タンパク質や脂質の投与量の差によって転帰を改善するかどうかの継続検討が必要である．

◆ 文献

1) Hegazi R, et al：Early jejunal feeding initiation and clinical outcomes in patients with severe acute pancreatitis. J Parenter Enteral Nutr, 35：91-96, 2011
2) Waldhausen JH, et al：Gastrointestinal myoelectric and clinical patterns of recovery after laparotomy. Ann Surg, 211：777-784; discussion 785, 1990
3) Foster GD, et al：Caloric requirements in total parenteral nutrition. J Am Coll Nutr, 6：231-253, 1987
4) Long CL, et al：Metabolic response to injury and illness: estimation of energy and protein needs from indirect calorimetry and nitrogen balance. J Parenter Enteral Nutr, 3：452-456, 1979
5) Daly JM, et al：Human energy requirements: overestimation by widely used prediction equation. Am J Clin Nutr, 42：1170-1174, 1985
6) Stapleton RD, et al：Feeding critically ill patients: what is the optimal amount of energy? Crit Care Med, 35：S535-S540, 2007
7) Walker RN & Heuberger RA：Predictive equations for energy needs for the critically ill. Respir Care, 54：509-521, 2009
8) McClave SA, et al：Guidelines for the Provision and Assessment of Nutrition Support Therapy in the Adult Critically Ill Patient: Society of Critical Care Medicine (SCCM) and American Society for Parenteral and Enteral Nutrition (A.S.P.E.N.). J Parenter Enteral Nutr, 33：277-316, 2009
9) Ireton-Jones CS：Considerations in feeding obese patients: a review of a classic article. 1986. Nutr Clin Pract, 17：190-191, 2002
10) Ireton-Jones CS & Francis C：Obesity: nutrition support practice and application to critical care. Nutr Clin Pract, 10：144-149, 1995
11) Amato P, et al：Formulaic methods of estimating calorie requirements in mechanically ventilated obese patients: a reappraisal. Nutr Clin Pract, 10：229-232, 1995
12) Umpierrez GE, et al：Hyperglycemia: an independent marker of in-hospital mortality in patients with undiagnosed diabetes. J Clin Endocrinol Metab, 87：978-982, 2002
13) Krinsley JS：Association between hyperglycemia and increased hospital mortality in a heterogeneous population of critically ill patients. Mayo Clin Proc, 78：1471-1478, 2003
14) Kitabchi AE, et al：Evidence for strict inpatient blood glucose control: time to revise glycemic goals in hospitalized patients. Metabolism, 57：116-120, 2008
15) 必読 Reeds D：Near-normal glycemia for critically ill patients receiving nutrition support: fact or folly. Curr Opin Gastroenterol, 26：152-155, 2010 ★★
16) Thompson CL, et al：Hyperglycemia in the hospital. Diabetes Spectrum, 18：20-27, 2005
17) de Azevedo JRA, et al：A carbohydrate-restrictive strategy is safer than and as efficient as intensive insulin therapy in critically ill patients. J Crit Care, 25：84-85, 2010
18) Elia M, et al：Enteral nutritional support and use of diabetes-specific formulas for patients with diabetes: a systematic review and meta-analysis. Diabetes Care, 28：2267-2279, 2005
19) 必読 Gadek JE, et al：Effect of enteral feeding with eicosapentaenoic acid, gamma-linolenic acid, and antioxidants in patients with acute respiratory distress syndrome. Enteral Nutrition in ARDS Study Group. Crit Care Med, 27：1409-1420, 1999 ★★
20) 必読 Rice TW, et al：Enteral omega-3 fatty acid, gamma-linolenic acid, and antioxidant supplementation in acute lung injury. JAMA, 306：1574-1581, 2011 ★★★
21) 日本呼吸療法医学会 栄養管理ガイドライン作成委員会：急性呼吸不全による人工呼吸患者の栄養管理ガイドライン 2011年版. 人工呼吸, 29：75-120, 2012
22) Demling RH：Nutrition, anabolism, and the wound healing process: an overview. Eplasty, 9：e9, 2009
23) Shaw SN, et al：Effects of increasing nitrogen intake on nitrogen balance and energy expenditure in nutritionally depleted adult patients receiving parenteral nutrition. Am J Clin Nutr, 37：930-940, 1983
24) 必読 Casaer MP, et al：Early versus late parenteral nutrition in critically ill adults. N Engl J Med, 365：506-517, 2011 ★★★

第1章　栄養での評価指標

3. 投与経路はどのように選択するのか？

伊佐泰樹，蒲地正幸

Point

- 栄養療法を開始する際は，静脈栄養よりも経腸栄養を優先する
- 静脈栄養を行う場合には，overfeedingにならないようエネルギー投与量を調整する
- 経腸栄養は経鼻胃管を用いて開始する．幽門後への栄養剤の投与は経鼻胃管で胃食道逆流が多い場合や膵炎の場合に検討する

はじめに

　重症患者に対して早期に栄養療法を行うことにより，合併症の軽減や入院期間の短縮などさまざまなよい影響をもたらすことが報告されている．基本的に消化管が使用できる患者では静脈栄養よりも経腸栄養を優先するべきであるが，早期には嘔吐や下痢といった問題が生じ，経腸栄養を思い通りすすめられないことも多い．経腸栄養を行う際は経鼻胃管を最初に用い，認容性が乏しい場合には，体位の調整，腸蠕動促進薬の使用，経腸栄養剤の変更などで対応していくが，ときに幽門後にED（elemental diet：成分栄養）チューブを留置することが有効となる．また，経腸栄養が禁忌とされる場合には静脈栄養を開始するが，投与の開始時期や投与量を誤るとかえって有害となるため，安易に開始してはいけない．本稿ではそれぞれの投与経路の選択基準について解説する．

1　経腸栄養と静脈栄養の位置づけ

1）経腸栄養を優先する

　栄養療法は大きく分けて，消化管を利用する経口・経腸栄養，消化管を利用しない静脈栄養に分類される．経口摂取が十分に可能な場合には経口摂取を促すべきであるが，重症

患者では経口摂取のみでは十分な栄養が摂取できない場合や，意識障害や人工呼吸器管理といったさまざまな要因により経口摂取が不可能な場合が多く，その際には経腸または経静脈的な栄養介入が必要となる．静脈栄養よりも本来の生理的な経路である経腸栄養を優先すべきことに違和感はないと思うが，**経腸栄養により食物の消化や吸収，生体の免疫を担う腸管粘膜の機能を維持することができ，静脈栄養を行った場合と比較し，種々の感染性合併症の罹患率が低下することが報告されている**[1]．重症患者の栄養療法については米国のSCCM/ASPENガイドライン，ヨーロッパのESPENガイドライン，カナダのガイドライン（CCPG）が世界的に知られており，それらのガイドラインすべてにおいて，**消化管が使用できる患者では経腸栄養を静脈栄養よりも優先する**ことが明記されており[2〜4]，経腸栄養を栄養療法の第1選択とすべきことはいうまでもない．

2）静脈栄養が適応となる場合

静脈栄養は腸管虚血，腸管の完全閉塞や消化管穿孔，炎症性腸疾患の急性期など経腸栄養が禁忌と考えられる場合，循環動態が不安定でカテコラミンを必要としている場合，嘔吐や下痢をくり返す場合，不穏によるチューブトラブルが生じるといった経腸栄養の認容性が乏しい場合に検討される．

SCCM/ASPENのガイドラインでは，もともと栄養障害がない患者においては経腸栄養が不可能な場合でも7日間は静脈栄養を開始せず，もともと栄養障害があると判断される場合に限り早期に静脈栄養を開始すべきとしており，静脈栄養の開始は必ずしも急ぐ必要はないという姿勢を示している．CCPGのガイドラインでも同様に早期の静脈栄養の開始には慎重である．一方，ESPENのガイドラインでは，経腸栄養が不十分な場合，48時間以内に静脈栄養を開始すべきとの記載のもと，早期の静脈栄養を推奨しており，世界的に有名なガイドラインでもそれぞれ異なった見解が示されている（表）．

3）静脈栄養を控える理由

以前は生体へ侵襲が加わると代謝が亢進し，エネルギー必要量が増加するため高エネルギー投与が必要であると考えられてきた．しかし近年，侵襲下ではエネルギー必要量や内因性のエネルギー供給量が不明であり，Harris-Benedictの式などで算出した理想的な1日の必要エネルギー量を投与すると**エネルギー供給が過剰（overfeeding）**となるため，あえて投与エネルギーを少なくする**permissive underfeeding**を行い，overfeedingを避けることがよいとわかってきた．寺島らはoverfeedingの弊害として**glucose toxicity**（糖毒性）と**nutritional stress**（栄養的ストレス）をあげ，glucose toxicityにより酸化ストレスや炎症反応が増幅し，感染性合併症を惹起する可能性があること，nutritional stressにより安静時エネルギー消費量の増加，CO_2産生増加，骨格筋タンパク質分解増加，浮腫の増悪などさまざまな問題が引き起こされると述べている[6]．**静脈栄養**

表 ● 各ガイドラインにおける栄養投与経路の位置づけ

ガイドライン		SCCM/ASPEN	ESPEN	CCPG
EN	投与方法	PNよりENが優先（Grade B）	消化管が使用できる患者はENを行う（Grade C） 3日以内に十分な経口摂取を期待できないすべての患者にENを行う（Grade C）	PNよりENを強く推奨
	開始時期	入院後24〜48時間以内の早期に開始（Grade C）	血行動態が安定し，消化管が機能している重症患者は24時間以内に適切な投与量で開始（Grade C）	早期（ICU入室24〜48時間以内）のEN開始を推奨
	禁忌	血行動態が不安定（平均血圧60mmHg以下，高用量のカテコラミン投与，大量輸液など）のときはENを控える（Grade E）		
	その他	重症患者で誤嚥の危険性が高い，経胃栄養が困難な場合は経空腸栄養を行う（Grade C）		EN開始時に栄養素を適切に投与する戦略（経空腸栄養など）を考慮する
PN	開始時期	入院時に栄養障害があり，ENが不可能なときPNを早期に開始（Grade C） 栄養障害がなく早期ENの適応がないときは7日間はPNをしない（Grade C） ICU入室後7日でENが開始できない場合，PNを開始（Grade E）	ENが禁忌，EN投与に耐えられない，または3日以内に標準栄養が期待できない場合24〜48時間以内にPNを開始（Grade C） 重篤な低栄養患者は25〜30kcal/kg/日までENを増量すべき，目標に達しない場合はPNを開始（Grade C）	PNをEN開始時に同時に使用しないことを推奨．PNの開始はENが可能になるような努力を行ってもなお不耐の場合に限る．消化管が正常な患者において，ルーチンにPNを行わないことを推奨
	ENとの併用	7〜10日後にENのみで目標栄養量を満たせない場合にPNによる補足を考慮（Grade E） ENにて目標栄養量の60％以上に達するまでPNを終了すべきでない（Grade E）	ENが可能，目標栄養量を満たしている患者にはPNの追加を避ける（Grade A） EN開始2日後に目標栄養量以下であるすべての患者にPNによる補足を考慮（Grade C）	適切なENができない場合，いつPNを開始するかについて十分なデータはない．栄養管理者はケースごとにPNを開始する安全性と有益性を検討すべき

PN（parenteral nutrition：静脈栄養），EN（enteral nutrition：経腸栄養）
文献2〜5を参考に作製

　は高エネルギーの投与が容易であるため，早期から静脈栄養を開始することによりoverfeedingとなりやすく，それが合併症や死亡率の増加といったさまざまな弊害をもたらすと考えられており，現在ではSCCM/ASPENのガイドラインで示されているように，静脈栄養をあえて控える栄養療法を支持する声が多い．

　ただし，静脈栄養をあえて控えるといっても一切のエネルギーや電解質，ビタミン，微量元素の投与を否定しているわけではないということに留意すべきである．経腸栄養単独群と静脈栄養群を比較した多数の研究において，経腸栄養単独群にも一般的な糖液が用いられ，電解質バランスなどはきちんとコントロールされている．脳をはじめとした諸臓器のエネルギー源として糖質は必須で，タンパク質の異化亢進の抑制のためには最低でも1日50〜100g程度の糖質の摂取は必要であるといわれている．また，電解質やビタミン，微量元素も生体の機能維持に必須であり，経腸栄養が十分でない場合には，糖質と同様に最

低限の投与を行うべきである．

❷ 重症患者の栄養療法に早期静脈栄養は有害か？

Pro
1）静脈栄養は早期に開始すべきではない

  2011年に報告されたEPaNIC studyにおいて，経腸栄養単独での栄養療法と早期から経腸栄養に静脈栄養を併用した栄養療法が比較され，**早期から静脈栄養を併用した場合に感染性合併症の罹患率が増加すること，人工呼吸器装着期間，腎代替療法施行期間，入院期間が延長すること，生存率が低下することなどが報告された**[7][LRCT]．この研究では経腸栄養を単独で行うことの優位性を結論づけていたが，静脈栄養併用群の投与エネルギーが明らかに過剰と考えられており，経腸栄養単独で行うことの優位性よりも，むしろ静脈栄養を併用した場合のoverfeedingが有害である可能性が示唆されている．しかし，この報告以外にも経腸栄養と静脈栄養を比較し，静脈栄養群で感染性合併症が多い，死亡率が高い，医療コストがかかるなどといった報告は多くなされており，SCCM/ASPENのガイドラインやCCPGを支持する意見が多い．現時点では早期の静脈栄養は合併症のリスクを増加させる可能性があり，適応については慎重に検討する必要がある．

Con
2）早期静脈栄養は必要である

  一方，早期に経腸栄養が困難な場合，静脈栄養を開始した方が死亡率を有意に減少させるとの報告があり[8]，これをもとにESPENのガイドラインでは経腸栄養の認容性が乏しい場合には早期に静脈栄養を併用することが示されている．SCCM/ASPENのガイドラインでも，もともと栄養不良が存在する患者では経腸栄養が困難であれば静脈栄養を早期に開始することが推奨されており，静脈栄養自体が否定されるべきものではない．EPaNIC studyの結論はもともと栄養不良が認められる患者を対象から除外したうえでのものであり，静脈栄養はoverfeedingを避けて慎重に投与することにより合併症のリスクを軽減できる可能性がある．そのため，静脈栄養を開始する際にはやや少なめのエネルギー投与量を設定する必要があると考える．

❸ 経腸栄養の投与経路について

  経腸栄養の投与経路として経食道，経胃，経十二指腸，経空腸投与があげられ，通常，

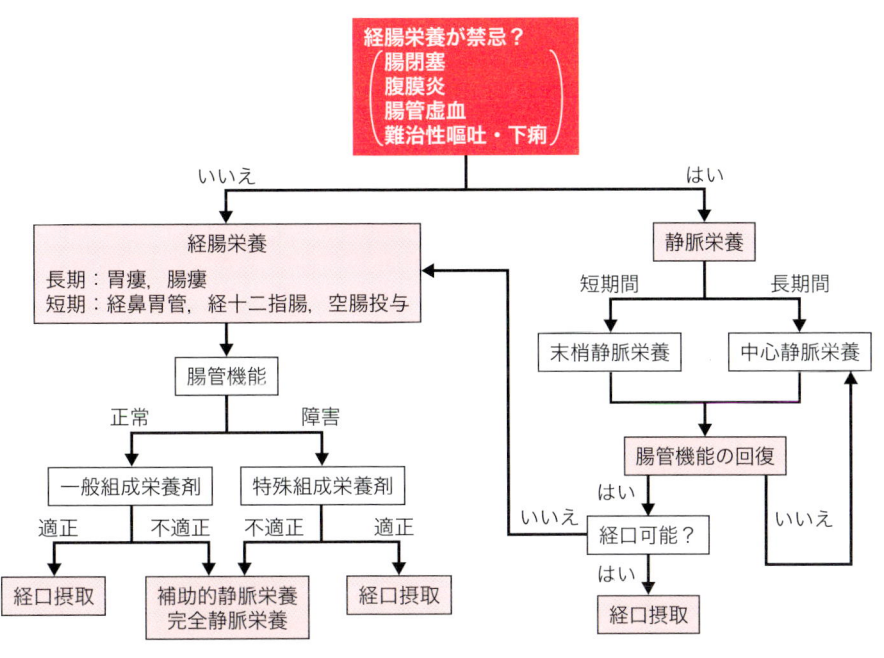

```
                    ┌─────────────────┐
                    │ 経腸栄養が禁忌? │
                    │   腸閉塞        │
                    │   腹膜炎        │
                    │   腸管虚血      │
                    │   難治性嘔吐・下痢 │
                    └─────────────────┘
            いいえ ↙              ↘ はい
```

図●栄養投与経路のアルゴリズム
文献9を参考に作製

経鼻胃管を用いた胃内への経腸栄養剤の投与が一般的である．しかし，経鼻胃管での経腸栄養は嘔吐などの問題により十分なエネルギーを投与できないことも多く，腸蠕動促進薬や整腸薬などの併用，投与経路の変更を行った方がよい場合もある．

栄養投与のアルゴリズムについて図に示す．それぞれの投与経路の特徴や選択基準については以下で解説する．

> **一口メモ　経腸栄養開始基準として蠕動音の聴取は必要か？**
>
> 腸蠕動音の聴取は腸蠕動を知る手段の1つではあるものの，蠕動音が消化管の吸収能を反映しているわけではなく，その強弱を経腸栄養の開始基準や認容性の評価とするべきではない．SCCM/ASPENのガイドラインでも蠕動音の有無を経腸栄養の可否の判断基準としてはならないと示されている．

1）経鼻胃管（経胃）

経鼻胃管を用いた胃内への投与は最も標準的に用いられる投与経路であり，チューブの挿入が比較的容易であるが，胃管を挿入する際，気道への誤挿入をしてしまうことがあるため，チューブの先端の位置確認には胃泡音の聴取や胃液の逆流だけでなく，必ずX線で確認するよう心がける．

胃は貯留能があるため，経腸栄養剤をボーラスまたは比較的短時間で投与することが可能である．重症患者では健常人と比較し消化管機能が低下しているため，胃食道逆流が起

こり，誤嚥のリスクとなる．そのため，経腸栄養剤の投与後，口腔内に明らかに経腸栄養剤が逆流している場合，胃残量が多い場合には注意が必要となる．経腸栄養剤投与時に30〜45度程度頭位を挙上すること，緩徐に投与または持続投与に変更すること，蠕動促進作用のあるエリスロマイシンやメトクロプラミドなどを用いること（**第5章-1**参照），経腸栄養剤の粘度をあげることで，胃食道逆流のリスクを軽減するよう努め，それでも逆流を抑制できない場合に限り幽門後への投与を検討する．

2）幽門後経路（経十二指腸，経空腸）

幽門後経路は経胃投与で胃食道逆流が問題となる場合に検討すべき投与経路である．幽門後へEDチューブを挿入するのは内視鏡やX線透視下でチューブの位置を確認できない場合では困難であり，挿入にはやや手間がかかる．透視下の挿入が最も確実な方法と考えられるが，重症患者の場合，呼吸や循環動態が不安定であり，ICUを出て透視室へ移動することが困難な場合が多い．現在はベッドサイドで内視鏡下に挿入を行う施設も多いが，内視鏡で観察しながらEDチューブを幽門後へ留置しそのまま内視鏡を引き抜いてくる方法と，ガイドワイヤーを使って留置する方法の2通りの方法が一般的である．内視鏡下にEDチューブをそのまま留置した場合，内視鏡を抜去する際に一緒にEDチューブが抜けてしまうことがあり，ガイドワイヤーを留置する方法では細いEDチューブに通せるようなガイドワイヤーの選択が必要である．また，市販のEDチューブは側孔しかあいておらず，ガイドワイヤーが通るように先端を切断するなど工夫を要する．われわれはエコーガイド下に挿入を行っているが，エコーでうまく描出できないこともあり，挿入に時間がかかってしまう場合も多い．

幽門後への経腸栄養剤の投与は，ボーラス投与や短時間で投与すると下痢を生じることが多いため，経腸栄養ポンプを用いた持続投与を行わなければならない．また，EDチューブは細いため，粘度が高い製剤や薬剤の投与により閉塞する可能性があることなどの問題も多い．チューブ交換が容易ではなく，チューブ閉塞の可能性も高いため，幽門後経路は長期的な栄養管理には適さない．

❹ 経腸栄養の投与経路は胃内でよいか？

Pro

1）胃内の投与で十分である

胃内への投与と幽門後への投与を比較した場合，胃食道逆流のリスク，誤嚥性肺炎のリスク，目標エネルギーへの到達度については有意差が示されていない[10] [LRCT]．

経鼻胃管を用いた方が，手技が圧倒的に簡便であること，投与時間を短縮できること，

長期的に管理する際の入れ替えや，閉塞時，事故抜去時などの再挿入しやすいことなど，管理面でも有用と考えられる．胃食道逆流が問題となるが，先に述べた体位，内服薬剤の調整，投与時間や製剤の粘度をあげることで胃食道逆流を軽減でき，大多数の症例で目標とした栄養療法を行うことが可能である．

Con 2) 幽門後経路（経十二指腸，経空腸）を用いることも必要である

a) 幽門後経路の利点

幽門後への栄養投与は経胃投与と比較し，より多くのエネルギー投与を可能にし，胃食道逆流を減らし，誤嚥性肺炎のリスクを軽減するとの報告がある[11] [LRCT]．下痢を生じやすく，持続投与を行う必要があるが，最近では粘度調整食品（REF-P1など）を経腸栄養剤と併用することにより，短時間投与することも可能であるとの報告がある．

b) 急性膵炎での利点

以前は重症急性膵炎では経腸栄養は禁忌と考えられていたが，近年早期に経腸栄養を開始することにより感染性合併症の発生率や多臓器不全の発症率を低下させること，外科的治療の必要性を低下させること，入院期間を短縮させることなどが知られ，重症急性膵炎においても早期の経腸栄養が推奨されている[12]．また，経空腸投与により膵外分泌を亢進させず，膵炎を悪化させないとの報告がある[13]．一方，経胃投与と経空腸投与では腹痛や炎症所見について有意な差が認められなかったという報告もあり[14]，未だ明確な結論は得られていない．しかし，急性膵炎患者では消化管の蠕動が著しく低下しており，胃食道逆流が非常に多く，EDチューブを用いた経空腸的な栄養療法が有用な場合は多いと考える．

5 胃瘻，腸瘻の造設は必要か？

1) 胃瘻について

胃瘻や腸瘻の造設について造設時期や造設基準など明確な基準は定められていない．
急性期の栄養療法を胃瘻造設して行う必要性は乏しく，全身状態が悪いうちは胃瘻の造設は行うべきではない．一般的に脳血管障害や低酸素脳症などにより意識障害が遷延する場合，嚥下機能が低下し経口での食事が困難と考えられる場合，食道病変により通過障害がある場合，その他長期的に胃管を用いた栄養療法を継続せざるを得ない場合に胃瘻造設が適応となる．胃瘻造設により長期的な栄養状態の改善を図れ，チューブ管理の簡便さから在宅療養も可能となるなどQOLを向上させる可能性はあるものの，誤嚥の発症リスクや死亡率の改善につながったという報告はない．認知症患者などに安易に造設され，倫理的に問題となることも多いため，適応については慎重に検討するべきである．

2）腸瘻について

　腸瘻は内視鏡的に造設する方法と外科的に造設する方法があるが，一般的に外科的な造設が多い．食道がんや胃がんなど上部消化管に閉塞がある場合，膵頭十二指腸手術など術後早期に経鼻胃管から栄養を投与しにくい場合に造設されることが多い．術後早期から経腸栄養を開始することで術後の低栄養を回避するために有用かもしれないが，最近では消化管吻合後も早期に経口栄養を開始した方がリークが少なく，術後の回復も早くなるという報告がある．また，創部感染の問題やカテーテル交換が困難であり，長期的な栄養管理には適さず，積極的に造設する意義は乏しいと考えられる．

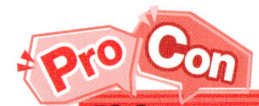

Pro Con 論点のまとめ

栄養投与経路における賛成論・反対論

【Pro】
- 経腸栄養を優先する．早期に静脈栄養を開始することは合併症のリスクを増加させる可能性がある
- 経腸栄養を行う場合，胃内への投与でも十分な栄養投与が可能である．誤嚥のリスクについては幽門後との差は明らかではない

【Con】
- 経腸栄養を早期に開始できない場合，overfeedingにならないように静脈栄養を行えば，死亡率を軽減できる可能性がある
- 幽門後投与は胃食道逆流を減らし，誤嚥のリスクを軽減する可能性がある．膵外分泌を亢進させないとの報告もあり，重症急性膵炎患者の早期経腸栄養に有用と考えられる
- 急性期の胃瘻や腸瘻の造設は積極的には推奨できない

文献

1) Peter JV, et al：A Metaanalysis of Treatment Outcomes of Early Enteral versus Early Parenteral Nutrition in Hospitalized Patients. Crit Care Med, 33：213-220, 2005
　→早期経腸栄養と早期静脈栄養の有効性を比較したメタ解析

必読 2) McClave SA, et al：Guidelines for the Provision and Assessment of Nutrition Support Therapy in the Adult Critically Ill Patient: Society of Critical Care Medicine (SCCM) and American Society for Parenteral and Enteral Nutrition (A.S.P.E.N.). J Parenter Enteral Nutr, 33：277-316, 2009
　→SCCM/ASPENの重症患者における栄養管理ガイドライン

3) Kreymann KG, et al：ESPEN Guidelines on Enteral Nutrition: Intensive care. Clin Nutr, 25：210-223, 2006
　→ESPENの重症患者における栄養管理ガイドライン

4) Heyland DK, et al：Canadian clinical practice guidelines for nutrition support in mechanically ventilated, critically ill adult patients. J Parenter Enteral Nutr, 27：355-373, 2003
　→カナダの人工呼吸器装着患者，重症患者における栄養管理ガイドライン（CCPG）

必読 5) 東別府直紀, 他：代表的ガイドラインからの標準治療を知る．INTENSIVIST, 3：411-421, 2011
　→栄養療法開始時の投与経路，投与量など代表的ガイドラインを用いて解説

必読 6) 寺島秀夫, 他：侵襲下の栄養療法は未完である. INTENSIVIST, 3：373-399, 2011
→ 栄養療法の変遷や現在でも争点となっている項目などを解説

必読 7) Casaer MP, et al：Early versus late parenteral nutrition in critically ill adults. N Engl J Med, 365：506-517, 2011 ★★★
→ ICU入室患者において経腸栄養単独群と静脈栄養併用群に分け予後や合併症を比較した大規模RCT

8) Simpson F & Doig GS：Parenteral vs. enteral nutrition in the critically ill patient：a meta-analysis of trials using the intention to treat principle. Intensive Care Med, 31：12-23, 2005
→ 経腸栄養と静脈栄養を行った患者の死亡率と合併症のリスクを比較したメタ解析

9) Andrew U, et al：Standards for Nutrition Support：Adult Hospitalized Patients. Nutr Clin Pract, 25：403-414, 2010
→ ASPENの標準的栄養療法を解説

10) White H, et al：A Randomized Controlled Comparison of Early Post-pyloric versus Early Gastric Feeding to Meet Nutritional Targets in Ventilated Intensive Care Patients. Crit Care, 13：R187 ★★★
→ 人工呼吸器装着患者の栄養療法を経十二指腸投与と経胃投与を行った場合とで比較した大規模RCT

11) Hsu CW, et al：Duodenal versus Gastric Feeding in Medical Intensive Care Unit Patients：A Prospective, Randomized, Clinical study. Crit Care Med, 37：1866-1872, 2009 ★★★
→ ICU入室患者の栄養療法を経十二指腸投与と経胃投与を行った場合とで比較した大規模RCT

12) 「急性膵炎診療ガイドライン2010　第3版」(急性膵炎診療ガイドライン2010改訂出版委員会, 他／編), 金原出版, 2009

13) O'Keefe SJ, et al：Nutrition in the management of necrotizing pancreatitis. Clin Gastroenterol Hepatol, 1：315-321, 2003
→ 壊死性膵炎患者に空腸前と空腸で栄養療法を行い膵炎の悪化の有無を比べた症例報告

14) Eatock FC, et al：A randomized study of early nasogastric versus nasojejunal feeding in severe acute pancreatitis. Am J Gastroenterol, 100：432-439, 2005 ★★
→ 重症急性膵炎患者50例の栄養療法を経胃投与と経十二指腸投与とで比較した前向き試験

第1章 栄養での評価指標

4. 間接熱量測定法の基本原理

海塚安郎

Point

- 間接熱量測定法は，生体がエネルギーを生成する際には食物から摂取した栄養素，もしくは体内貯蔵物が酸素と化学反応を起こし，二酸化炭素を産生するという生理的なメカニズムを利用したもの．呼気ガス分析により酸素摂取量および二酸化炭素産生量，加えて尿中窒素排泄量を測定することで，エネルギー消費量をもとめる方法．
- 栄養評価の動的評価法の1つである

1 間接熱量測定法と直接熱量測定法

　臨床の場において栄養投与時の投与エネルギーの決定には，推定式を用いて投与エネルギーを決定するのが一般的である．その推定式は各種提唱されているが，日本では主に簡易算出式（25～30kcal/kg/日），Harris-Benedict式[1]から基礎代謝量（basal energy expenditure：BEE）を求め，それに活動係数やストレス係数を掛けて必要エネルギーを算出する方法（Longの方法[2]）が用いられる．BEEにストレス係数を上乗せする根拠は，侵襲下で生体の消費エネルギーは，神経内分泌系，免疫系の賦活化が起こり生体恒常性の維持目的で合目的に増加するので，それに見合うだけの摂取エネルギーの増加が必要であるとの考えに基づいている．しかし，この係数自体の決定は経験によるところが多い．さらにいずれの推定式はあくまで平均値であり，複雑な病態，侵襲に対する生体反応の個別性，侵襲の持続期間，治療に伴う新たな侵襲（熱傷包交時の疼痛，カテーテル感染症など）による代謝変動などは考慮されない．

　そこで，重症患者が現在どのような代謝状態であるのか，継時的にどのように変化しているかを知るには，個々人の**エネルギー消費量**（energy expenditure：EE）を求める必要がある．エネルギー消費量算定は，その原理により直接熱量測定法と間接熱量測定法に大別される．直接法は，消費されたエネルギーが熱となって放散されるため，その熱量を直接的に測定することによりエネルギー消費量を知る方法である．具体的には，特殊

な専用の実験室内で人がその目的に応じ生活，運動などを行い，これによって放出された熱を周囲に埋め込まれた水管で吸収し，この水温の変化から熱量を測定する方法がある．非常に大がかりな装置であり，臨床に応用することは無理なことは当然として，生理学検査としても，現在ではほとんど使用されていない．

一方，間接的な熱量測定法には間接熱量測定法と二重標識水（doubly labeled water：DLW）法の2つがある．間接熱量測定法は，生体がエネルギーを生成する際には食物から摂取した栄養素，もしくは，グリコーゲン，脂肪，内臓タンパク質などの体内構成物が酸素と化学反応を起こし，二酸化炭素を産生するという生理的なメカニズムを利用している．呼気ガス分析により酸素摂取量および二酸化炭素産生量，加えて尿中窒素排泄量を正確に測定することで，高精度（1％以下の誤差）にエネルギー消費量を算出する．この測定機器を間接熱量計（indirect calorimetry：IC）といい，1950年代から特に運動生理学の分野では代謝測定の標準機器として利用されている．臨床においても一部の分野（外科代謝栄養，小児育成医療，重症疾患，熱傷センターなど）では，主に研究目的で用いられてきたが，一般臨床現場で広く日常的に用いられるまでには至っていない．その理由は，臨床の現場では機器の校正，測定が煩雑，測定機器が高価，得られたデータの急性期における有効な臨床応用法が確立していないなどの理由からである．

もう1つの二重標識水法は[3]，間接的なEEの算出法として，炭水化物と脂肪では体内で燃焼した場合に生成する水と二酸化炭素の比率が異なることを利用し，二重標識水〔水を構成する酸素と水素の原子が通常のものと安定同位体（^{18}O，^{2}H）で作成〕を内服し，体内での標識の希釈速度からエネルギー消費量を求める方法である．測定は水を飲むことと定期的な採尿だけであるが，標識水が高額であることに加え，分析完了までに時間を要すことで即時のフィードバックが難しく，臨床現場での利用は現実的でない．

以上から栄養療法における動的指標であるEE測定に関し，唯一臨床現場で利用可能な，間接熱量測定を，その原理，測定値からのEE算出法，問題点，測定機器について概説する．入門書を2冊[4,5]参考文献に示した．

❷ 間接熱量計の測定原理と計算式，呼吸商

生体は，有機燃料（炭水化物，脂肪，タンパク質）で動く生化学的エンジンと考えられる（図1）．ちなみにその調整，潤滑にビタミン，ミネラルなどが必要になる．エネルギーを生み出す際，食物からとりこんだ栄養素が酸素と反応し，二酸化炭素を産生する．これらの化学式に基づいて，消費エネルギーは，全身の酸素消費量（V_{O_2}）と二酸化炭素産生量（V_{CO_2}），そしてタンパク質代謝を知るため尿中窒素量を測定し，その結果を計算式に代入することで知ることができる．

例えば，それらの値からEEを導く式で，最もよく利用される**Weirの公式**[6]は，以下

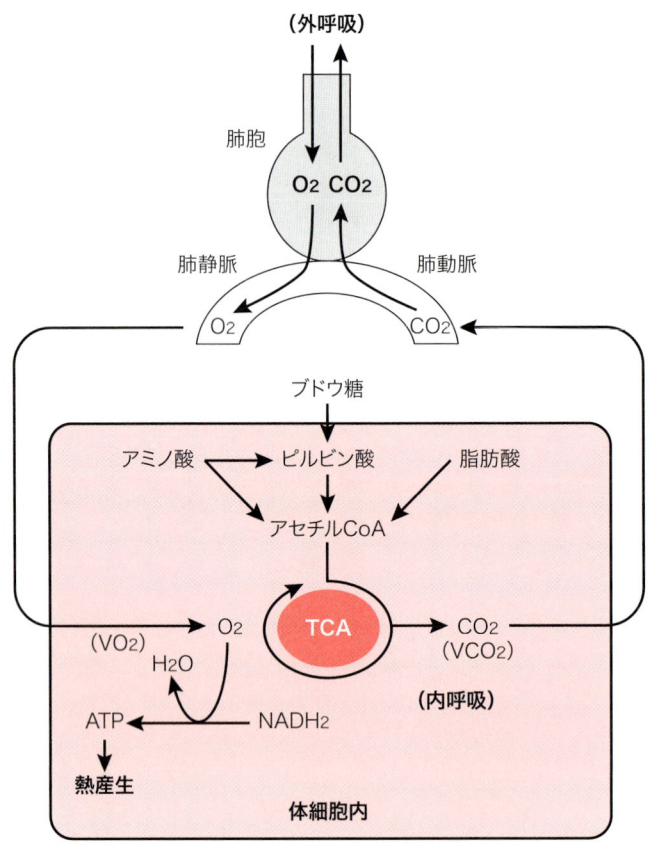

図1 肺による外呼吸と細胞内代謝の関連模式図
呼気ガス分析により消費エネルギーが測定できるわけ

の通りである．

> EE（kcal）＝〔3.941×酸素摂取量（mL/分）＋1.106×二酸化炭素産生量（mL/分）〕×1.44－2.17×尿中窒素排泄量（g）

なお，3大栄養素のうち，摂取エネルギーに占めるタンパク質の割合は比較的安定している．そこで，タンパク質の占める割合を12.5％と仮定すると窒素排泄量を用いた微調整は不要となり，先の**Weirの変式**は以下のようになる．

> EE（kcal）＝〔3.9×酸素摂取量（mL/分）＋1.1×二酸化炭素産生量（mL/分）〕×1.44

タンパク質の占める割合が20％を大きく越えるような極端な栄養投与や，激しい運動中に限定しなければ，尿中窒素排泄量を考慮しないことによる誤差の影響は1％未満であ

表1 ● 3大栄養素の1 molあたりの酸化過程とRQ

● 糖質：ブドウ糖の燃焼を示す

$C_6H_{12}O_6 + 6O_2 \rightarrow 6CO_2 + 6H_2O + 38ATP$
$RQ = 6CO_2/6O_2 = 1.0$

● 脂肪：種類により異なる　脂肪酸のステアリン酸を示す

$C_{17}H_{35}COOH + 26O_2 \rightarrow 18CO_2 + 18H_2O + 146ATP$
$RQ = 18CO_2/26O_2 = 0.69$

● タンパク質：タンパク質は体内で完全には燃焼しないので計算は簡単ではない

$C_{100}H_{159}O_{32}S_{0.7} + 105.3O_2$
$\rightarrow 13CON_2H_4 \text{ (urea)} + 87CO_2 + 52.8H_2O + 0.7H_2SO_4 + 271ATP$
$RQ = 87CO_2/105.3O_2 = 0.83$

古典的計算式を用いた

表2 ● 栄養素のエネルギー代謝（基質1g当たり）

栄養素	VO_2 (L/g)	VCO_2 (L/g)	RQ	エネルギー産生量 (kcal/g)
糖質	0.74	0.74	1.00	3.7
脂肪	2.00	1.40	0.70	9.1
タンパク質	0.96	0.78	0.80	4.0

り，呼気分析だけでも正確に測定することができる．

　炭水化物，脂質，タンパク質は，それぞれ代謝される際に消費される酸素の量と二酸化炭素の産生量の比が異なっている．これは**呼吸商（respiratory quotient：RQ）**と呼ばれるものである．例えばブドウ糖が代謝される場合には，$C_6H_{12}O_6 + 6O_2 \rightarrow 6CO_2 + 6H_2O + 36ATP$（＝エネルギー）で，RQは1.0となる．同様に，タンパク質では0.80，脂質では0.70となる（表1，2参照）．したがって間接熱量測定では，RQや炭水化物と脂質の消費エネルギーも算出することができる．しかし，タンパク質燃焼による消費エネルギーの測定には，尿中尿素窒素の測定が必要である．測定して得られたRQの解釈について表3にまとめた．臨床現場で測定患者の代謝・栄養管理が不適切な場合でも，RQは少なくとも$0.67 \leq RQ \leq 1.3$の範囲である[8,9]．それ以外の値では，測定上の過誤を疑う必要がある．

3 間接熱量測定の実際

　実際の測定では，測定条件の設定が重要である．適切な測定条件下でなければ，得られ

表3 ● RQの解釈

RQ	数値の意義
<0.70	アルコール酸化（燃焼） ケトン体酸化（燃焼） 炭水化物合成（例 体タンパク質分解） 測定上の過誤
0.70～0.75	脂質が主に燃焼 飢餓状態である可能性
0.85～0.95	エネルギー基質の混合性燃焼 至適栄養投与
>1.00	脂質合成（炭水化物過剰：over-feeding） 炭水化物優先燃焼 過呼吸 測定上の過誤

文献7より改変して転載

たデータの信憑性は著しく劣ることをキモに命じておく必要がある．

1）患者の状態

　まず一般生理学では，8時間以上の絶食後に安静，覚醒状態で測定することがbasal metabolic rate（基礎代謝率：BMR＝BEE）の基本的な測定条件である．絶食期間を設けるのは，食事誘導性代謝（diet induced thermogenesis：DIT）が6〜8時間程度持続することから食事による影響を除くためである．通常，BMRは食事により1.2倍程度となり，睡眠中には5〜10％少なくなり，1℃の発熱では10〜13％増加する．

　BMR測定の条件を満たすことが難しい疾病下では，**安静時消費エネルギー（resting energy expenditure：REE）**を測定する．実際の重症患者においては一般的に，一番安定した安静臥床時に15〜60分間程度を測定する．これはMeasured energy expenditure（MEE）ともいわれ，この値から係数による補正を行い，**1日総消費エネルギー量（total energy expenditure：TEE）**を求める．当然，測定時間が短時間である場合，特に発熱，高サイトカイン血症などで代謝変動が大きい場合には，安定した期間の測定は実際には困難である．健常人では，Harris－Benedict式から求めたBEEは，測定で求めたREEに相当するとされている．要するにREE/BEEは測定患者の代謝状態を表すことになる．

　一定期間の測定値からの推計する以外の測定法として，挿管下人工呼吸管理の患者では24時間連続測定によりTEEを求める方法がある（この場合は補正の係数は不要である）．測定器機が一人の患者に独占されるが，重症患者では有効な測定法である（図2A）．

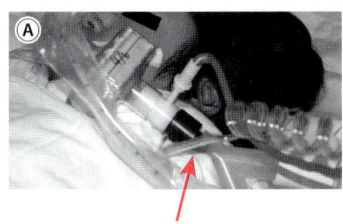

図2 ● IC測定のための各種デバイス
A) 挿管時測定アダプター：挿管チューブ→人工鼻→測定アダプター→Yピース→呼吸器蛇管と接続．呼気中の水分がサンプリングチューブに入り込まないようにする．B) 一方弁付き口鼻マスク，C) キャノーピ（右側．左側は測定器）

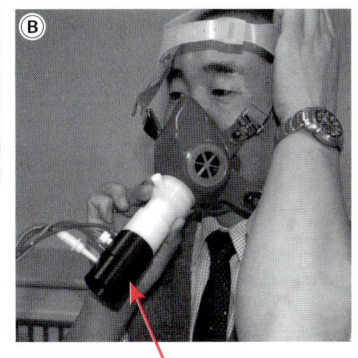

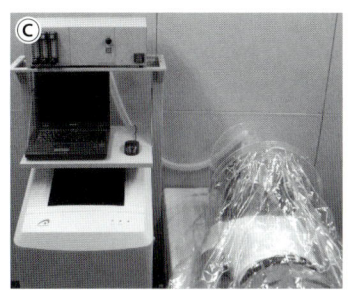

2) 呼気ガスの集気法

正確な測定には，患者呼気ガスをもれなく集め，呼気ガスの中の酸素，二酸化炭素濃度と換気量を測定し，吸入気酸素（大気では21%）および二酸化炭素（大気では0%）濃度との差を求め，標準ガスに換算して測定期間のVo_2とVco_2を求める．

大気中で呼吸している場合は，吸気ガス分圧に関しては当然ながら常に一定である．この場合の集気法は，非検者に一方弁の付いた口鼻マスクを装着させる（運動生理学では最も一般的）か（図2B），キャノーピ（天蓋）の中に非検者を臥位にして，胸から上をいれてキャノーピ内を常に一定の陰圧で引き，呼気ガスを集気し測定する方法（図2C）である．ただし，これらの方法は，酸素投与下の患者では，安定した測定ができない．

重症患者では，大部分の患者で酸素療法が行われるので，挿管中の測定が標準的な測定法である．人工呼吸器と挿管チューブの間エアウェイアダプタを装着し，持続的に回路内ガスサンプリングを行い呼吸ごとに吸気ガスと呼気ガスの分析をくり返し測定する．

3) 測定上およびデータ評価の注意点

IC測定は，非侵襲的な方法であり測定に伴う禁忌は特にない．しかし，測定によって得られた（もしくは提示された）データは十分にその適正さを以下の観点から吟味する必要がある．

a) 重症病態のICは，挿管下人工呼吸管理中の測定を原則とする

上述のように，酸素療法を必要としない急性期の重症患者はごく稀である．マスクなどによる酸素療法中は吸入気酸素分圧が一定でなく，正確なVo_2〔分時換気量×（吸入気酸素分圧−呼気酸素分圧）〕の測定は不可能である．よって挿管患者の測定データを基本とす

る．逆に，挿管前のEEが不明なのは当然として，抜管した直後の酸素療法が必要な症例でのEEの測定はできないことになる．この点をもってしても，重症患者におけるEEは，解釈に注意のいるデータである．

b) 患者の測定系が閉鎖系であること

呼吸器回路，IC測定器の回路リーク，気管挿管チューブ周囲，胸腔ドレーンからのエアリークがある場合は，当然その程度に応じた測定誤差が生じる[10〜13]．同様に血液透析，腹膜透析では二酸化炭素が透析膜，生体膜から除去されるので，正確さに欠ける[14]．

c) 吸入気酸素分圧による注意点

酸素療法中の吸入気酸素分圧は21〜100％に変動する．一方，呼気炭酸ガス濃度は5％〜10数％であり，測定レンジの変動は酸素が遙かに広い．二酸化炭素濃度の測定はもっぱら赤外線吸収法が用いられており，精度に関してはほとんど問題がない．一方，酸素濃度の測定方式は数種あるうえ，それぞれ一長一短があり，高濃度酸素では不安定な動作がみられる[10〜13, 15, 16]．よって，質量分析装置を用いる以外では吸入気酸素分圧（FiO_2）は，85％未満が望ましい．

d) 呼吸数増加，二酸化炭素呼出障害がある症例での注意点

呼吸ごと（breath by breath）の測定では，ガス吸引から測定機器までに，本来短形波である呼気ガス濃度波形がサインカーブに変形するためその時間遅れの補正を計算上で行っている．呼吸数が増加（RR＞35/分）すると補正値との乖離が起こり測定は正確性を欠く．また，COPD（chronic obstructive plumonary disease：慢性閉塞性肺疾患）などで二酸化炭素の呼出障害がある症例でも，呼気終末二酸化炭素濃度（$EtCO_2$）が正確に得られず測定結果（EE値）に信憑性はない．

e) 機器の条件

測定の最低30分以上前に測定器の電源を入れ，暖機運転する必要がある．また，各機種ごとに指定された頻度で，指定された校正ガスによる校正を行う．異なる機種間の測定値の差異（機器間誤差）は，論文に記載する場合には織り込み済みとされる（ただし測定機種を明記する）．

以上から，ICの測定自体は，特に挿管患者では容易であるが，重症病態において臨床評価に耐えられるEEのデータを得ることは，存外に難しい．

❹ 間接熱量計の市販機の種類

日本で市販されている間接熱量計は，酸素と二酸化炭素の濃度を両方測定する据え置き型の呼気ガス分析装置と酸素濃度のみを測定する簡易機器の2種類がある．簡易型は二酸

化炭素産生量を測定することはできず，RQを一定値に固定することによりREEを求めている．すなわち，炭水化物と脂質の燃焼比率を一定と仮定した状態で算出している．機種により異なるが，RQにして0.82～0.85と設定している．EEも概算としてしか算出できず，条件によっては大きな誤差が生じるので，重症患者の測定には向いていない．

現在市販されている据え置き型の呼気ガス分析装置は，ミナト医科学株式会社エアロモニタAE-310s（定価700万円程度：オプションで異なる），日本光電Vmax S229（定価1700万円程度：オプションで異なる）の2種類があり，おのおのマスク，キャノピー，挿管呼吸管理中の測定が可能である．両機とも二酸化炭素濃度の測定は赤外線吸収式であるが，酸素濃度は前者がダンベル式，後者がガルバニ電池法と異なっている．興味ある方は，各メーカーに問い合わせいただきたい．また，人工呼吸器に間接熱量測定装置を組み込んだ，特に連続測定には向いている使い勝手のよい機器（Engström Carestation）を米国GE社が製造しているが，残念ながら日本では2年前に販売中止となった．

これ以外に，市販の質量分析装置にデータ処理のソフトを組み込んだパソコンを外付けすれば，2種のガス以外に，N_2を同時に測定することもでき，より精度の高い測定が可能となる．

以上，間接熱量測定の原理，測定法，算出法，注意点，機器について概説した．

文献

1) Harris JA & Benedict FG：A Biometric Study of Human Basal Metabolism. Proc Natl Acad Sci USA, 4：370-373, 1918
2) Long CL, et al：Metabolic response to injury and illness: estimation of energy and protein needs from indirect calorimetry and nitrogen balance. J Parenter Enteral Nutr, 3：452-456, 1979
3) Schoeller DA & van Santen E：Measurement of energy expenditure in humans by doubly labeled water method. J Appl Physiol Respir Environ Exerc Physiol, 53：955-959, 1982
4) 「Energy Metabolism, Indirect Calorimetry, and Nutrition」(Burstein S, et al, eds)，Williams & Wilkins, 1989
    → 間接熱量測定の古典的教科書．測定を行うのであれば一度は目を通すべき本
5) 「心肺運動負荷テストと運動療法」（谷口興一，他／著），南江堂，2004
    → 各種測定法が詳述されている．呼吸・循環の病態生理，各種生理検査の測定原理，意義，運動療法について記載されている．測定自体が何をしているのかを知ることができ，データの解釈も深まる
6) Weir JBW：New methods for calculating metabolic rate with special reference to protein matabolism. J Physiol, 109：254-259, 1949
7) 海塚安郎：間接熱量計を用いた重症患者の栄養管理．静脈経腸栄養，27：1303-1311, 2012
8) Ferrannini E：The theoretical bases of indirect calorimetry: a review. Metabolism, 37：287-301, 1988
9) Elia M & Livesey G：Theory and validity of indirect calorimetry during net lipid synthesis. Am J Clin Nutr, 47：591-607, 1988
10) Weissman C：Measuring oxygen uptake in the clinical setting.「Oxygen transport and utilization」(Ayres SM et al, eds)，pp25-64, Society of Critical Care Medicine, 1987
11) Kemper MA：Indirect calorimetry equipment and practical considerations of measurement.「Problems in respiratory care: nutrition and respiratory disease」(Weissman C, eds), pp479-490, JB Lippincott, 1989
12) Branson RD, et al：The measurement of energy expenditure:Instrumentation, practical consider-

ations, and clinical application. Respir Care, 35: 640-656 (discussion : 656-659), 1990

13) Bishop MJ, et al : Carbon dioxide excretion via bronchopleural fistulas in adult respiratory distress syndrome. Chest, 91 : 400-402, 1987

14) Blumberg A & Keller G : Oxygen consumption during maintenance hemodialysis. Nephron, 23 : 276-281, 1979

15) Browning JA, et al : The effects of a fluctuating Fio2 on metabolic measurements in mechanically ventilated patients. Crit Care Med, 10 : 82-85, 1982

16) Ultman JS & Bursztein S : Analysis of error in the determination of respiratory gas exchange at varying FIO2. J Appl Physiol Respir Environ Exerc Physiol, 50 : 210-216, 1981

第1章 栄養での評価指標

5. 間接熱量測定法はどのように使用すべきか

海塚安郎

Point

- 間接熱量測定法は，栄養評価法の動的指標の1つであり，患者個々の消費エネルギーを知ることができる
- 重症患者では侵襲に伴い代謝動態が変動するが，侵襲の程度・持続，病期・病態，治療・管理，患者の個別性により個々の患者の消費エネルギーの変動予測は困難である
- 消費エネルギーを測定することにより，詳細な代謝・栄養管理を行うことが期待できる
- 特に複雑な病態，および肥満およびるい痩（やせ）症例では，推定式からの算出は正確性を欠くため間接熱量測定法が望ましい
- ただし，測定は煩雑で，機器が高価であり，そのことを上回る臨床的効果・意義があるかについては議論がある

はじめに

　重症患者に対し，入室時に栄養評価を行い，それに基づき適切な代謝・栄養管理を実施することの重要性は広く認識されている．その際，投与ルートが経腸であれ，静脈栄養であれ初期目標投与エネルギー，組成（3大栄養素比），投与水分量を決定し，栄養療法によるリスク回避の目的で，漸増法にて投与を開始する．投与エネルギー設定の基本となるのは，入室前の栄養状態[1]と侵襲下の消費エネルギー（enegy expenditure：EE）である．推定式による投与エネルギー設定は，あくまで平均値であり患者の個別性を反映したものではない[2]．また，侵襲下（＝炎症を伴う場合）の栄養評価は，各種血液生化学検査では輸液による希釈，血管外漏出などにより適切に行うことはできない[3]．また，慢性疾患には有効である各種身体計測も，急性期にはサードスペースへの細胞外液貯留による浮腫の影響で，正確性に欠ける．

　重症患者栄養評価，それに基づいて実施される栄養療法には，以上のような問題点があるが，それを補完する評価法に**間接熱量測定法**（indirect calorimetry：IC）がある．

特に挿管下では安定し，継続し換気量を計測でき，正確に酸素消費量，二酸化炭素産生量を測定することで，リアルタイムにEEを知ることができるため，動的栄養評価法に位置付けられている．これを用いてどのように有効な栄養管理を行い得るかが，本稿の主題である．それについて概説する．

1 器機の選定および測定法

　前提は，測定器機をもっているか否か，測定できる体制が確立されているかである．まず器機は1台700万円〜2,500万円程度であり，測定による保険点数はわずか85点である．次に，定期的に測定器をメインテナンスし，測定ごとの比較的煩雑な校正を行う手間を誰が行うかである．施設により生理検査室スタッフ，臨床検査技師などが関与しているが，多くは医師任せである．筆者が知り得る範囲内で，測定器機を所持し，日々の臨床で継続して活用している施設は2割程度である〔多くはICUの片隅で忘れ去られ，死蔵（dead stock）されている〕．

　そのうえで，各機種で酸素濃度測定原理が異なっており，酸素濃度の変動を伴う（酸素投与による吸入器酸素分圧上昇）重症患者において，どの程度の酸素濃度まで測定可能か，もしくはどの程度の精度で測定可能か確認する必要がある．人工呼吸器，患者モニターほど，測定器に関する情報，使用環境は整っていない．測定およびデータ利用にあたり，一定の手間，煩雑さは避けられず，知識も必要である．

　ここまでの前提条件を理解したうえ，準備が整えば測定を開始する．測定は，挿管下の症例ではBreath by Breath（B by B）の測定となる．

　1回の測定期間設定には2つの方法がある．まず一般的な生理検査法でも行われる標準的な測定法は，患者が一番**安定した時期**を見計らい，15〜60分間測定する（短期間測定法）．そこからresting energy expenditure（REE：安静時消費エネルギー）を算出し，係数（1.1〜1.4程度）を掛けtotal energy expenditure（TEE：総消費エネルギー量）を選出する．

　次に日内変動が多く，安定した時期を設定できない症例では，B by Bの測定を連続して行う（連続測定法）．場合によっては抜管までの10日間以上連続測定することがある（そのときには途中で測定器の校正を適宜行う）．連続測定では，測定中に気管内吸引，咳嗽，吸入気酸素分圧調整，看護処置などが入るので，その期間の測定値を除外する必要がある．不適切（非生理的）データの除外法は，**RQ（respiratory quotient：呼吸商）**値による除外と，直前値平均からの変動偏差による除外法がある．また，B by Bではデータ数が膨大（例 24時間測定：呼吸数20回/分×60×24＝28,800データ）になるので，24時間以上にわたる測定では，1〜10分間隔で記録したデータを用いる．この計測法で得られたEEデータは，当然ながらTEEである．

当院では，ガス分析を高精度質量分析装置（ARCO-2000）による間接熱量計1台と人工呼吸器組み込み型間接熱量計（Engström Carestation：3台所有）を有し，前者では短期間の測定，後者では主に連続測定を行っている．連続測定の場合，不適切データをRQ値が0.7未満もしくは1.0を超える場合として処理している．

❷ 測定の目的

ICにより栄養管理のどの部分がわかるのか，もしくは，何を期待して測定するのかを以下にまとめた．

1）侵襲下消費エネルギー

測定データから計算される．単位はkcal/日である．通常はHarris-Benedict式から得られたBEE（basal energy expenditure：基礎代謝量）との比を求め，代謝状態（抑制〜亢進）を示す．それにより，測定対象個人もしくは同一疾患群であればその疾患の代謝状態，疾患による侵襲度を知ることができる．

2）投与エネルギーの設定

EEから投与エネルギーを設定，もしくは修正する．

a）EEと近似的投与

ICをくり返し，EE値に近づけた投与量を設定する．Singerらは，重症患者へのこのような栄養投与法を **The tight calorie control study（TICACOS）** として報告している[4]．その報告では，APACHE II score 22程度の内科系外科系および外傷患者が混在したICUにおいて，3日以上の入室が予測される人工呼吸器装着患者130名を対象としている．初日から投与エネルギーを消費エネルギーに適合させ，EN（enteral nutrition：経腸栄養），PN（parenteral nutrition：静脈栄養）経由で投与する栄養管理法（study group，n＝56）は，入院前体重に基づく簡易推定式25kcal/kg/日による投与エネルギー決定法（control group，n＝56）より，院内死亡率（32.3％ vs 47.7％，p＝0.058）が改善する傾向があった（ITT解析）．ただし，人工呼吸器装着期間，ICU在室日数は有意に延長し，感染性合併症が増加したというものであった．限定的ではあるが，このような投与エネルギー設定法の可能性を示している．

b）Permissive underfeedingの逸失エネルギー

侵襲下の投与エネルギー設定は，overfeedingを回避し，underfeedingを許容する，いわゆる **permissive underfeeding** の戦略が現在のスタンダードとなっている．ではど

の程度までunderfeedingが許容されるのかが問題になる．その点に関し，Barlettらは多臓器不全リスクのある外科ICU患者57例の観察研究を行い，ICで算出したREEをもとに累積エネルギーバランスの解析を行った[5]．この研究では累積エネルギーバランスが0～−10,000kcalの患者の死亡率は11/28（39％）であったのに対し，−10,000kcalを超えてマイナスバランスだった患者の死亡率は12/14（86％）であった．このほかにも，エネルギーバランスがマイナスで合併症やICU在室日数延長を示す観察研究は複数存在する[6]．くり返しICを測定することで，はじめて逸失エネルギーを知ることができ，投与エネルギーの修正が行える．

c）肥満症例，るい痩症例への栄養投与

推定式はあくまで，その疾患におけるEEの平均値である．BMI（body mass index）18.5未満の低体重患者，もしくは35を超える過体重患者ではその原因もさまざまであり，投与エネルギーの安全域は狭い．よって，個別性を無視した投与エネルギーの設定では，リスクが高まるため，測定結果を反映した投与エネルギーの設定が望ましいと考えられる．肥満症例では各種推定式は，ICと比較した場合不正確であるという報告[7]はあるが，肥満，るい痩症例で，ICを用いた場合の臨床的有用性を示した論文はない．

d）過大侵襲時

重症熱傷（体表面積＞20％の熱傷）[8,9]，多発外傷[10]では，生体に加わる外部からの過度の侵襲により，多大なエネルギーが消費されることが予想される．それに対し，例えば熱傷では投与エネルギー設定の公式が多数発表されている．図1に30歳男性，体重72kg，身長170cm，熱傷面積40％，受傷8日目，体温37℃，自発呼吸下の熱傷患者で各公式による栄養必要量の分布を示す．これではどの公式を用いるかで，初期エネルギー設定は，約2.5倍異なる．さらに，この後熱傷患者では，敗血症，植皮術が新たな侵襲として加わる．このような極端で，複雑な疾患では，可能な限りEEを測定すべきである[11]．

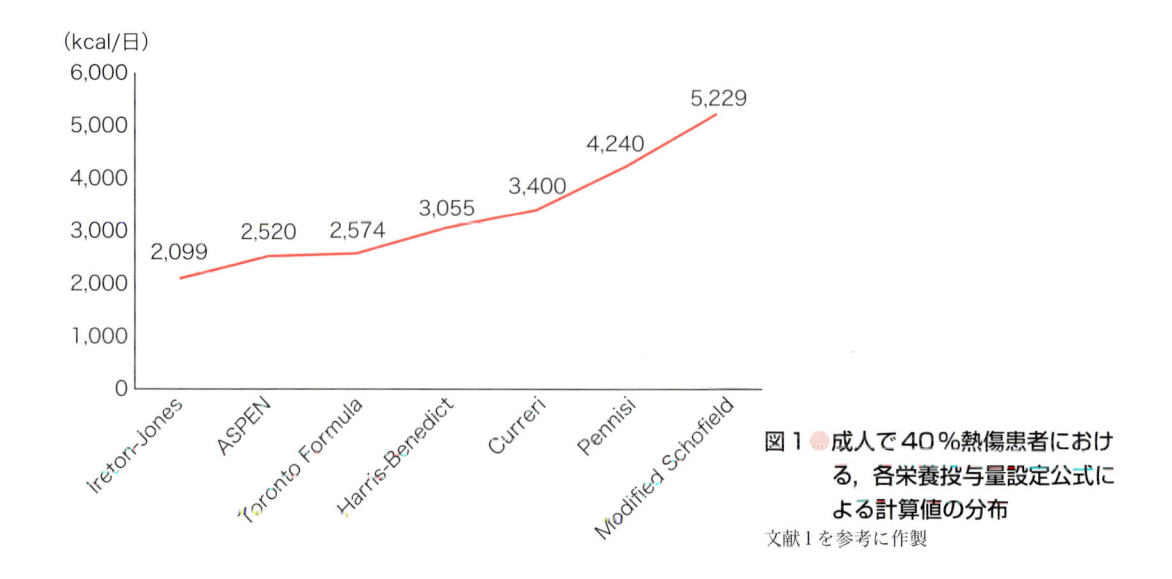

図1 ● 成人で40％熱傷患者における，各栄養投与量設定公式による計算値の分布
文献1を参考に作製

（kcal/日）
- Ireton-Jones: 2,099
- ASPEN: 2,520
- Toronto Formula: 2,574
- Harris-Benedict: 3,055
- Curreri: 3,400
- Pennisi: 4,240
- Modified Schofield: 5,229

これは各種栄養ガイドラインでも同一である[12, 13]．しかしながら，過大侵襲をもたらす外因性疾患で，ICを用いた栄養管理の臨床的有効性を示した報告はない．

3）RQ値からの燃焼基質の推定

RQ値からの燃焼基質の推定については前稿を参照されたい．結果としてRQ値0.86 ± 0.04程度が，バランスよく体内でエネルギー産生がなされていることになる[14]．特にTPN（total parenteral nutrition：中心静脈栄養法）による栄養管理下，$RQ > 1.0$が持続する場合には，脂質不足（投与忘れ），もしくは糖質の（相対的）過剰投与を疑う必要がある．

4）継時的測定による代謝動態の変動

短期測定法を継時的にくり返す，もしくは挿管から抜管まで連続測定することで，個々の症例における病期・病態，治療介入によるEEの変化を知ることができる．また，侵襲に伴う代謝動態変動の概略を把握できる．比較的定型的な外科術後侵襲時の代謝変動（例 食道がん術後の侵襲とその管理）の検討に利用される方法である．

5）患者管理による代謝動態変動

例えば，気管内吸引時，腹臥位呼吸管理時，熱傷患者の包交，ICU内での挿管中のリハビリテーション時などの代謝を測定することで，各種の医療行為による代謝動態を知り，最適な管理法を考え，実施する一助となる．

例として当院看護師による検討では，気管内吸引のEEへの影響は，閉鎖法では3分以内に前値に復するが，大気開放を行うと場合により前値への復帰に10分を要する．

これ以外にも各種の研究目的で測定されているが，実際の臨床の場での測定は以上のどれか（複数の場合もある）に該当する．

❸ 実際の測定：症例提示

ここで，気道熱傷を伴う重症熱傷症例での実際を供覧する．

症例

症　例：19歳男性．
病　歴：某年9月14日　13：00頃に市内の工場内の配電盤の点検中，爆発事故により受傷．13：30当院救急搬送．
既往歴：特記すべき事項なし．
診　断：48％Ⅱ＋Ⅲ度熱傷（顔面，四肢，体幹，図2），気管・気管支型気道熱傷
入院時栄養評価：身長176.7cm，体重64kg（BMI：20.5）．入院時栄養障害はないが，熱

傷の侵襲度は高く，顔面〜気道熱傷（気管・気管支型）もある．長期間の強制栄養が必要であり，熱傷の特性から早期経腸栄養の適応．栄養評価指標として，人工呼吸器組み込み型間接熱量計でEEを継続して測定した．測定データは全期間を通して10分間隔記録した．そのうち0.7＜RQ≦1.0のデータを採用した．各日，採用データの（平均値±SD）kcal／日で記載し図示した．

ちなみに受傷初期データから，推定式による消費エネルギーは，Curreriの式で

到着時：洗浄前

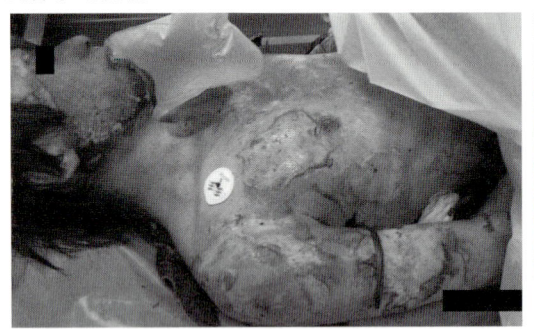

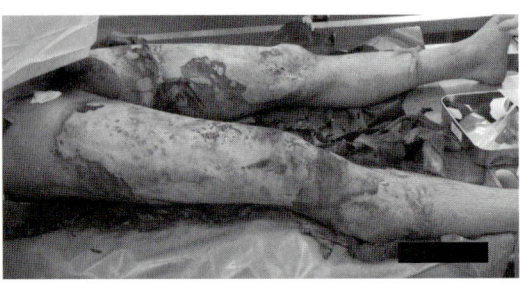

到着時：洗浄後

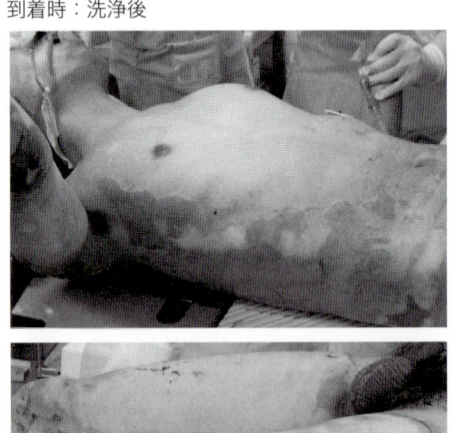

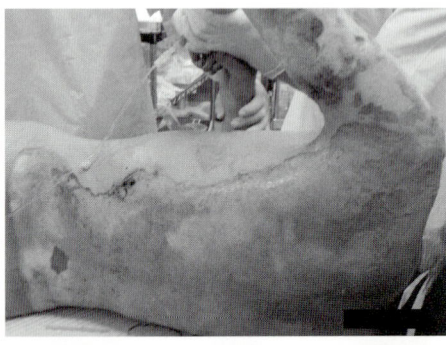

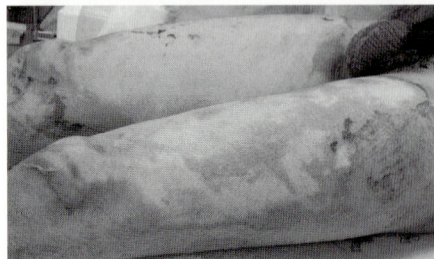

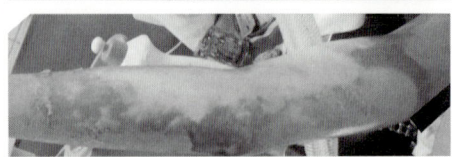

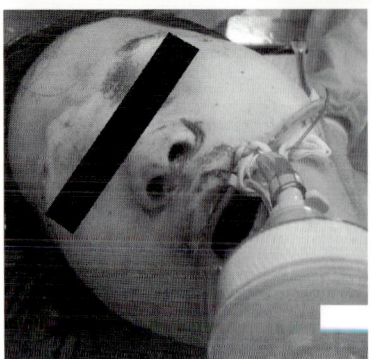

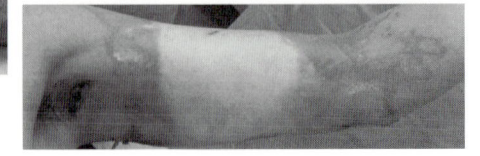

図2 ●来院時臨床所見：19歳男性，爆発事故 (p.8 Color Atlas ❶参照)

> 4,075kcal/日，Longの式（BEEとしてHarris-Benedict推定式を用いる）で2,620kcal/日となる.
> 経　過：初期31日間の治療の全体の流れを表に示す.
> 経過図：侵襲指標，栄養評価指標，EE値，栄養療法の経過（図3，4）．
> 解　説：当院ICUは8床で運用されているが，前述のように4台のICを保有している．栄養介入が必須であり，かつ侵襲が長期にわたる症例（挿管気管が3日以上）では全例でEEを測定している．重症熱傷は，全例その対象である．その結果を参考に，入院前栄養状態，臓器機能，耐糖能，病期病態を考慮し，当院で蓄積したデータをもとに投与エネルギー・タンパク質量の設定を行っている．今回は，紙面の関係で，タンパク質投与量，BUN値，体重の各推移は割愛した．

本症例では，早期かつくり返す周術期においても可能な限り経腸栄養中心とした栄養管理を施行した．しかし，入室1カ月では初期2週間で被った栄養負債を払拭することはできなかった．この後，リハビリを強化し経管栄養と経口摂取訓練を併用し栄養管理を継続した．

表　初期30日間の治療経過

Day0	来院後創洗浄，包交：以後シャワー浴＋軟膏療法 末梢血管3本確保：L/Rによる輸液開始 気管内挿管：以後間接熱量測定法（30日間） 気管支鏡検査施行：気管・気管支に煤，発赤 受傷5時間目胃管挿入：経管栄養開始（胃内，持続）
Day3	昇圧薬（NA）開始，創部の感染兆候（＋），抗菌薬開始
Day5	DIC，急性腎不全，AT-Ⅲ製剤投与開始（3日間）
Day6	ECUM，CHDF，HD（合計5日間で離脱）
Day7	トロンボモジュリンアルファ5日間投与
Day11	DIC離脱
Day12	1st手術：壊死除去移植皮術
Day13	気管切開
Day19	2nd手術：残存壊死除去術〜植皮術
Day28	3rd手術：植皮術
Day31	人工呼吸管理終了
Day58	リハビリ目的で退院となる

L/R：乳酸リンゲル液，NA：ノルアドレナリン，DIC：disseminated intravascular coagulation（播種性血管内凝固症候群），AT-Ⅲ：antithrombin-Ⅲ（アンチトロンビン-Ⅲ），ECUM：extracorporeal ultrafiltration method（体外限外濾過法），CHDF：continuous hemodiafiltration（持続的血液透析濾過），HD：hemodialysis（血液透析）

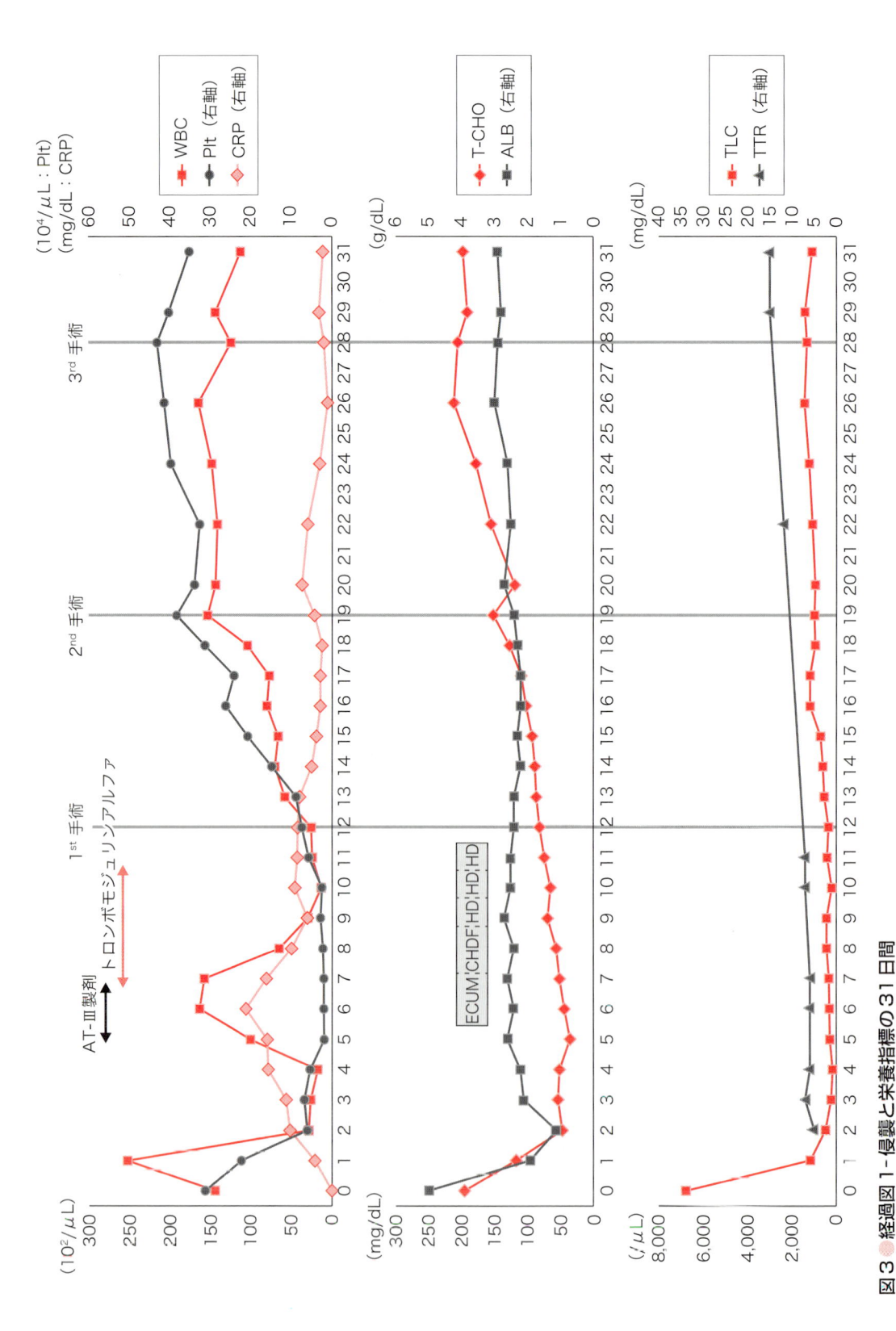

図3 経過図1-侵襲と栄養指標の31日間

WBC：white blood cell（白血球），Plt：platelet（血小板），T-CHO：total cholesterol（総コレステロール），ALB：albumin（アルブミン），TLC：total lymphocyte count（総リンパ球数），TTR：transthyretin（トランスサイレチン＝プレアルブミン）

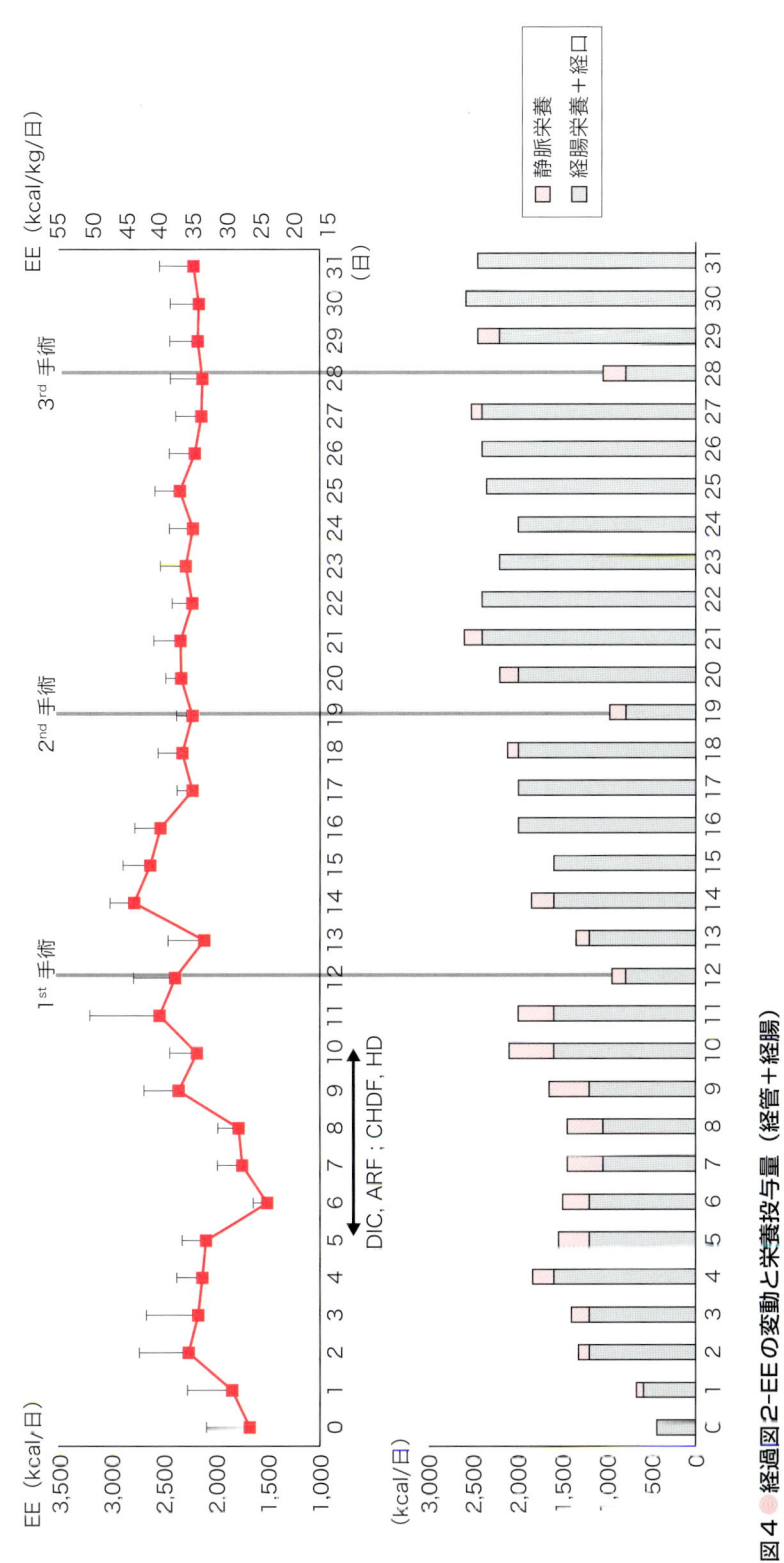

図4 ● 経過図2-EEの変動と栄養投与量（経管＋経腸）
ARF：acute respiratory failure（急性呼吸不全）

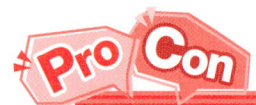

論点のまとめ

間接熱量測定法使用の賛成論・反対論

【Pro】
- 動的栄養評価指標として，間接熱量測定法を行うことに関して論点はない
- 至適投与エネルギーの幅が狭い，設定が難しい，肥満もしくはるい痩症例においては積極的に測定を行い，EEを確認し投与エネルギーができる点にも異論はない
- 急性期を過ぎたのち回復期に体内にエネルギー再蓄積を行うまでの期間，EEに基づき投与エネルギー・組成を調整し栄養療法を実施することも，特に強制栄養の場合には，調整できる点で有効である．各種血液生化学検査，体重測定によりモニタリングを行うことと同義である
- 【Con】にあるように，侵襲下急性期において投与エネルギーは簡易推定式で十分という意見もあるが，そのような投与法においても，継時的なEEの測定から，[EE－投与エネルギー]による日々の逸失エネルギーがわかり，日々の加算により累積逸失エネルギーを知ることができ，underfeedingの限界を設定したうえで投与エネルギーの調整が可能となる

【Con】
- 重症病態における論点は，侵襲下急性期において投与エネルギーを設定する方法論が確定していない点である[15]．その理由は，侵襲下では神経－内分泌系，免疫－サイトカイン系の賦活により異化反応が起こり，その場合内因性エネルギーが優先して利用されるからである
- EEのなかの何割が内因性エネルギーで賄われ，その時点で必要とする外因性エネルギー量（＝投与エネルギー）がどのくらいなのかは不明であり，それを知る方法は現在存在しない
- EEをそのまま投与する場合には，相対的過剰エネルギーとなる可能性が指摘されている．つまり，代謝動態変動が最も激しい急性期（ebb phase～acute flow phase）には，指標とはなり得ず，過剰栄養投与を行う危険を含む点である．そのため急性期には推定式それも簡易推定式で十分であるとの考え方がある
- 敗血症ガイドライン（SSCG2012）[16]の栄養の章でも，最初の1週はフルカロリーの強制的な栄養投与は避けるべきであり，耐えられるのなら低用量栄養（例えば，1日当たり最大500 kcal）投与が望ましいとしている

文献

1) Sheean PM, et al：Nutrition assessment: the reproducibility of subjective global assessment in patients requiring mechanical ventilation. Eur J Clin Nutr, 64：1358-1364, 2010
2) Kross EK, et al：A comparison of predictive equations of energy expenditure and measured energy expenditure in critically ill patients. J Crit Care, 27：e5-12, 2012
3) Ferris S, et al：Commonly used "nutrition" indicators do not predict outcome in the critically ill: a systematic review. Nutr Clin Pract, 28：463-84, 2013
   → 重症患者における栄養指標にはその有効性に限界があることを示したシステマティックレビュー．RTP（rapid turnover protein）を測定して安心しないこと
4) Singer P, et al：The tight calorie control study（TICACOS）：a prospective, randomized, controlled pilot study of nutritional support in critically ill patients. Intensive Care Med, 22：601-609, 2011 ★★

→ 重症患者でICの結果に基づき厳密な投与エネルギー設定を行うと，簡易推定式（25kcal/kg/日）の結果に基づく投与法よりもしかしたら，よいかも知れないという単施設前向き研究（IIT解析で死亡率に関し21/65例，32.3% vs 31/65例，47.7%，p = 0.058）．しかし，人工呼吸器装着期間，ICU在室日数は増加

5) Bartlett RH, et al：Measurement of metabolism in multiple organ failure. Surgery, 92：771-779, 1982

6) Villet S, et al：Negative impact of hypocaloric feeding and energy balance on clinical outcome in ICU patients. Clin Nutr, 24：502-509, 2005

7) Frankenfield DC, et al：Analysis of estimation methods for resting metabolic rate in critically ill adults. JPEN J Parenter Enteral Nutr, 33：27-36, 2009

8) Mendonça Machado N, et al：Burns, metabolism and nutritional requirements. Nutr Hosp, 26：692-700, 2011

9) Suman OE, et al：Resting energy expenditure in severely burned children: analysis of agreement between indirect calorimetry and prediction equations using the Bland-Altman method. Burns, 32：335-342, 2006

10) Brandl LS, et al：Energy expenditure and severity of injury and illness indices in multiple trauma patients. Crit Care Med, 27：2684-2689, 1999

11) Saffle JR, et al：A randomized trial of indirect calorimetry-based feedings in thermal injury. J Trauma, 30：776-782, 1990

12) American Burn Association：「Practice guidelines for burn care」（http://www.ameriburn.org/PracticeGuidelines2001.pdf）

13) Rousseau AF, et al：ESPEN endorsed recommendations: nutritional therapy in major burns. Clin Nutr, 32：497-502, 2013

14) McClave SA, et al：Clinical use of the respiratory quotient obtained from indirect calorimetry. J Parenter Enteral Nutr, 27：21-26, 2003

15) Casaer MP & Van den Berghe G：Nutrition in the acute phase of critical illness. N Engl J Med, 370：1227-1236, 2014
 → N Engl J Medの重症患者管理に関する特集の第8番目．著者はEPaNIC研究の筆者．最近の重症患者に対する栄養療法の研究結果と問題点が，まとまっている．当然4)の論文も俎上にあがっている

16) Dellinger RP, et al：Surviving sepsis campaign: international guidelines for management of severe sepsis and septic shock: 2012. Crit Care Med, 41：580-637, 2013
 → この2012年版から記載された，V.栄養の項目も当然参考にしてください

第2章

栄養剤の種類, 特性

第2章 栄養剤の種類，特性

1. 経腸栄養剤の種類と選択

山口順子

Point
- 経腸栄養剤の分類はまず窒素源からみた分類を覚えよう
- 経腸栄養剤は，まず標準的組成栄養剤から選択の幅を広げよう
- 重症患者の病態は複合病態で，複雑である．病名で安易に病態別栄養を選択するなかれ
- 経腸栄養管理を妨げる要因を取り除き，重症患者の経腸栄養管理に成功しよう

はじめに

　経腸栄養剤は現在100種類以上販売されている．また重症患者の経腸栄養管理において，「なにを，いつ，どれだけ投与したらいいか」の具体的で明確なエビデンスは現在のところ存在しない．したがって，経腸栄養剤を適切に使いこなすことに戸惑うかもしれないが，コツはある．
　経腸栄養剤の消化吸収機能への配慮や病態を考慮した組成を理解することがカギとなる．本稿ではそのカギに沿って経腸栄養剤の種類について述べてみたい．

1 経腸栄養剤の分類

　適切な経腸栄養剤の選択には，まず栄養剤に含まれる窒素源からみた分類をおさえよう（表1）．
　成分栄養剤は，窒素源が結晶アミノ酸のみである．またすべての成分が上部消化管で吸収され，残渣はないとされる．3大栄養素の消化管での消化吸収の容易さは，糖質＞タンパク質＞脂質の順番である．消化管に負担をかけないように設計された成分栄養剤は，脂質はごくわずかしか含有せず，長期間の使用では必須脂肪酸欠乏をもたらすので，経静脈

表1 ● 窒素源による経腸栄養剤の分類

	窒素源	消化の過程	食物繊維	脂肪
成分栄養剤	アミノ酸	不要	なし	なし〜極少
消化態栄養剤	アミノ酸 低分子ペプチド（ジペプチド・トリペプチド）	ほとんど不要	なし	やや少ない
半消化態栄養剤	タンパク質	必要	ある/なし	必要量含む

成分栄養剤は、窒素源がアミノ酸のみである．消化態栄養剤は、窒素源がアミノ酸やタンパク質加水分解物、または低分子ペプチドから成り、半消化態栄養剤は、窒素源がタンパク質で構成されている

表2 ● 医薬品と食品の分類

	医薬品	食品
法規	薬事法	食品衛生法
購入	医師の処方	個人購入
患者負担（外来）	薬価で請求	全額自己負担
患者負担（入院）	DPC 包括評価に含まれる	食事療養費
製造の条件	医薬品製造承認の取得	なし
配合できるもの	日本薬局方掲載医薬品 日本薬局方外医薬品 食品添加物収載化合物	天然物 食品添加物収載化合物
管理	薬剤部	栄養部

的な脂肪の補充を要する[1]．また動物実験では長期使用による小腸粘膜絨毛の萎縮の報告もある[2]ので注意を要する．

消化態栄養剤は、窒素源がアミノ酸だけではなく、タンパク質加水分解物または低分子ペプチドから成り、半消化態栄養剤は、窒素源がタンパク質で構成される．

❷ 医薬品栄養剤と食品栄養剤

日本の医療保険制度上の分類として、栄養剤は医薬品と食品に分類される[3]（表2）．医薬品栄養剤は、使用時は処方箋で依頼し、薬剤費として処理される．現在、エレンタール®、エンシュア・リキッド®、ラコール®NFなどが該当するが、少数である．

食品の場合、医薬品製造承認や内容の改変時の承認などが不要であることなどから、大多数の経腸栄養剤は、食品である（こちらを濃厚流動食と呼称する）．院内で使用する場合は、食事箋で依頼し、給食費で処理されるが、退院後に使用する場合、医薬品栄養剤は

通常3割負担，食品栄養剤は全額自己負担となる．

③ 栄養剤の形状

　栄養剤の形状には粉末・液体・半固形状がある．大多数の栄養剤は，簡便性や細菌感染に関する安全性から液体栄養剤として販売されており，重症患者でも液体製剤が主に用いられる．濃度は1.0～2.0 kcal/mLの製品があり，おのおのの製品で水分含有量が異なる．
　半固形状流動食（semi-solid medical food）の有用性については，胃食道逆流防止対策としての半固形状流動食の使用を強く推奨するエビデンスは確立していないが，利点として短時間投与が可能で，投与時の体位の固定時間を短縮する結果，褥瘡発生の予防となる効果が期待される．また下痢改善の効果が実証されている．「静脈経腸栄養ガイドライン第3版」は，「半固形状流動食の使用が，胃食道逆流の抑制に有効な場合がある．（CⅢ）」と記載している[4]．

④ 各種経腸栄養剤を使ってみよう

　多種多様の経腸栄養剤を使いこなすにはやみくもに覚えることは必要なく，コツがある．図は，当院で使用している各種経腸栄養剤の一覧である．図をもとに以下，各種経腸栄養剤の特徴について解説し，より適切な使用のためのポイントを示す．この図を利用して，経腸栄養剤を理解したのち，読者の勤務する医療機関で使用する栄養剤で修正加筆するなどすれば，経腸栄養剤の選択に利用できるかと思う．

1）基本原則～はじめは通常組成で！～

　当院では，消化吸収障害がなく，呼吸器疾患，肝疾患，糖尿病，腎臓病などの特殊病態がなければ，通常選択する栄養剤は，通常組成比率のものから使用する．多くの患者には1 kcal/mLを使用している．
　図の中央に示されている通常選択する栄養剤のうち，1 kcal/mLの枠（下側）で示した栄養剤がまず基本的に使用される栄養剤である．このうち医薬品のエンシュア・リキッド®は標準的な組成の半消化態栄養剤といえるためまず，理解しておこう．
　食事における3大栄養素の割合をPFC（protein・fat・carbohydrate）バランスというが，健康維持のための理想的PFCバランスは，タンパク質は約15％，脂質は25％および炭水化物は約60％とされる．医薬品栄養剤である，エンシュア・リキッド®の脂質は31.6％と高く，またラコール®NFでは日本人の食事摂取パターンを参考に20％と低く，

経腸栄養剤の種類と選択

通常選択する栄養剤

① 高濃度栄養剤

- **2kcal/1mL**
  - %pro：12〜15%　%fat：34〜38%
  - 400kcalでK：5〜8mEq
  - テルミール® 2.0α　400kcal/200mL
  - アイソカル® 2K　400kcal/200mL（食物繊維 無／有）

- **1.6kcal/1mL**

- **1.5kcal/1mL**
  - %pro：14〜16%　%fat：29〜32%
  - 400kcalでK15mEq
  - リカバリー® 1.5　300kcal/200mL
  - (薬) エンシュア®・H　375kcal/250mL

- **1kcal/1mL**
  - %pro：16〜18%　%fat：24〜25%
  - 400kcalでK：11〜13mEq
  - メディエフ®バッグ　300kcal、400kcal
  - YHフローレ　200kcal
  - K-4S（半固形）　300kcal、400kcal
  - (薬) エンシュア・リキッド®　250kcal
  - (薬) ラコール®NF　200kcal

② 成分栄養剤
クローン病急性期、急性膵炎、短腸症候群
- (薬) エレンタール®（注）
- 300kcal/80g/包
- 窒素源：アミノ酸
- 脂肪：0.5g/包
- 食物繊維：0g
- 浸透圧：760mOs/L（水または微温湯 250mL）

⑤ 重症感染症、重症敗血症、ARDS, ALI
- オキシーパ®
- 375kcal/250mL
- %fat：56%
- （アルギニン 無）

③ 消化態栄養剤
消化管術後障害（消化吸収不良、短腸症候群、消化管瘻など）、急性膵炎、炎症性腸疾患
- ペプチーノ®（注）
- 200kcal
- 窒素源：低分子ペプチド
- 脂肪：0g
- 食物繊維：0g
- 浸透圧：470〜500mOs/L

④ 糖尿病（耐糖能障害）、COPD
- グルセルナ®
- 250kcal
- %fat：50%

2剤を組み合わせてタンパク質を調節

⑥ 腎不全
- リーナレンLP1.0　400kcal/250mL/パック
  - タンパク質：4g/パック
  - %pro：4%
  - K：3mEq/パック
- リーナレンMP3.5　400kcal/250mL/パック
  - タンパク質：14g/パック
  - %pro：14%
  - K：3mEq/パック

⑦ 肝不全用
成分栄養剤
- (薬) ヘパンED®
  - 310kcal/80g/包
  - タンパク質：11.2g/包
  - 浸透圧：633mOs/L（水または微温湯 250mL）

消化態栄養剤
- (薬) アミノレバン®EN
  - 210kcal/50g/包
  - タンパク質：13.5g/包
  - 浸透圧：641mOs/L（水または微温湯 180mL）

（矢印：タンパク質 少ない⇔多い、脂質 少ない⇔多い）

図● 当院で使用している経腸栄養剤一覧

ARDS：acute respiratory distress syndrome（急性呼吸促迫症候群），ALI：acute lung injury（急性肺損傷），COPD：chronic obstructive pulmonary disease（慢性閉塞性肺疾患）
%pro：タンパク質エネルギー比率（一般的な食事での比率17%），%fat：脂肪エネルギー比率（一般的な食事での比率25〜30%），K：カリウム
（注）エレンタール、ペプチーノ
長期投与にて、必須脂肪酸、脂溶性ビタミン、セレンなど欠乏注意。脂肪乳剤（イントラリポス®）を検討（速度0.1 g/kg/時）急速な静脈投与では、免疫低下をもたらす可能性がある
例：体重40 kg、イントラリポス®輸液1C静注の場合
1袋中脂肪31 gのため、4 g/体重40 kg/時では31÷4＝7.8時間→250 mL/7.8時間＝32 mL/時での投与となる

タンパク質が18％とやや高いといった特徴があるが，いずれも理想的PFCバランスに沿った医薬品の栄養剤である．現在，理想的PFCバランスを考慮したうえで，その他数々の成分変更が容易な食品として改良を試み多種多様の食品栄養剤が出回っているが，栄養療法の初学者にとって，これらをやみくもに覚えることが適切な経腸栄養剤の使用に効果的とは思えない．医薬品栄養剤は，医薬品が故，通常簡単には栄養素の変更はできないが，その薬理効果や安全性が十分検討され証明されている．エンシュア・リキッド®やラコール®NFなどの標準的なPFCバランスの医薬品栄養剤をぜひ基本軸としておさえてほしい．

2）病態に合わせた使い方

一方，病態別栄養剤と呼ばれるものは，呼吸器疾患，肝疾患，糖尿病，腎臓病などの病態を考慮して3大栄養素の組成などに変更を加えている．各病態生理の理解のもと，これらの組成変化に着目すれば，より適切と思われる栄養剤を選べるようになるだろう．

a）高濃度栄養剤の選択〜水分を減らしたい！〜（図①参照）

心不全や腎不全などの水分制限が望ましい症例や，さまざまな静脈内投与薬剤のため輸液総量が増加してしまう侵襲度の高い重症例では，過剰水分投与が問題となる．1.5 kcal/mLや2.0 kcal/mLに調整された高濃度栄養剤を使用することを考慮する．この栄養剤には少ない水分量で高エネルギー摂取が可能であるという利点がある．当院では，GRV（gastric residual volume：胃内残量）が多く，誤嚥リスクが高い症例でも使用してみることがある．ただし，比較的高い浸透圧の製品（図ではエンシュア®・H浸透圧700 mOsm/L）もあり，浸透圧性下痢に注意する．

b）成分・消化態栄養剤の選択〜消化吸収障害がある！〜（図②③参照）

消化管術後障害（消化吸収不良，短腸症候群，消化管瘻など）やクローン病増悪時などの消化吸収障害がみられる病態では，窒素源がアミノ酸または低分子ペプチドになったエレンタール®やペプチーノ®などの成分栄養剤や消化態栄養剤を用いる．これらの栄養剤では，食物繊維を含まない．また，脂質はほとんど含有しないので，長期間の使用で必須脂肪酸，脂溶性ビタミン，セレンの欠乏に注意を要する．その際，脂肪乳剤の投与スピードには注意しよう（図：キャプション参照）．

c）耐糖能障害時栄養剤の選択〜通常管理で血糖値コントロールが不安定！〜（図④参照）

糖尿病でなくても重症患者では，生体侵襲に伴う神経系，内分泌系の反応で容易に耐糖能異常を起こす．インスリン投与だけでは血糖値の制御が困難となる場合がある．血糖値の変動を防ぐため，耐糖能異常に適した栄養素の組成や，特殊栄養素を含有した栄養剤が販売されている．一般的には，低炭水化物，一価不飽和脂肪酸の配合，食物繊維の添加などが特徴で，糖質をデキストリンからパラチノース®，タピオカデキストリンなどに変更

したものがある．

d) 呼吸不全用栄養剤の選択～高二酸化炭素血症に悩むとき～

　呼吸不全用の経腸栄養剤は脂質の割合を50％以上としている．脂質の呼吸商は0.7で，炭水化物よりも二酸化炭素産生量が少ないことを利用したものである．また過剰水分投与に配慮し，1.5 kcal/mLと高濃度となっている．〔当院は呼吸不全用栄養剤の採用はなく，高脂質の組成であるグルセルナ®を代用することがある（図④参照）〕．COPDなどにより，重度の換気不全に伴う高二酸化炭素血症がみられる場合，高脂質含有の経腸栄養剤が推奨される[5]．しかし高脂質栄養剤のルーチン使用は検討が必要である．COPDではエネルギー代謝が亢進している一方，経口摂取量が不足し，慢性低栄養状態が持続している状態があり，呼吸不全用経腸栄養剤の使用のみに囚われることなく，必要エネルギーを充足させることに努力を払うべきである[1, 6]．

e) 免疫調整栄養剤の選択～ARDS/ALI・重症敗血症および熱傷や重症外傷では～（図⑤参照）

　ARDSやALIなどの症例では，炎症制御を意図した配合成分の免疫調整栄養剤を選択し，また，熱傷，重症外傷症例では，免疫賦活を意図とした配合成分の免疫調整栄養剤を選択することがある（詳細は第3章-3参照）．

f) 腎不全用栄養剤の選択～高カリウム，高リン，高窒素血症や水分過多に悩むとき～（図⑥参照）

　腎不全用栄養剤は，低タンパク質（エネルギー比率1.5～14％と幅があることに注意）で，低カリウム，低リン，低塩分組成で，水分も抑えられている．（リーナレン®は1.6 kcal/mL）．また，慢性腎不全に合併しがちな糖尿病に配慮し，糖質として血糖値上昇が緩徐なパラチノース®を配合したものもある．血清電解質を正常化し，尿素窒素（blood urea nitrogen：BUN）濃度上昇の制御と尿毒症発症を防ぐことが目的である．具体的なタンパク質投与推奨量はおのおののガイドラインで違っているが，血液浄化療法を受けている患者ではむしろ高タンパク質投与が推奨される[6, 7]．腎不全病態では，体タンパク質の異化亢進が背景にある．2009年のSCCM/ASPENガイドラインでは，急性腎不全（acute renal failure：ARF）や急性腎障害（acute kidney injury：AKI）を合併するICU患者には標準的経腸栄養剤を使用するとしている[6]．盲目的なタンパク質制限は避けたい．ひとくくりに腎不全といっても個々の腎機能や病期によって投与すべき栄養組成は異なるため，注意が必要である[8]．

g) 肝不全用栄養剤の選択～アミノ酸の代謝異常病態では～（図⑦参照）

　肝不全時には，Fischer比〔BCAA/AAA：BCAA（branched chain amino acid：分岐鎖アミノ酸）とAAA（aromatic amino acid：芳香族アミノ酸）のモル比〕は低下するとされる．AAA増加による偽性神経伝達物質の増加などで，肝性脳症が起こるとされるた

めである．肝不全用栄養剤では，BCAAが多く含まれFischer比が高く，肝不全の血中アミノ酸バランスを是正する効果がある[9]．非代償性期の肝硬変，肝性脳症，肝移植の周術期などではBCAAを強化した経腸栄養剤の選択が推奨される．しかし，この肝不全用栄養剤の投与が生存率を改善したという質の高い研究はない．

その他図に記載はないが，小児の腎機能の未熟性に配慮し，NPC/N（non-protein calorie/nitrogen：非タンパクカロリー/窒素）比を200に設定した小児用栄養剤や，創傷治癒の促進を目的に，アルギニン，亜鉛を強化したアイソカル®・アルジネード®や，HMB（βヒドロキシβメチル酪酸）を含むアバンド™，亜鉛やセレンなどの微量栄養素を強化したブイ・クレスなどがある．これらは経口補助食品とされる．経腸栄養管理で付加される食物繊維の詳細はここでは省略する．

❺ 病態別栄養剤使用の注意点

病態別栄養剤といっても，病態に対する効能を明記できる医薬品の病態別栄養剤は肝不全用などの数種類のみであり，それ以外は病態に応じて配合成分を調整した食品栄養剤（濃厚流動食）である．個々の販売会社の定義で病態別栄養剤と慣例で呼称しているに過ぎない．重症患者の病態は複合病態で，複雑である．病名で安易に病態別栄養を選択することなく病態をよみ，適宜使い分けることが大切である．

❻ 経腸栄養を妨げる要因を排除しよう

経腸栄養を妨げる要因をできるだけ排除し，重症患者の経腸栄養を成功させよう．

1）投与経路

原則は経胃で行う．しかし，「胃は第二の脳」とも言われ，高度侵襲下で胃の蠕動は極端に低下する．十二指腸以下の小腸レベルでは腸管は動いていることが多く，経胃栄養が困難な場合，経小腸栄養を考慮する[10]．

2）細菌増殖を防ごう

a）栄養剤は単独投与で

栄養剤の高浸透圧を調整する目的で水分を経腸栄養剤に加えるのは原則避ける．細菌の

増殖を招きやすい．現在の栄養剤は，ほとんどが浸透圧は生理的で，水の希釈は不要である（図のなかで高浸透圧で配慮を要するのは，エレンタール®粉末タイプとエンシュア®・Hのみ）．690 mOsm以下の栄養剤を150 mL/時で十二指腸に投与した際の下痢はないとされる[11]．

b）クローズドシステムの使用や投与時間を短くしよう

経腸栄養剤細菌培養試験では，滅菌されたバッグ詰め（Ready-to hang：RTH）の製品は24時間まで細菌汚染は認めなかったという報告もあり[12]，なるべくクローズドシステムを心掛ける．コンテナなどに移して使用する液体栄養剤や感染リスクの高い粉末タイプを開放系システムで使用する際には一度の投与時間を短くしよう[13]．

c）Curd（カード）化と経管栄養チューブ閉塞による感染防止を防ぐ

栄養剤のタンパク質が，胃酸や細菌増殖の影響を受け凝固することをカード化と呼ぶ．経管栄養チューブ閉塞の原因となり，感染リスクも増える．窒素源がタンパク質である半消化態栄養剤で注意を要する．また高脂肪栄養剤も沈殿しやすい．経腸栄養剤は全般的にナトリウム含有量が結構少なく（2〜3 g/1,000 kcal），長期経腸栄養管理では栄養剤へのナトリウム添加が必要であるが，これも塩析で粘度を上昇しやすいため閉塞を防ぐには，十分撹拌が必要である．同時に投与する薬剤にも注意しよう．

● まとめ

本稿は，適切に経腸栄養剤選択するための基本的なポイントのみを示した．各病態に配慮したきめ細やかな，そしてテーラメイドな栄養管理が重症患者に対する栄養療法の基本である．読者の日々の奮闘を祈る．

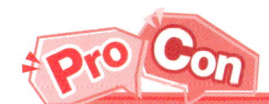

Pro Con 論点のまとめ

血行動態が不安定な患者における経腸栄養剤使用の賛成論・反対論

【Pro】
- 血行動態が不安定な患者では慎重に経腸栄養を開始する．循環作動薬が使用されていることは早期経腸栄養の禁忌とはならない
- JSICM（日本集中治療学会日本版敗血症ガイドライン）では，人工呼吸器装着かつ循環作動薬投与下に早期経腸栄養を実施された症例の観察研究にて，非実施群と比較して死亡率が低く，重症例こそ早期経腸栄養の開始が重要である可能性を示唆している（Grade C）

【Con】
- 血行動態が不安定な患者（平均血圧が60 mmHg以下，循環作動薬や大量輸液が必要な状態）

では経腸栄養を控える
- SCCM/ASPEN, JRCM（日本呼吸器療法医学会栄養管理ガイドライン）では，腸管虚血による死亡率が高く，血行動態が不安定な患者では経腸栄養を控えるとしている（Grade E）

文献

必読 1) 日本静脈経腸栄養学会：PART Ⅰ 栄養管理の重要性および栄養投与経路選択・管理の基準．「静脈経腸栄養ガイドライン第3版」（日本静脈経腸栄養学会／編），pp24-32, 照林社, 2013

2) 織田信道, 他：ラット小腸構造並びにDAO活性に及ぼす経腸・経静脈栄養の影響に関する検討．外科代謝・栄養, 22：26-33, 1988
  → 各種栄養療法の小腸粘膜萎縮に与える影響を検討している．食事＞半消化態栄養剤＞成分栄養剤＞中心静脈栄養の順で小腸粘膜絨毛機能を維持できる

必読 3) 清水健一郎：5. 栄養剤って医薬品？ それとも食品？「治療に活かす！ 栄養療法はじめの一歩」（清水健一郎／著），pp184-188, 羊土社, 2011
  → この章に限らず必読です！

4) 日本静脈経腸栄養学会：PART Ⅰ 栄養管理のリスクマネジメント．「静脈経腸栄養ガイドライン第3版」（日本静脈経腸栄養学会／編），pp117, 照林社, 2013

必読 5) 「COPD（慢性閉塞性肺疾患）診断と治療のためのガイドライン第3版」（日本呼吸器学会COPDガイドライン第3版作成委員会／編），メディカルレビュー社, 2009

必読 6) McClave SA, et al：Guidelines for the Provision and Assessment of Nutrition Support Therapy in the Adult Critically Ill Patient：Society of Critical Care Medicine（SCCM）and American Society for Parenteral and Enteral Nutrition（A.S.P.E.N.）. J Parenter Enteral Nutr, 33：277-316, 2009
  → ARDS/ALIのICU患者に対して，呼吸商調節およびCO_2の減少を目的とした高脂質栄養剤をルーチンで投与することを推奨していない（Grade E）

7) 日本腎臓学会 腎疾患の食事療法ガイドライン改定委員会：慢性腎臓病に対する食事療法基準2007年版．日腎会誌, 49：871-878, 2007
  → 透析患者や持続血液濾過など施行されている患者で1.2 kg/g/日程度の高タンパク質投与を推奨している．6）では最大2.5 g/kg/日の投与を推奨している．（Grade C）またARFやAKIを合併するICU患者には標準的経腸栄養剤を使用するとしている（Grade E）

8) 日本腎臓学会：エビデンスに基づくCKD診療ガイドライン2009．日腎会誌, 51, 2009

9) Poon RT, et al：Long-term oral branched chain amino acids in patients undergoing chemoembolization for hepatocellular carcinoma: a randomized trial. Aliment Pharmacol Ther, 19：779-788, 2004

10) Berger MM, et al：Intestinal absorption in patients after cardiac surgery. Crit Care Med, 28：2217-2223, 2000

11) Zarling EJ, et al：Effect of enteral formula infusion rate, osmolality, and chemical composition upon clinical tolerance and carbohydrate absorption in normal subjects. J Parenter Enteral Nutr, 10：588-590, 1986

12) 大熊利忠：経腸栄養剤と細菌汚染．Nutrition Support Journal, 1：9, 2000
  → 静脈経腸栄養ガイドライン第3版において，RCTはないが，RTH製剤の推奨は強い

13) 日本静脈経腸栄養学会：PART Ⅰ 経腸栄養アクセスの管理．「静脈経腸栄養ガイドライン第3版」（日本静脈経腸栄養学会／編），pp59, 照林社, 2013
  → RTH製剤以外の経腸栄養剤は開封後6時間以内の投与を推奨している

第2章 栄養剤の種類，特性

2. 静脈栄養製剤，アミノ酸製剤の種類と選択

石橋生哉

> **Point**
> - 静脈栄養製剤には末梢静脈栄養製剤と中心静脈栄養製剤がある
> - アミノ酸が含まれた末梢静脈栄養製剤のNPC/N比は64である
> - 高カロリー輸液キット製剤や病態別アミノ酸製剤の特性を理解して使用する

はじめに

　静脈栄養製剤は，大きく分けて末梢静脈栄養製剤と中心静脈栄養製剤に分けられる．末梢静脈栄養製剤には，高濃度糖電解質液，アミノ酸加総合電解質液，アミノ酸・ビタミンB_1加総合電解質液，脂肪乳剤が含まれ，中心静脈栄養製剤には，高カロリー輸液用基本液，アミノ酸製剤，高カロリー輸液用総合ビタミン製剤，高カロリー輸液用微量元素製剤，高カロリー輸液キット製剤がある．それ以外に肝不全や腎不全時に使用する病態別輸液製剤がある．重症患者へは，おのおのの病態や時期によって適切な製剤を選択し投与する必要があるため，各静脈栄養製剤の特徴を理解して使用する必要がある．脂肪乳剤に関する解説は次稿（**第2章-3参照**）でなされるため，本稿ではそれ以外の製剤について解説する．

1 末梢静脈栄養製剤

　末梢静脈栄養製剤は末梢静脈から投与するため，静脈炎をきたしにくいように浸透圧比3以下で，薬液が生理的なpHに近く，滴定酸度が低いものが推奨される．

重症患者の治療の本質は栄養管理にあった！

1）高濃度糖電解質液

　　高濃度糖電解質液は，7.5〜12.5％の糖質を含んだ電解質液であり，浸透圧比は2〜3である．エネルギーとしては糖質しか含まないため，一般的に，末梢静脈栄養開始初期に使用される．これらの電解質組成は，製剤によって若干の相違はあるものの，基本的に維持液に準じたものとなっている．糖質としてグルコースのみのものとグルコース・フルクトース，キシリトールを4：2：1の割合で含むもの〔グルコース・フルクトース・キシリトール製剤（以下GFX製剤）：トリフリード®〕があり，GFX製剤はフルクトースやキシリトールが含まれるため，10％グルコースを含有する製剤と比較すると術後の血中グルコース濃度および尿中総糖質排泄率が有意に低く，耐糖能低下時においても糖質利用が良好である[1])との報告がある．一方，GFX製剤はマグネシウムを含むことやキシリトールの急速投与で腎不全や肝不全をきたすという報告[2])がある．インスリン依存性糖尿病患者や侵襲下ではインスリンでの血糖コントロールが行われるため，インスリンに対する反応性が明らかなグルコースのみの製剤を投与すべきである．

2）アミノ酸加総合電解質液

　　アミノ酸加総合電解質液は，7.5％のグルコースと2.75〜3％のアミノ酸が含まれた製剤であり，浸透圧比は約3である．エネルギーとしては，205〜210 kcal/500mLが含まれているが，NPC/N（非タンパク質エネルギー/窒素）比は64〜70とかなり低い値である．電解質組成は，維持液に準じたものになっている．末梢静脈炎，血栓性静脈炎の予防のために，製剤によって薬液のpHと滴定酸度が異なる点に注意して使用するべきである．

　　アミノ酸加総合電解質液のNPC/N比が低い理由としては，この製剤が術後短期間投与すること，あるいは，経口摂取が不十分な患者に投与することを目的として開発された[3])ためである．侵襲時には，ストレスホルモンの影響によりリポプロテインリパーゼの活性が上がり，内因性の脂肪酸を酸化してエネルギー源としてアミノ酸利用を効果的に行う[4,5])ため，術後早期の一定期間であれば，NPC/N比が低くても投与したアミノ酸は十分に活用される．しかし，NPC/N比が低いことから，長期間の使用では特に高齢者や腎機能障害を有する患者で腎前性高窒素血症をきたす危険性があり注意が必要である．

3）アミノ酸・ビタミンB_1加総合電解質液

　　アミノ酸・ビタミンB_1加総合電解質液は，アミノ酸加総合電解質液にビタミンB_1を添加した製剤であり，グルコース75 g/Lに対してチアミン約1.5 mg/Lを混入している．7.5％のグルコースと3％のアミノ酸が含まれた製剤で，浸透圧比は約3である．エネルギーとしては210 kcal/500 mLが含まれ，NPC/N比は64となっている（表1）．

　　本製剤は2006年に販売開始されているが，ビタミンB_1のみを加えた理由は，1990年

表1 ● アミノ酸・ビタミンB_1加総合電解質液の組成

			ビーフリード®*	パレセーフ®	アミグランド®
液量		mL	500（1,000）	500	500
糖質	グルコース	g	37.5（75）	37.5	37.5
タンパク質	アミノ酸	g	15（30）	15	15
電解質	Na^+	mEq	17.5（35）	17.1	17.5
	K^+	mEq	10（20）	10	10
	Ca^{2+}	mEq	2.5（5）	2.5	2.5
	Mg^{2+}	mEq	2.5（5）	2.5	2.5
	Cl^-	mEq	17.5（35）	17.6	17.6
	SO_4^{2-}	mEq	2.5（5）	2.5	2.5
	acetate$^-$	mEq	8（16）	9.5	9.5
	gluconate$^-$	mEq	−（−）	2.5	2.5
	citrate^{3-}	mEq	3（6）	−	−
	L-lactate$^-$	mEq	10（20）	10	10
	P	mmol	5（10）	5	5
ビタミン	チアミン	mg	0.75（1.5）	0.75	0.75
微量元素	Zn	μmol	2.5（10）	2.4	2.4
エネルギー量		kcal	210（420）	210	210
NPC/N			64		
pH			約6.7		
浸透圧比			約3		

＊ビーフリード®には1,000 mL製剤がありその内訳を（ ）に示した

代にTPN（total parenteral nutrition：中心静脈栄養法）施行時のビタミンB_1欠乏から乳酸アシドーシスに至る死亡例が厚生労働省の緊急安全性情報や適正使用情報の発令にもかかわらず発生し，さらに，末梢静脈栄養管理下でもWernicke脳症などのビタミンB_1欠乏による合併症発生報告がなされたためである．高カロリー輸液用総合ビタミン製剤が末梢静脈栄養施行時に使用できない日本の現状では，栄養管理の面のみならず，医療安全の観点からもビタミンB_1を添加した末梢静脈栄養製剤の必要性が認識されたために開発された製剤である．しかし，本製剤発売後もビタミンB_1欠乏症の報告はなされている．ビタミンB_1は体内貯蔵量も少なく，半減期も短いため，静脈栄養を行う際には，栄養失調やアルコール中毒，胃切後などのビタミンB_1欠乏のリスクのある患者を見逃さないようにスクリーニングし，グルコース投与量に見合ったビタミンB_1の投与を行うべきである．

❷ 中心静脈栄養製剤

　中心静脈栄養製剤は，現在，多くの施設でキット製剤が採用されている．キット製剤は，薬液の調製の際に汚染を最小限にし，感染性合併症の頻度を下げる作用が期待でき，かつ，手間暇をかけずに投与できるという利点があるが，重症患者への中心静脈栄養管理の際には，病態に応じた輸液設計が求められることが多く，その使用については十分に留意する必要がある．

1）高カロリー輸液用基本液

　中心静脈栄養が日本に導入された1970年代当初は，各施設でグルコースと電解質，アミノ酸などを混入して輸液設計が行われていた．しかし，多くの薬剤の調製に伴う汚染の問題や，適正なリン酸カルシウム沈殿防止の必要性，亜鉛の必要性などの観点から，1日に必要な糖質と電解質と少量の亜鉛を含む高カロリー輸液用基本液が開発された．製剤によって糖質がグルコースのみのものとグルコース，フルクトース，キシリトールを4：2：1で含むGFX製剤の2種類がある（表2）．GFX製剤は，3種類の糖質配合により相対的にグルコースの投与量が少ないため，術後の耐糖能異常が出現する状態で血糖値の上昇が軽減できる[6]．

　高カロリー輸液用基本液使用時には，各患者の病態に応じた糖質量を含有する製剤を選択し，適切な量のアミノ酸製剤と高カロリー輸液用総合ビタミン製剤，高カロリー輸液用微量元素製剤を混入して使用する．また，脂肪乳剤も経静脈的に適宜投与する必要がある．

2）アミノ酸製剤

　現在，中心静脈栄養に使用されているアミノ酸製剤は，BCAA（branched chain amino acid：分岐鎖アミノ酸）の含有率が高く必須アミノ酸/非必須アミノ酸を1.4とし生体に毒性があるグリシン，グルタミン酸，アスパラギン酸を減量するなどの配慮がされている．これは1980年に日本でアミノ酸輸液検討会が定めたTEO基準に基づくものであり，ロイシンを強化した製剤（BCAAを約30％含有：アミパレン®，アミゼット®）とバリンを強化した製剤（BCAAを約35％含有：アミニック®）がある．それ以外に日本人の人乳アミノ酸組成に準拠した組成のもの（プロテアミン®12）と1965年に鶏卵または人乳のアミノ酸パターンを比較基準とし，必須アミノ酸/非必須アミノ酸を約1.0としたFAO/WHO基準に基づいた組成（モリアミン®F）のものがある．

　プロテアミン®12は，ナトリウムとクロールをおのおの150 mEq/L含有しており，それ以外のアミノ酸製剤には電解質は含まれない．侵襲下にある重症患者の場合には，BCAA含有率が高いTEO基準のアミノ酸製剤を使用することによってタンパク質節約効果が期待できる[7,8]ことが示されている．また，BCAAを30％含有したTEO基準投与群（T群，

n＝32）とBCAA24％含有アミノ酸製剤投与群（C群，n＝32）を比較した研究では[9]，合併症発生率がT群で12.5％，C群は37.5％（p＝0.021）であり，T群で有意に合併症が少ないことが報告されており，侵襲下ではTEO基準のアミノ酸製剤が有用である．

3）高カロリー輸液キット製剤

高カロリー輸液キット製剤には，高カロリー輸液用基本液にアミノ酸製剤を加えたもの（ピーエヌツイン®，アミノトリパ®，ユニカリック®）と，さらに総合ビタミン製剤を加えたもの（フルカリック®，ネオパレン®）や微量元素製剤を加えたもの（エルネオパ®）といったキット製剤がある．また，高カロリー輸液用基本液にアミノ酸製剤と脂肪乳剤を加えたキット製剤（ミキシッド®）もある．

表2● 高カロリー輸液用基本液の組成

			ハイカリック®			トリパレン®	
			1号（NC-L）	2号（NC-N）	3号（NC-H）	1号	2号
液量		mL	700			600	
糖質	グルコース	g	120（120）	175（175）	250（250）	79.8	100.2
	果糖	g	-	-	-	40.2	49.8
	キシリトール	g	-	-	-	19.8	25.2
	計	g	120（120）	175（175）	250（250）	139.8	175.2
電解質	Na^+	mEq	-（50）		-（50）	3	35
	K^+	mEq	30（30）		30（30）	27	27
	Ca^{2+}	mEq	8.5（8.5）		8.5（8.5）	5	5
	Mg^{2+}	mEq	10（10）		10（10）	5	5
	Cl^-	mEq	-（49）		-（49）	9	44
	SO_4^{2-}	mEq	10（-）		10（-）	5	5
	acetate$^-$	mEq	25（11.9）		22（11.9）	6	-
	gluconate$^-$	mEq	8.5（8.5）		8.5（8.5）	5	5
	citrate^{3-}	mEq	-（-）		-（-）	12	11
	L-lactate$^-$	mEq	-（30）		-（30）	-	-
	P	mmol	5（8）		8（8）	6	6
微量元素	Zn	μmol	10（20）		20（20）	10	10
エネルギー量		kcal	480（480）	700（700）	1,000（1,000）	560	700
pH			3.5〜4.5			4.0〜5.0	
浸透圧比			約4	約6	約8	約6	約8

（ ）内はNC製剤における含有量
NC製剤はナトリウムとクロールを組織液に準じて添加し，亜鉛を1日必要量に近づけるように強化したものであり，安定した患者に対してはナトリウムやクロールの補充を必要としない点で便利である

これらのキット製剤は，調製時の汚染を避けるという意味ではきわめて有用である．しかし，キット製剤は一部の開始液を除くとNPC/N比が140〜170であり，高度侵襲症例に投与するにはアミノ酸投与量が窒素喪失量に対して少なく，重症患者に必要な細やかな輸液設計が困難なことを理解して使用する必要がある．また，総合ビタミン製剤や微量元素製剤が加えられたキット製剤では，2袋以上入れないとビタミンと微量元素の1日所要量を満たさない点で注意が必要である．

❸ 病態別輸液製剤

1) 肝不全用アミノ酸製剤

　肝不全用アミノ酸製剤（アミノレバン®，モリヘパミン®）は，肝性脳症に対する治療として通常のアミノ酸組成よりBCAAを増量し，芳香族アミノ酸を減量することによってFischer比を28.4〜40と高くした製剤である．Fisher比を改善させて肝性脳症を改善させる目的でのみ投与される[10]べきであり，一般の中心静脈栄養に使用するにはアミノ酸インバランスが起こる可能性がある点とアミノ酸量が少ないといった点で不適切である．

2) 腎不全用アミノ酸製剤

　以前の腎不全用アミノ酸製剤は必須アミノ酸製剤（アミユー®：現在は発売されていない）が用いられていたが，アルギニンを含まないために尿素サイクルの機能不全を引き起こして高アンモニア血症に伴う意識障害が発生することが問題となった．現在の製剤（ネオアミュー®，キドミン®）は，血液透析導入前に窒素負荷を避けるためと尿素回路の機能不全を防ぐことを目的として，必須アミノ酸ならびにアルギニンを配合した設計となっている．しかし，急性腎不全時に腎不全用アミノ酸製剤を使用することはアミノ酸インバランスの改善には有効[11]だが，生存率や合併症発生率の減少といった効果を示す質の高いエビデンスには乏しい[12]点を理解して使用する必要がある．

3) 腎不全用高カロリー輸液用基本液

　腎不全用高カロリー輸液用基本液（ハイカリック®RF）は，糖質濃度を50％と高くして電解質濃度を必要最小限とし，腎不全時に血中濃度が上昇しやすいカリウムとリンを含有しない組成になっている[13]．50％ブドウ糖液を用いて輸液を作成するよりも，通常はハイカリック®RFに腎不全用アミノ酸製剤ならびにビタミンなどの微量栄養素を加えて投与する．

おわりに

　静脈栄養製剤とアミノ酸製剤などについて，日本で市販されている製品を中心に解説した．重症病態では，さまざまな合併症を併発した状態で栄養管理を行わなければならないことが多いが，これらの製剤を熟知して効果的な栄養管理を行うべきである．

文献

1) 占部日出明，他：複合糖加電解質輸液GFX-Bの手術侵襲負荷糖尿病ラットにおける術後維持輸液としての効果．基礎と臨床，25（1）：173-182，1991
2) 安東明夫：輸液の基本的ルール 各種輸液の特性と選択．medicina，23（6）：970-971，1986
3) 森昌造，他：ブドウ糖・電解質加アミノ酸輸液TAT-7180の一般消化器外科症例を対象とした比較臨床試験．JJPEN，12（3）：344-369，1990
4) [必読] Blackburn GL, et al：Protein sparing therapy during periods of starvation with sepsis or trauma. Ann Surg, 177：588-495, 1973
5) [必読] Hoover HC. Jr, et al：Nitrogen sparing intravenous fluids in postperative patients. N Engl J Med, 293：172-175, 1975 ★★
6) Muñoz NA, et al：Comparison between a glucose-fructose-xylitol solution and a sole glucose solution for surgical patients with glucose tolerance impairment. Tokushima J Exp Med, 37 (3-4)：83-88, 1990 ★★
7) Chiarla C, et al：Inhibition of post-traumatic septic proteolysis and ureagenesis and stimulation of hepatic acute-phase protein production by branched-chain amino acid TPN. J Trauma, 28：1145-1172, 1988 ★★
8) [必読] De Bandt JP & Cynober L：Therapeutic use of branched-chain amino acids in burn, trauma, and sepsis. J Nutr, 136：308S-313S, 2006
9) Sun LC, et al：Randomized, controlled study of branched chain amino acid-enriched total parenteral nutrition in malnourished patients with gastrointestinal cancer undergoing surgery. Am Surg, 74：237-242, 2008 ★★
10) [必読] Als-Nielsen B, et al：Branched-chain amino acids for hepatic encephalopathy. Cochrane Database Syst Rev, 2（2）：CD001939, 2003
11) Druml W, et al：Elimination of amino acids in renal failure. Am J Clin Nutr, 60：418-423, 1994
12) [必読] Li Y, et al：Nutritional support for acute kidney injury. Cochrane Database Syst Rev, 15（8）：CD005426, 2012
13) 高橋修二：高カロリー輸液基本液．月間薬事，53：1415-1418，2011

第2章 栄養剤の種類，特性

3. 脂肪乳剤の種類と選択

福島亮治

Point

- 脂肪乳剤は生体のカイロミクロンに似た構造の人工脂肪粒子で構成されている
- 脂肪乳剤は優れたエネルギーの供給源として，また必須脂肪酸の供給源として有用である
- 日本や米国で市販されているのは大豆油由来の製品で，ω-6系脂肪酸の含有割合が高い
- 欧州ではω-3系脂肪酸，ω-9系脂肪酸など豊富に含んだ新しい脂肪酸構成比の製品が市販されている

はじめに

静脈栄養用の脂肪乳剤は，スウェーデンのWretlindらによって1961年に開発された大豆油由来の脂肪乳剤（イントラリピッド®）が今でも世界的に広く使用されている．脂肪は静脈栄養においても必要不可欠な重要な栄養素であるが，従来日本では，歴史的に脂肪投与はあまり積極的に行われてこなかった．一方欧州では，静脈栄養におけるエネルギー供給が脂肪を中心に行われてきた歴史があり，脂肪乳剤もさまざまなものが市販されている．

本稿では，脂肪乳剤の基本的な事項（表1）と，主に欧州で使用されている新しい組成の脂肪乳剤について解説する．

1 脂肪乳剤の特徴

脂肪乳剤は生体のカイロミクロンに似た構造の人工脂肪粒子で構成されている．この脂肪粒子は多数のTG（triglyceride：トリグリセリド＝グリセロール1分子に3つの脂肪酸がエステル結合したもの）を核にして，この周りをリン脂質が取り囲んで形成されている．

表1 ● 脂肪乳剤使用における基本事項

投与速度	0.1 g/kg/時以内が推奨 ESPEN：0.03〜0.125 g/kg/時，ASPEN：0.125 g/kg/時（添付文書より遅い）
1日至適投与量	0.3〜1 g/kg/日，最大2.5 g/kg/日 体重50 kgの成人なら15〜50 g（20％脂肪乳剤100〜600 mL）
投与ルート	末梢投与が推奨されている ポリ塩化ビニルやポリカーボネートを劣化させるので，これらを用いたルートを使用しない
禁忌	血栓症・重篤な肝障害・重篤な血液凝固障害・高脂血症・ケトーシス
慎重投与	呼吸障害，重症敗血症，急性膵炎，脳血管疾患

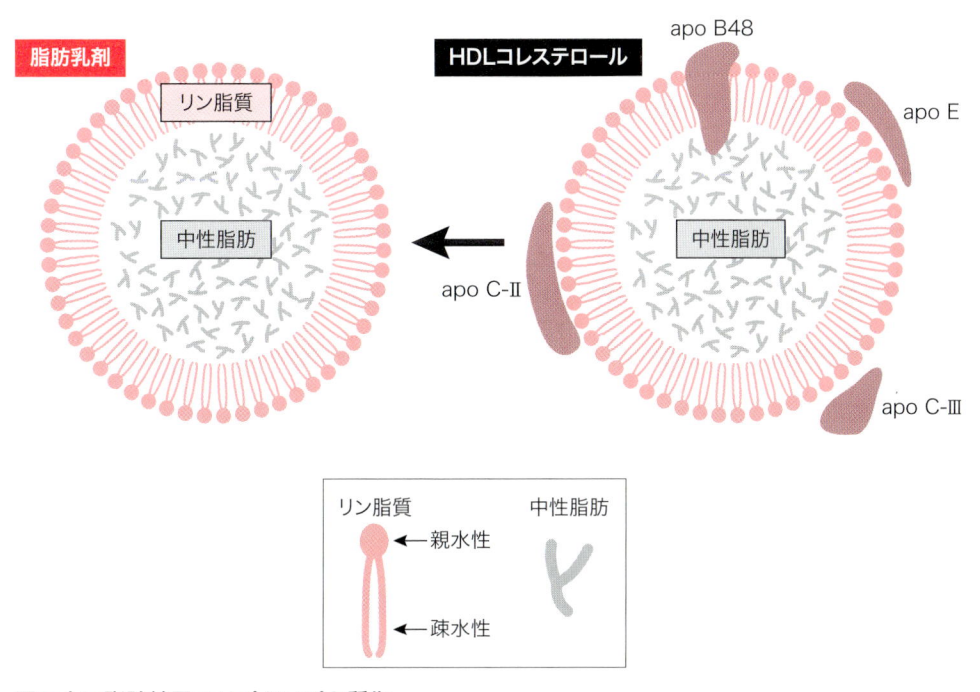

図 ● 人工脂肪粒子のリポタンパク質化

リン脂質は親水性の部分と疎水性の部分があり，親水性の部分を外側にしてTGを取り囲んでいるため，疎水性の脂肪が水に溶け込んだようになっている（乳化，図）．このリン脂質は乳化剤と呼ばれ，静脈栄養製剤では卵黄レシチンが使用されている．レシチンは体内に多量に入ると異常リポタンパク質が出現することが報告されている．市販の脂肪乳剤は，10％製剤も20％製剤も同じ量のレシチンが含まれているので，脂肪濃度の高い製剤の方が単位エネルギーあたりのレシチン量は少なくてすむ．脂肪粒子の大きさは100〜700 nm（平均約400 nm），95％が250〜500 nmの大きさとなっている．したがって，孔径が200 nm（0.2 μm）の通常の輸液フィルターは使用できず，使用する場合は脂肪乳剤用のフィルター（孔径1.2 μm）を用いる．また脂肪粒子は浸透圧効果をもたないため，グリセロールを添加し等張とし，浸透圧比1，pH6.5〜8.0となっている．

❷ 投与経路

　脂肪乳剤をほかの薬剤などと混合すると，この脂肪粒子径が大きくなる．径が4～5μm を超えると肺塞栓症の原因となり得るので，脂肪乳剤は安易にほかの薬剤と混合してはならない．また，感染防止の観点から脂肪を投与した輸液ルートは24時間で交換することが推奨されている．このようなことから，脂肪乳剤は原則として別ラインで末梢静脈から投与する．

　一方，糖，アミノ酸，脂肪を1つのバッグに混合したall in one（three in one）方式の輸液製剤が世界的に広く市販されている（日本ではミキシッド®がある）．これらは，一定時間内の混合液中の脂肪粒子の安定性が考慮された製剤であり，ほかの薬剤などを混合しなければ，安全に投与することができるように設計されている[1]．3大栄養素を簡便にバランスよく投与するという点で優れているが，ビタミンと微量元素以外をバック内に混注することができない（側管からも他の薬剤を混注もすべきではない）ので，さまざまな薬剤投与が必要な急性期患者では使い勝手がよいとはいえない．

❸ 脂肪乳剤の投与目的

　脂肪はエネルギー源および必須脂肪酸の供給源として重要である．細胞膜に主成分としてとりこまれ，またプロスタグランジンやロイコトリエンなど各種メディエータの材料にもなっている．脂肪は1gあたり9kcalを供給する優れたエネルギー源であり，エネルギーの一部を脂肪で投与することにより，糖の過剰投与の弊害を減じることができる．通常は総エネルギー量の20～30％を脂肪で投与することが推奨されているが[2]，さまざまな病態における指摘投与量に関する明確なエビデンスはない．脂肪を投与せずにTPN（total parenteral nutrition：中心静脈栄養法）を長期間続けると，多量の糖負荷によって脂肪肝をまねくので，注意が必要である．一方，必須脂肪酸供給の観点からは，7.5g/日のリノール酸が必要とされ[3]，現在市販の20％製剤100mLを週に3回投与することでその欠乏症を回避できる．後述するように，米国やカナダのガイドラインでは，急性期に大豆油ベースの脂肪乳剤投与を控えることが推奨されている．しかし，重症外傷患者に脂肪を投与しないTPNを1週間続けると血液生化学的に欠乏が認められることや[4]，小児では1週間で臨床症状が生じることが指摘されているので，長くとも2週間経過した時点では必須脂肪酸補充を念頭においた栄養管理を心掛けるべきである．特に体内脂肪の蓄積が少ない低栄養患者で欠乏が起きやすいとされている．

4 投与速度

　血管内に投与された脂肪乳剤は，リポタンパク質リパーゼによって分解される．この酵素が活性化されるためには，脂肪粒子の膜表面にアポタンパク質が必要である．静脈に投与される脂肪乳剤中の脂肪粒子は，膜表面にこのアポタンパク質を有していないが，血管内にはいると，体内のHDL（high density lipoprotein：高比重リポタンパク質）より，人工脂肪粒子の膜上にアポタンパク質（アポCⅡ，CⅢ，E）が転送され，人工脂肪粒子のリポタンパク質化がおこる．このようにアポタンパク質を結合することによってその後代謝することができる．しかし，脂肪乳剤の投与速度が速すぎると，アポタンパク質の転送が間に合わず，血管内に処理されない脂肪粒子が蓄積し高脂血症に陥る．そして，処理しきれなくなった脂肪粒子は網内系に取り込まれ免疫能に影響を与えたり，肝の脂肪沈着の原因になったりするといわれている．したがって，脂肪の投与は緩徐に行う必要があり，その速度は0.1 g/kg/分以下が望ましい[5]．これは20％製剤100 mLを体重50 kgの人に投与する場合4時間以上かける必要があり，添付文書の投与速度より遅い．この点，all in one方式ではほかの栄養素と並行して持続投与できるので，投与速度の観点から安全である．

5 脂肪乳剤の原材料

1）大豆油

　現在日本で市販されている脂肪乳剤は，第1世代の脂肪乳剤といわれるイントラリポス®とイントラリピッド®，イントラファット®の3種類であり，いずれも大豆油由来のTGが主成分となっている．大豆油由来製剤は，スウェーデンのWretlindらがイントラリピッド®の開発に成功して以来，すでに50年以上臨床で使用されている歴史ある製剤で，十分なエネルギーと必須脂肪酸の供給源として有用である．しかし，大豆油脂肪乳剤の脂肪酸は長鎖脂肪酸（long chain triglyceride：LCT）が大部分で，多価不飽和脂肪酸（poly-unsaturated fatty acid：PUFA）ではω-6系脂肪酸の割合が多く，ω-3系脂肪酸の含有量が少ない（ω-6：ω-3＝7：1）．このような脂肪乳剤の投与は，脂肪過酸化反応を起こしたり，細胞膜の脂肪バランスに変化を生じたさせたりすると考えられている．

　PUFAからは，プロスタグランディン（PG）やロイコトリエン（LT）などのエイコサノイドと呼ばれる脂質系のメディエータが合成され，特に免疫担当細胞の情報伝達に重要な役割を果たす．一般にω-3系から合成されるエイコサノイドの活性はω-6系のものよりも低く，例えばLTB_5の白血球凝集能，走化・遊走能はLTB_2の1/100程度とされる．ω-3系とω-6系の脂肪酸は代謝酵素が同一であるため互いに競合し，代謝されるそれぞれの脂肪酸比率によって産生されるメディエータの量が変化する．したがって，摂取するω-6

系脂肪酸の比率が高ければ，過剰な炎症反応を惹起したり，免疫系に悪影響を与えたりすることが危惧されている．

2）中鎖脂肪酸

　中鎖脂肪酸（medium chain triglycerides：MCT）はココナツ油やパーム油に多く含まれている．代謝にカルニチンを必要とせずにミトコンドリアにとりこまれる（カルニチンは敗血症などで欠乏するので，LCTは酸化されにくくなる）．MCTは優良なエネルギー源で，LCTよりも酸化がすみやかで，加水分解速度はLCTの5倍程度とされている．また脂肪過酸化反応を起こさないことや，免疫系や炎症に影響を与えないという利点があるとされている．しかし，MCTは細胞膜のリン脂質の構成成分ではなく，また必須脂肪酸の供給源とはならない．多量に投与されるとアシドーシスやケトーシスが起こりやすい．日本ではMCTを含む脂肪乳剤は市販されていないが，静脈麻酔薬のプロポフォールは，10％の大豆油脂肪乳剤に溶解したものと，MCTを含む脂肪乳剤に溶解した製剤が市販されている．後者を用いると大豆油とMCTが1：1の10％脂肪乳剤を投与することになる．

3）オリーブ油

　オリーブ油はω-9系単価不飽和脂肪酸を多く含んでいる．必須脂肪酸ではないが脂肪過酸化反応を起こさないこと，免疫系に影響を与えない（軽度の抗炎症作用がある）ことが特徴である．

4）魚油

　魚油にはEPAやDHAといった活性のあるω-3系脂肪酸が多く含まれている．大豆油の項ですでに述べたが，ω-3系脂肪酸からは，活性の低いメディエータが産生されるので，ω-6系脂肪酸を減じて，ω-3系脂肪酸の比率を増すことで，侵襲下の過剰な炎症反応を抑制する効果が期待されている．欧州では純粋な魚油製剤が市販されており，臨床的にその利点もわかってきている．

　臨床試験も少なからず行われており，魚油由来製剤omegaven®が小児の腸管不全（短腸症候群）における胆汁うっ滞に起因する肝障害（intestinal failure-associated liver disease：IFALD）の改善や予防に有用であることを示唆する報告が認められている[6,7]．また，ICU患者でω-3系脂肪酸を加えることによってω-6系脂肪酸製剤と比較して死亡率の減少，ICU滞在期間や人工呼吸器装着期間の短縮が得られたとする報告が認められているが，いまだ確立されるには至っていない[8]．

表2 海外で市販されている脂肪乳剤

製剤	大豆油	LCT/MCT	オリーブ油	魚油	SMO	SMOF
原材料と比率	大豆油100％	大豆油：ココナツ油＝50：50	オリーブ油：大豆油＝80：20	魚油100％	大豆油：ココナツ油：魚油＝40：50：10	大豆油：ココナツ油：オリーブ油：魚油＝30：30：25：15
ω-6：ω-3	7：1	7：1	9：1	1：8	2.7：1	2.5：1
特徴	免疫抑制，炎症反応促進，脂肪過酸化反応を受けやすい	免疫抑制，炎症反応促進，脂肪過酸化反応を受けにくい	ω-9系脂肪酸を多く含む．免疫に影響を与えない，脂肪過酸化なし，抗酸化物質を多く含む	抗炎症作用，免疫調整作用，脂肪過酸化反応を受けやすい	抗炎症作用，免疫調整作用	抗炎症作用，免疫調整作用，脂肪過酸化反応を受けにくい，抗酸化物質を多く含む

SMO：大豆油＋ココナツ油＋オリーブ油，SMOF：大豆油＋ココナツ油＋オリーブ油＋魚油
二重結合が多い多価不飽和脂肪酸は脂肪過酸化を受けやすい

⑥ 新しい脂肪乳剤

　前述のようなω-6系脂肪酸の欠点を補うべく，1980年代以降，第2世代，第3世代といわれる脂肪乳剤が欧州を中心とした海外で市販されている．これらは，いくつかの脂肪をミックスした脂肪乳剤が多い（表2）[9]．また有用性を検証すべく臨床試験が行われているが，臨床的アウトカムを改善したとする確固たるエビデンスは少ない．安全に使用できることは示されているが，投与量，投与期間などが複雑で，理論的優位性が臨床的に明確に証明されるには至っていない[10]．

⑦ 重症患者における脂肪投与に関する各種ガイドラインの記載

　SCCM/ASPENのガイドラインでは，大豆油ベースの脂肪乳剤を投与すると，感染性合併症の増加やICU滞在期間が延長したとする報告があることから，最初の1週間は，使用を控えることを推奨している[11]．カナダのガイドライン（CCPG）でも同様に最初の9日間は使用しないことを推奨している[12]．しかしこれらはいずれも，もともと栄養障害がない患者に対する推奨であり，CCPGではEN（enteral nutrition：経腸栄養）が一部可能である患者を想定している[9]．したがって，もともと栄養障害がある患者や，全くENができない患者では，脂肪投与を慎重に検討する余地があると考えられる．

　ESPENのガイドラインでは，0.7 g/kg〜1.5 g/kgの脂肪乳剤を12〜24時間かけて投与するのは安全であるとしている．第2，第3世代製剤に関する記載もあるが，これらの使用を明確に勧める記載には至っていない．魚油製剤に関しては，これを加えることで，細胞膜の構造や炎症過程に影響を与え，おそらくICU滞在期間の短縮が得られるであろう（Grade B）との記載がある[13]．

おわりに

　静脈栄養のエネルギー源として主に脂肪を使用することで発達してきた欧州では，種々のあたらしい脂肪乳剤が開発され使用可能となっている．一方，グルコース中心の静脈栄養が行われてきた米国や日本では，使用できる製剤はいまだ50年前と変わっていない．多くの研究がすすんでいくなかで，特に有用性が期待されているω-3系脂肪乳剤が日本でも市販され，日本発の臨床的エビデンスが構築されていくことが待たれる．

文献

1) Slattery E, et al：3-in-1 vs 2-in-1 Parenteral Nutrition in Adults: A Review. Nutr Clin Pract, [Epub ahead of print] 2014
2) 厚生労働省：「日本人の食事摂取基準　2015年版」(http://www.mhlw.go.jp/file/05-Shingikai-10901000-Kenkoukyoku-Soumuka/0000042626.pdf)
3) Barr LH, et al：Essential fatty acid deficiency during total parenteral nutrition. Ann Surg, 193：304-311, 1981
4) Adolph M, et al：Serum phospholipid fatty acids in severely injured patients on total parenteral nutrition with medium chain/long chain triglyceride emulsions. Ann Nutr Metab, 39：251-260, 1995
5) [必読] 入山圭司：脂肪乳剤の代謝とその用い方．新静脈栄養・経腸栄養ガイド, Medical Practice 26（増刊号）：95-98, 2009
6) Cowan E, et al：Fish oil-based lipid emulsion in the treatment of parenteral nutrition-associated liver disease. Curr Opin Pediatr, 25：193-200, 2013
7) Wales PW, et al：A.S.P.E.N. Clinical Guidelines：Support of Pediatric Patients With Intestinal Failure at Risk of Parenteral Nutrition-Associated Liver Disease. J Parenter Enteral Nutr, 2014. [Epub ahead of print]
8) Manzanares W, et al：Alternative lipid emulsions in the critically ill: a systematic review of the evidence. Intensive Care Med, 39：1683-1694, 2013
9) [必読] Ren T, et al：Lipid emulsions in parenteral nutrition: current applications and future developments. Expert Opin Drug Deliv, 10：1533-1549, 2013
10) Calder PC：Lipids for intravenous nutrition in hospitalised adult patients: a multiple choice of options. Proc Nutr Soc, 72：263-276, 2013
11) McClave SA, et al：Guidelines for the Provision and Assessment of Nutrition Support Therapy in the Adult Critically Ill Patient: Society of Critical Care Medicine (SCCM) and American Society for Parenteral and Enteral Nutrition (A.S.P.E.N.). J Parenter Enteral Nutr, 33：277-316, 2009
12) Dhaliwal R, et al：The Canadian critical care nutrition guidelines in 2013: an update on current recommendations and implementation strategies. Nutr Clin Pract, 29：29-43, 2014
13) Singer P, et al：ESPEN Guidelines on Parenteral Nutrition: intensive care. Clin Nutr, 28：387-400, 2009

第2章 栄養剤の種類，特性

4. 微量栄養素
ビタミンと微量元素

永田 功

Point
- 重症患者では微量栄養素が欠乏する可能性がある
- 重症患者に微量栄養素を投与することは必須である
- 抗酸化作用のある微量栄養素の補充療法が重症患者の転帰を改善する可能性が示唆されている（ただし，至適投与量・投与期間はまだ未確定である）

はじめに

　微量栄養素（ビタミンと微量元素）の投与は，主要栄養素〔タンパク質，脂質，炭水化物や多量ミネラル（ナトリウム，カリウム，カルシウム，クロール，マグネシウム，リン）〕の投与と同様，重症患者に対し重要である．特に抗酸化作用のあるビタミン（ビタミンCやビタミンE）と微量元素（セレン，亜鉛，銅）の投与を受けた重症患者は，RCTのメタ解析（20研究，抗酸化作用のある微量栄養素投与群1,242症例，対照群1,243症例）で死亡率の減少（リスク比0.82，95％CI 0.72〜0.93）が報告されている[1]．本稿では，微量栄養素の投与推奨量，微量栄養素製剤の種類や特徴について概説する．

1 微量栄養素とは

　微量栄養素とはビタミン全般と微量元素のことで，補酵素や補助因子として代謝経路に作用し，欠乏によりさまざまな障害が生じる（表1）．ビタミンは**脂溶性ビタミン**（ビタミンA，ビタミンD，ビタミンE，ビタミンK）と**水溶性ビタミン**（ビタミンB_1，ビタミンB_2，ビタミンB_6，ビタミンB_{12}，ビタミンC，ナイアシン，パントテン酸，葉酸，ビオチン）に分類される．水溶性ビタミンは排泄されやすいため，体内蓄積量が少なく，欠乏症

表1 ●微量栄養素の主な欠乏症

	欠乏症
脂溶性ビタミン	
ビタミンA	夜盲症，皮膚粘膜障害，角膜乾燥
ビタミンD	くる病，骨軟化症
ビタミンE	歩行障害，網膜症，貧血
ビタミンK	出血傾向
水溶性ビタミン	
ビタミンB_1	心不全，多発神経炎，Wernicke脳症，高乳酸アシドーシス
ビタミンB_2	口角炎，舌炎，貧血
ビタミンB_6	舌炎，皮膚炎，末梢神経炎
ビタミンB_{12}	悪性貧血，舌炎，末梢神経障害
ビタミンC	壊血病（出血，創傷治癒遅延，貧血）
ナイアシン	ペラグラ（皮膚炎，下痢，認知症）
パントテン酸	皮膚炎，末梢神経障害
葉酸	巨赤芽球性貧血
ビオチン	食欲不振，脱毛，皮膚炎
微量元素	
銅	貧血，血管障害，骨障害
クロム	耐糖能低下，末梢神経障害
ヨウ素	甲状腺機能低下
鉄	貧血，発育遅延，易感染性
マンガン	成長障害，骨格異常，性腺機能低下
モリブデン	頻脈，夜盲症，神経過敏
セレン	心筋症，不整脈，易感染性
亜鉛	皮膚炎，発育障害，性腺機能低下

文献2，3を参考に作製

をきたしやすい．一方，脂溶性ビタミンは，体内にある程度の蓄積量があるが，脂肪吸収障害時には欠乏症を，過剰摂取時には肝臓や脂肪組織に蓄積されるため過剰症を呈する．微量元素は体内の含有量が鉄と同等以下の元素と定義され，そのうち生体にとって必要不可欠な必須微量元素として，鉄，フッ素，ケイ素，亜鉛，マンガン，銅，セレン，ヨウ素，モリブデン，ニッケル，クロム，コバルトなどがある．

❷ 微量栄養素の投与推奨量

経腸栄養，静脈栄養の際の微量栄養素の**1日投与推奨量**をASPENのガイドラインより

表2 ● 微量栄養素の1日投与推奨量（成人）

	ASPEN			日本人の食事摂取基準（推奨量）（厚生労働省，2015年版）	
	経腸		点滴静注		
	男性	女性		男性	女性
脂溶性ビタミン					
ビタミンA（IU）	3,000（900μg）	2,333（700μg）	3,300	2,833〜3,000（850〜900μg）	2,167〜2,333（650〜700μg）
ビタミンD（μg）	15〜20		5	5.5[*1]	5.5[*1]
ビタミンE（mg）	15		10	6.5[*1]	6.0[*1]
ビタミンK（μg）	120	90	150	150[*1]	150[*1]
水溶性ビタミン					
ビタミンB_1（mg）	1.2	1.1	6	1.2〜1.4	0.9〜1.1
ビタミンB_2（mg）	1.3	1.1	3.6	1.3〜1.6	1.1〜1.2
ビタミンB_6（mg）	1.3〜1.7		6	1.4	1.2
ビタミンB_{12}（μg）	2.4		5	2.4	2.4
ビタミンC（mg）	90	75	200	100	100
ナイアシン（mg）	16	14	40	13〜15	10〜12
パントテン酸（mg）	5		15	5[*1]	4〜5[*1]
葉酸（μg）	400		600	240	240
ビオチン（μg）	30		60	50[*1]	50[*1]
微量元素					
銅（mg）	0.9		0.3〜0.5	0.9〜1.0	0.7〜0.8
クロム（μg）	30〜35	20〜25	10〜15	10	10
フッ素（mg）	4	3	—[*2]	—	—
ヨウ素（μg）	150		—[*2]	130	130
鉄（mg）	8	8〜18	—[*2]	7.0〜7.5	6.0〜6.5[*3]
マンガン（mg）	2.3	1.8	0.06〜0.1	4.0[*1]	3.5[*1]
モリブデン（μg）	45		—[*2]	25〜30	20〜25
セレン（μg）	55		20〜60	30	25
亜鉛（mg）	11	8	2.5〜5	9〜10	7〜8

*1：目安量：推奨量を設定できない場合の，一定の栄養状態を維持するのに十分な量
*2：日常的に投与されない
*3：月経がある場合は10.5mg/日

示す（表2）．加えて，厚生労働省から公表されている「日本人の食事摂取基準2015年版」より，日本人に対する経口摂取の際の微量栄養素の1日摂取基準を示す[4,5]．重症患者への微量栄養素の至適投与量はまだ十分わかっていないが，代謝亢進に伴い，微量栄養素の必要量は増加していると考えられている．

❸ 静脈栄養用ビタミン製剤の種別

　重症患者にみられる急性のビタミン欠乏症として，ビタミンB_1，C，D欠乏の報告がある[6〜8]．静脈栄養用ビタミン製剤を用いた治療ではビタミンC（3g/日，点滴静注）＋ビタミンE（3,000IU/日，経腸）補充療法（補充療法群301症例，対象群294症例，平均投与期間5.3日，最長28日間）で外傷患者の多臓器不全の発症が減少し（リスク比0.43，95％CI 0.19〜0.96），人工呼吸日数，ICU滞在日数の短縮が報告されている[9] [LRCT]．一方，ビタミンC（1.1g/日）＋ビタミンB_1（100mg/日）＋セレン（270μg/日）＋亜鉛（30mg/日）補充療法（補充療法群102症例，対照群98症例，経静脈投与，投与期間5日間）で心臓手術，重症外傷，くも膜下出血患者の臓器不全に改善が認められなかったことも報告されている[10]．以下にICU滞在期間中にみられるビタミンB_1とビタミンC欠乏症に対する静脈栄養用ビタミン製剤の種別と特徴を述べる．

1）ビタミンB_1製剤

　ビタミンB_1製剤にはアリナミン®，アリナミン®F，プロフィット®，メタボリン®，メタボリン®Gといったものがある．
　原因不明の心不全もしくは乳酸アシドーシス，アルコール依存症や低栄養などでビタミンB_1欠乏が疑われた場合には，初期ビタミンB_1補充量として100〜300mg/日投与する．投与時にアナフィラキシー反応が生じる場合があるので注意を要する．

2）ビタミンC製剤

　ビタミンC製剤にはビタシミン®，クリストファン®といったものがある．
　周術期患者，重症患者，外傷患者，熱傷患者でビタミンC＝アスコルビン酸の血漿濃度が急激に低下するといわれており，高用量（1〜2g/日，点滴静注もしくは経口）のビタミンC補充が考慮されるが，壊血病の治療以外の適応はよくわかっていない．長期過量投与で高シュウ酸血症を生じ，腎機能障害をきたす危険性がある．

3）複合ビタミンB製剤

　複合ビタミンB製剤としてビタメジン®があげられる．
　ビタミンB_1（チアミン塩化物塩酸塩）100mg，ビタミンB_6（ピリドキシン塩酸塩）100mg，ビタミンB_{12}（シアノコバラミン）1mgを配合している．末梢静脈から投与可能なため，臨床上はビタミンB_1欠乏が疑われる場合や末梢静脈栄養開始時に投与する．

4 中心静脈栄養用総合ビタミン製剤の種別

中心静脈栄養用総合ビタミン製剤には13種類のビタミン製剤が含まれている（表3）．注意点として中心静脈栄養用総合ビタミン製剤はパントテン酸を含んでいるため，血友病患者では出血時間を延長する恐れがあり，禁忌となっていることがあげられる．また，ビタミンDを含んでおり，高カルシウム血症患者では高カルシウム血症の増悪をきたす恐れがあるため慎重投与となっている．加えて，妊娠3カ月以内，妊娠を希望する女性はビタミンA過剰投与で胎児の奇形発現が推定されているため，ビタミンAの投与は5,000 IU/日未満にとどめる必要がある（なお，表3に示す通り各製剤の1バイアルあたりのビタミンAは5,000 IUには達しない）．以下に特徴のある中心静脈栄養用総合ビタミン製剤について述べる．

1) オーツカMV

水溶性ビタミン9種類の1号と脂溶性ビタミン4種類の2号からなるため，脂溶性ビタミンの投与に考慮が必要な症例（例えば，ワルファリンカリウム服用患者に対するビタミンKや高カルシウム血症患者に対するビタミンD）では水溶性ビタミンのみを投与することができる．

表3 ● 中心静脈栄養用総合ビタミン製剤

	オーツカMV注		ビタジェクト®		ネオラミン・マルチV®	ダイメジン・マルチ	マルタミン®
	1号	2号	A液	B液			
脂溶性ビタミン							
ビタミンA（IU）	—	3,300	3,300	—	3,300	3,300	4,000
ビタミンD（IU）	—	200	10（μg）	—	10（μg）	10（μg）	400
ビタミンE（mg）	—	10	15	—	15	15	15
ビタミンK（mg）	—	2	2	—	2	2	2
水溶性ビタミン							
ビタミンB_1（mg）	3	—	—	3	3	3	5
ビタミンB_2（mg）	3.6	—	—	4	4	4	5
ビタミンB_6（mg）	4	—	—	4	4	4	5
ビタミンB_{12}（μg）	5	—	10	—	10	10	10
ビタミンC（mg）	100	—	100	—	100	100	100
ニコチン酸アミド（mg）	40	—	—	40	40	—	—
パントテン酸（mg）	15	—	15	—	15	15	15
葉酸（μg）	400	—	400	—	400	400	400
ビオチン（μg）	60	—	100	—	100	100	100

2）ダイメジン・マルチ

薬価が最も安い．

3）マルタミン®

ビタミンA，ビタミンB_1，B_2，B_6の含有量がほかの製剤に比べて増量されており，ビタミンB_1はASPENの投与推奨量に近い．

4）ビタミン製剤がセットされた中心静脈栄養製剤

1日2,000mLの投与で中心静脈栄養用総合ビタミン製剤と同程度のビタミンを補給できるように設計されているため，2,000mL以下の投与時には注意が必要である．例えば，1,000mL投与時は中心静脈栄養用総合ビタミン製剤を1バイアル加えるといった対応が必要となる．

❺ 中心静脈栄養用微量元素製剤の種別

中心静脈栄養用微量元素製剤にはマンガンを含む5種類の微量元素（マンガン，鉄，亜鉛，銅，ヨウ素）が含まれている製剤と，マンガンを含まない4種類（鉄，亜鉛，銅，ヨウ素）の微量元素を含む製剤がある（表4）．注意点として胆道閉塞のある患者ではマンガンの全血中濃度，銅の血漿濃度を上昇させるおそれがあり，禁忌となっている．特にマンガン含有の製剤ではマンガン過剰に伴うパーキンソン様症状が出現するおそれがある．

重症患者にみられる急性の微量元素欠乏症として，銅，セレン，亜鉛欠乏の報告がある．微量元素を用いた治療では，セレン補充療法についてのRCTのメタアナリシス（9研究，補充療法群482症例，対照群483症例）で敗血症患者の死亡率が減少し（リスク比 0.83，95％ CI 0.70〜0.99），サブ解析でボーラス投与あり（4研究，補充療法群251症例，対照群252症例），1週間以上継続（8研究，補充療法群355症例，対照群358症例），1,000μg/日以上（4研究，補充療法群189症例，対照群192症例）の投与により死亡率が低下したと報告されている[11]．セレンに関しては日本の中心静脈栄養用微量元素製剤には含まれておらず，かつ，セレン製剤も日本では発売されていないが，施設の院内製剤として調整し，使用することは可能である．また，微量元素製剤がセットされた中心静脈栄養製剤は，1日2,000mLの投与で中心静脈栄養用微量元素製剤と同程度の微量元素を補給できるように設計されているため，2,000mL以下の投与時には注意が必要である．中心静脈栄養用微量元素製剤は，中心静脈栄養開始時に中心静脈栄養に混注し，上述のような禁忌がない限り毎日投与する．

表4 ● 中心静脈栄養用微量元素製剤の種別

		マンガン含有	マンガン非含有
		メドレニック®　シザナリン®N ミネリック®-5　エレジェクト® ミネラミック®　ミネラリン® ボルビックス®　エレメンミック®	ボルビサール® ミネリック®-4
鉄	(μmol)	35	35
	(mg)	1.95	1.95
マンガン	(μmol)	1	—
	(mg)	0.055	—
亜鉛	(μmol)	60	60
	(mg)	3.92	3.92
銅	(μmol)	5	5
	(mg)	0.32	0.32
ヨウ素	(μmol)	1	1
	(mg)	130	130

６ 経腸栄養用微量栄養素製剤

　経腸栄養剤に含まれる微量栄養素は製品により含有量が異なる．よって，選択した経腸栄養剤の微量栄養素の種類と量を確認し，投与推奨量や病態に応じ経腸栄養用微量栄養製剤（表5）を追加投与する．なお，経腸栄養不耐性で中心静脈栄養を補助的に開始する際は上述の中心静脈栄養用総合ビタミン製剤や微量元素製剤を併用し，微量栄養素を補う．以下に特徴のある経腸栄養用微量栄養製剤について述べる．

1）ブイ・クレス

　ほかの製品に比べてビタミンの含有量が豊富である．経腸栄養剤と混合せずに，単独で投与する．

2）一挙千菜

　ビタミン，微量元素をまんべんなく含有し，特に微量元素の含有量が他の製品に比べて豊富である．150〜200mLの水に溶かし，経腸栄養剤と混合せずに，単独で投与する．

表5 ●経腸用微量栄養素製剤

	テゾン® (125mL)	ブイ・クレス (125mL)	アルジネード® (125mL)	一挙千菜 (125mL)
脂溶性ビタミン				
ビタミンA（μg）	−	300〜550	150	125
ビタミンD（μg）	−	5.5	2.4	1.1
ビタミンE（mg）	−	20	5.0	19
水溶性ビタミン				
ビタミンB_1（mg）	0.43	3.0	0.90	0.90
ビタミンB_2（mg）	0.50	3.0	0.80	0.90
ビタミンB_6（mg）	0.47	5.0	1.0	1.2
ビタミンB_{12}（μg）	0.80	10	−	2.0
ビタミンC（mg）	33	500	500	480
ナイアシン（mg）	4.7	15	10	9.8
パントテン酸（mg）	2.0	10	5.0	3.2
葉酸（μg）	80	550	100	170
ビオチン（μg）	−	50	−	−
微量元素				
銅（mg）	0.3	0	1.0	0.7
クロム（μg）	13	(30)[*1]	−	13
鉄（mg）	2.5	0〜5.0	7.0	6.9
マンガン（mg）	1.3	−	−	1.4
セレン（μg）	20	50	50	61
亜鉛（mg）	4.0	12	10	11

＊1：ブイ・クレスニューベリーズに含有

文献

1) Manzanares W, et al：Antioxidant micronutrients in the critically ill: a systematic review and meta-analysis. Crit Care, 16：R66, 2012
　→重症患者における抗酸化作用のある微量栄養素補充療法に関するシステマティックレビューとメタ解析

2) 「臨床病態栄養学　第3版」（武田英二／編），文光堂．2013

3) 「新臨床栄養学　第2版」（馬場忠雄，他／編），医学書院，2012

4) Vanek VW, et al：A.S.P.E.N. position paper: recommendations for changes in commercially available parenteral multivitamin and multi-trace element products. Nutr Clin Pract, 27：440-491, 2012

5) 厚生労働省：「日本人の食事摂取基準　2015年版」(http://www.mhlw.go.jp/file/05-Shingikai-10901000-Kenkoukyoku-Soumuka/0000042626.pdf)

6) Cho YP, et al：Severe lactic acidosis and thiamine deficiency during total parenteral nutrition-case report. Hepatogastroenterology, 51：253-255, 2004
　→乳酸アシドーシスを呈したビタミンB_1欠乏の一症例

7) Perret JL, et al：[Scurvy in intensive care despite vitamin supplementation]. Presse Med, 33：170-171, 2004

→ 貧血，斑状出血を呈したビタミンC欠乏の一症例

8) Lee P, et al：Hypocalcaemic cardiac failure post BMT secondary to unrecognized vitamin D deficiency. Bone Marrow Transplant, 42：363-364, 2008
→ 急性心不全，肺水腫を呈したビタミンD欠乏症の一症例．重症患者のビタミンD欠乏に関しては以下のレビューがある．
Amrein, K. & Venkatesh, B.：Vitamin D and the critically ill patient. Curr Opin Clin Nutr Metab Care, 15：188-193, 2012

9) Nathens AB, et al：Randomized, prospective trial of antioxidant supplementation in critically ill surgical patients. Ann Surg, 236：814-822, 2002 ★★★
→ 重症外科系患者でビタミンC＋ビタミンE補充療法が肺炎，ARDSの発症率を低下させることをprimary outcomeとして行われたRCTだが，primary outcomeには有意差は認めなかった．

10) Berger MM, et al：Influence of early antioxidant supplements on clinical evolution and organ function in critically ill cardiac surgery, major trauma, and subarachnoid hemorrhage patients. Crit Care, 12：R101, 2008 ★★
→ 心臓手術，重症外傷，くも膜下出血患者で早期ビタミンC，B_1＋セレン＋亜鉛補充療法が急性腎傷害や臓器不全を改善するかを目的として行われたRCT

11) Huang TS, et al：Effect of parenteral selenium supplementation in critically ill patients: a systematic review and meta-analysis. PLoS One, 8：e54431, 2013
→ 主に敗血症患者に対するセレン補充療法に関するシステマティックレビューとメタ解析

Column ❶

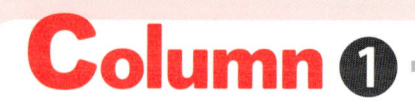

思わぬビタミンK欠乏症

岡本好司

1) はじめに

　生体内にはビタミンK依存性凝固因子（**第Ⅱ，Ⅶ，Ⅸ，Ⅹ因子**）およびビタミンK依存性凝固制御因子（**プロテインC，プロテインS**）が存在する．これらのタンパク質は共通してγ-カルボキシグルタミン酸（Gla）残基を保有しており，これらのタンパク質の前駆物質であるPIVKA（protein induced by vitamin K absence：ビタミンK欠乏性タンパク質）のグルタミン酸残基（Glu）がGlaに変換されてはじめて活性作用をもつようになる．したがって，ビタミンK欠乏状態では血液凝固反応の進行が著しく遅延し，止血困難をきたす．

　この病態を理解しておかないと，背景にある疾患と結びつけて播種性血管内凝固症候群（disseminated intravascular coagulation：DIC）などによる出血傾向と誤診し，診療に影響をきたすこととなる[1]．そこで本稿では，ビタミンK欠乏性出血症について説明する．

2) ビタミンKの特徴は？

　ビタミンKは**脂溶性ビタミン**であり，医療現場で関係のあるものとしては，天然に存在する（植物の葉緑体で産生される）ビタミンK_1（フィロキノン）と微生物（納豆菌や腸内細菌など）により産生されるビタミンK_2（メナキノン）がある．K_1とK_2の作用には差はなく，先に述べたビタミンK依存性凝固因子を活性化し，凝固活性化の補酵素としての役割とともに骨の石灰化調節因子のオステオカルシンを活性化し，カルシウムの骨への沈着を促す作用がある．整形外科領域で骨粗鬆症に経口ビタミンK製剤が処方されていることはこの作用を利用している[2]．

3) ビタミンK欠乏症とは？

　ビタミンK欠乏症に関与する要因を**表1**にあげる[3]．このような症例で出血傾向がみられた際は本症を念頭におく．本症では，**PT**（prothrombin time：プロトロンビン時間），**APTT**（activated partial thromboplastin time：活性化部分トロンボプラスチン時間），**HPT**（hepaplastin test：ヘパプラスチンテスト）や**TT**（thrombotest：トロンボテスト）における凝固時間の延長がみられ，先ほどあげたビタミンK依存性凝固因子の活性の低下がみられる．また血中の**PIVKAⅡ濃度が増加**する．血液中のビタミンK濃度の測定

表1　後天性ビタミンK欠乏症に関与する要因

経口摂取不良	長期に経口摂取が困難な症例で，摂取ビタミンKの絶対量が不足 中心静脈栄養下では，ビタミンKの補充が不可欠 人体の1日必要量は約1〜2mg
肝不全	凝固因子の産生場所が肝臓であり，産生低下
腎不全	抗菌薬血中濃度の異常高値遷延
抗菌薬大量投与あるいは長期投与症例	腸内細菌叢の変化により，腸管からの吸収が阻害
閉塞性黄疸	ビタミンKは，脂溶性ビタミンであり，吸収に胆汁の存在が必要
ワルファリン使用症例	本剤は，ビタミンKとビタミンKエポキシド還元酵素の両方を阻害

文献3より改変して転載

表2　凝固検査と凝固因子欠乏の目安

PT	APTT	疑われる欠乏因子
正常	正常	XIII
正常	延長	XII，XI，PK，HMWK，IX，VIII
延長	正常	VII
延長	延長	X，V，プロトロンビン（II）
著明延長	著明延長	フィブリノゲン（I）

PK：prekallikrein（プレカリクレイン），HMWK：high molecular weight kininogen（高分子量キニノゲン）
文献3より引用

が確定診断となるが実地臨床では，PIVKA IIやビタミンK濃度は，すぐに結果が出ないので，凝固時間の結果で判断する．PTおよびAPTT検査と凝固因子欠乏の目安を表2に示す[3]．ビタミンK欠乏症では，ビタミンK依存性凝固因子のうち第VII因子が最も半減期が短いことから当初PTの延長があり，その後遅れてAPTTの延長が認められるが，**通常血小板数，出血時間，FDP（fibrin/fibirinogen degradation products：フィブリン/フィブリノゲン分解産物），D-ダイマーは正常**である．鑑別が困難な症例では，体腔内出血に由来する血腫によるFDPの増加や，手術やDICの合併によるFDP，D-ダイマーが増加している場合である．また，緊急入院患者では，**ワルファリン服用患者の過剰摂取によるビタミンK欠乏性出血**も念頭におくべきである[4]．

4）治療はどうするか？

ビタミンK_2を10〜30mg（成人）静注すると30分〜2時間程度で出血傾向は改善する．ただし，外科的処置を行う際は再度凝固検査（PT，APTTなど）を行い検査値が正常化するのを確認する．経口が可能で緊急の外科的処置が必要でない場合はビタミンKを経口で

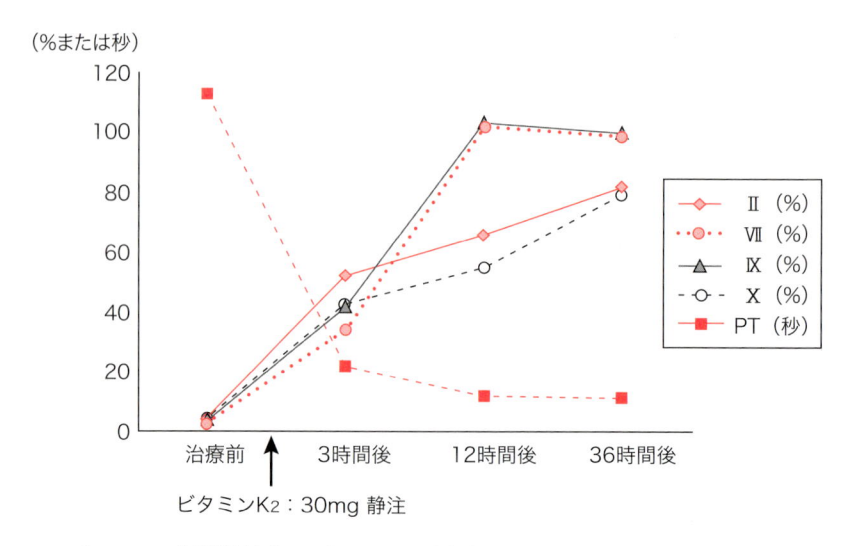

図 ビタミンK製剤静注後のビタミンK依存性血液凝固因子とPTの時間的推移

54歳の男性．上顎がんにより，経口摂取不能．高カロリー輸液と抗菌薬の投与中に著明な出血経口をきたし，DIC疑いで紹介．PTの著明な延長と各凝固因子の活性低下が認められた．ビタミンK欠乏症と診断し，ビタミンK_2 30 mgを静注．3時間後にはPTは20秒以上にまだ延長していたが，各凝固因子活性は少なくとも30％以上に増加し，出血傾向は沈静化した
文献5より改変して転載

服用させてもよいが，閉塞性黄疸や腸内細菌の菌交代現象などビタミンKの吸収が妨げられている場合は必ず静脈注射にて使用すべきである．

ビタミンKの補充は製剤のアレルギー反応はあるものの，ビタミンKそのものの副作用はほとんどないので，出血傾向がある症例でビタミンK欠乏性出血を疑ったら，上記の静注を行ってもよい．また，出血がひどく時間がないときは，**FFP**（fresh frozen plasma：新鮮凍結血漿）の輸血や，**血液凝固第VII因子製剤**の補充が有効である．

5）ビタミンK補充後の経過は？

ビタミンKを補充すると各凝固因子の活性は2〜4時間程度でPTの改善がみられ，5〜6時間後には完全に改善される（図）．すなわち各凝固因子活性が**30％**程度もあれば，PTは正常下限程度に戻り，出血傾向は示さなくなる[5]．

文献

1) 岡本好司，他：消化器外科手術における合併症管理のすべて 術後合併症とその管理 術後出血傾向．消化器外科，17（5）：977-979，1994
2) 「ビタミンK 改訂版 医学・生物学領域における新展開」（岩永貞昭，他／監）メディカル・ジャーナル社，1994
3) 岡本好司：出血性疾患を示す血液疾患患者の周術期管理，後天性凝固異常症に対する手術（DIC、肝硬変、ヘパリン投与中など）．血液フロンティア，15（10）：1661-1667，2005
4) 岡本好司：止血・凝固・線溶系．「新臨床外科学 第4版」（武藤徹一郎，幕内雅敏／編），pp71-80，医学書院，2006
5) 岡本好司，他：ビタミンK欠乏性出血症の一例．日本静脈経腸栄養研究会誌（JJPEN），4：348-351，1989

第3章

栄養療法の実際

第3章 栄養療法の実際

1. 経腸栄養の開始基準と投与計画

井澤純一

Point
- 「早期経腸栄養」の「早期」の定義は明確には定まっていない
- 重症患者の初期栄養投与量はあえて控えめとする戦略を考慮する
- タンパク質投与量については不明な点が多い

はじめに

　栄養療法は近年になり大規模で質の高いRCTの結果が報告されるようになり、ようやく少しずつ質の高いエビデンスが集積されてきた。しかし現場ではまことしやかに行われている慣習も多いのではないだろうか。本稿ではICUにおける経腸栄養に関して概説するが、今わかっていることとわかっていないことをできるだけ明確にし、エビデンスを実臨床にどう応用するかを考えてみたい。

❶ 経腸栄養をいつはじめるか？

1) エビデンスを知ろう

　いわゆる近年の3大ガイドライン（CCPGガイドライン、ESPENガイドライン、SCCM/ASPENガイドライン）においても、推奨度やニュアンスこそ異なるが「早期」の経腸栄養開始を推奨している[1〜3]。それではその理論的裏付けをみてみよう。まず重症患者（critically ill patients）ではなく、急性期患者（acutely ill patients）のRCTのみを対象とした2つのメタ解析を紹介する。1つは2001年に報告されたもので、36時間以内に開始されたものを早期経腸栄養と定義している。このメタ解析では、早期経腸栄養群では晩期経腸栄養群（ニュアンスが異なるかもしれないが、"late"を「晩期」と訳した）よりも

感染リスクの低下（12研究，603症例：相対リスク比 0.45，絶対リスク減少 22.1％）がみられた[4]．もう1つの研究は2009年に報告された消化管術後患者のメタ解析であり，消化管術後24時間以内に開始されたものを早期経腸栄養と定義している[5]．結果として，早期経腸栄養群では晩期経腸栄養群と比べて吻合不全が増加することなく死亡リスクの低下（6研究，494症例：相対リスク比 0.41，絶対リスク減少 4.4％）がみられた．この2つの研究の問題点は，対象がICUに入室するような重症患者に限らず，必ずしもわれわれがターゲットとしている集団ではないということである．

ICU患者のみを対象としたものでは，6つの小規模なRCT（計234症例）のメタ解析がある[6]．このメタ解析では「受傷またはICU入室から24時間以内に開始されたもの」と定義された早期経腸栄養群で，死亡リスク低下（6研究，234症例：相対リスク比 0.34，絶対リスク減少 9.8％），肺炎リスク低下（2研究，80症例：相対リスク比 0.31，絶対リスク減少 27.1％）がみられた．しかしながらこのメタ解析に含まれた個々のRCTは非常に小規模であり，最大規模のものでも両群合わせて60例，しかも3つのRCTで対照群に静脈栄養が用いられたため，評価を一層困難にさせているとされる[7]．

このテーマにおいては大規模で質の高いRCTが存在しないため，参考になる大規模な観察研究を1つ紹介する．米国の多施設ICUデータベースを用いた観察研究で，2日間以上人工呼吸を要した症例を対象にpropensity score matching（傾向スコアマッチング）という統計手法を用い，人工呼吸開始から48時間以内に経腸栄養を開始した患者群を早期経腸栄養群として解析が行われた（両群ともに1264例）[8]．これによると早期群でICU死亡リスク（相対リスク比 0.83，絶対リスク減少 3.7％），病院死亡リスク（相対リスク比 0.81，絶対リスク減少 6.4％）がともに低く，早期経腸栄養と予後改善との関連が示された．しかし，本研究は観察研究であるために関連を示すことはできても因果関係を示すことはできない．データベースからは測定することができない因子（重症度スコアが同程度でも早期に経腸栄養を開始できない理由が何かほかに存在した，など）が影響した可能性もある．また早期群で人工呼吸器関連肺炎が多かったことも留意するべきである．

2）臨床でどう対応するか

残念ながら早期経腸栄養を強力に薦めるだけのエビデンスは未だ十分ではない．そもそも「早期」の定義は何なのか？ 先に紹介した急性期患者の2つのメタ解析では，36時間以内であったり24時間以内であったりする．米国のSCCM/ASPENガイドラインでは24〜48時間以内の開始が推奨され，ヨーロッパのESPENガイドラインでは24時間以内の開始が推奨されている．24時間なのか，36時間なのか，48時間なのか？ ICU入室時刻から数えるのか，人工呼吸開始時刻から数えるのか？「早期」の定義は曖昧であると言わざるを得ないが，3大ガイドラインを参照する限りは基本的には24時間以内，遅くとも48時間以内のことを指しているものと考えてよいだろう．**裏を返せば早くとも24時間以内**

ということであり，早期開始にこだわるあまり病態の把握もままならない入室直後から開始することが「早期経腸栄養」ではないということを強調しておきたい．患者がICUに入室したらまず病態をじっくりと把握し，翌朝までに主治医や他職種とディスカッションのうえ，経腸栄養を開始するかどうかを決定するとよいだろう．

「カテコラミンを大量に使用して循環を保っている患者にはどのように対応したらいいか？」という疑問にもよく遭遇する．難しい問題であり，残念ながらエビデンスに則した回答を筆者はもたない．しかし上述した知見を踏まえると，どうしても早期に開始するだけの根拠は乏しく，ショックの原因が明らかでないならばその原因究明を優先するべきであろう（ショックの原因は予期しない大腸穿孔だった，ということもあり得る）．また，すでに病態が明らかである状況ならば，次に登場するtrophic feedingの考え方も参考になるだろう．

❷ 経腸栄養をどのように開始するか？

1) エビデンスを知ろう

SCCM/ASPENのガイドラインでは25〜30kcal/kg/日（BMIが30を超える症例では11〜14kcal/kg/日以下），ESPENのガイドラインでは急性期は20〜25kcal/kg/日を超えないように，回復期は25〜30kcal/kg/日とするように推奨されている[2,3]．それではこれらターゲットとなる栄養量にはどのように到達すればよいだろうか．

重症患者に対する経腸栄養投与法として，**初期にはターゲット量を完全に投与するのではなく，腸管粘膜を保護するだけの経腸栄養を投与する方法が近年支持されており，"permissive underfeeding"や"trophic feeding"と呼ばれている．**このtrophic feedingに関する代表的なRCTを紹介する．2011年にRiceらが報告したRCTは米国の単施設で行われた非盲検RCTであり，急性呼吸不全を呈し72時間以上人工呼吸を要すると見込まれた200症例を対象に行われた[9]．Trophic feeding群は経腸栄養を10mL/時で6日間，full feeding群は必要栄養量25〜30kcal/kg/日，タンパク質1.2〜1.6g/kg/日をターゲットとした．結果としてfull群で投与できた栄養量は多かったが，人工呼吸器非使用日数は差を認めず，trophic群で消化管不耐の発生が減少した．病院死亡も差を認めなかったのだが，（介護施設ではなく）在宅退院できた患者はfull群（68.3％）の方がtrophic群（51.3％）よりも多かった．

> **一口メモ　消化管不耐**
> 研究によって定義は異なるが，逆流，嘔吐，誤嚥，胃残容量の増加，下痢，腹部膨満，便秘，腹痛などの消化管症状を総じて，消化管不耐としていることが多い

同じく2011年にArabiらが報告したRCTはサウジアラビアの単施設で行われた非盲検RCTであり，48時間以上ICUに滞在が見込まれた240症例を対象に行われた[10]．この研究では"trophic feeding"ではなく"permissive underfeeding"と表現しており，permissive underfeeding群では通常必要量の60～70％，target feeding群では通常必要量の90～100％を経腸栄養として投与した．どの程度の期間をunderfeedingで過ごしたのかは，残念ながら原文のプロトコールからは不明である．結果として主要評価アウトカムである28日死亡には差を認めなかったものの，permissive underfeeding群で病院死亡割合は低く（相対リスク比 0.71，絶対リスク減少 12.5％），ICUにおける初期栄養投与量はunderfeedingの方が好ましい可能性を示唆した．この研究のもう1つの興味深い点は，permissive underfeeding群のタンパク質低栄養（protein malnutrition）を避けるため追加のタンパク質パウダー製剤を経腸的に加え，target feeding群と同等のタンパク質投与量を達成した点である．

Trophic feedingに関して執筆時点で最大規模のRCTが，2012年に報告されたEDEN studyである[11] [LRCT]．実はこのEDEN studyの論文の筆頭著者もRiceである．米国の44のICUが参加した非盲検RCTである本研究では，人工呼吸を要した急性肺損傷（acute lung injury：ALI）発症48時間以内であり，経腸栄養開始予定の成人1,000症例がtrophic feeding群とfull feeding群に割り付けられた．Trophic feeding群は経腸栄養を10mL/時（10～20kcal/時）で6日間，full feeding群は25mL/時で開始してプロトコールに則って非タンパク質カロリー25～30kcal/kg/日，タンパク質1.2～1.6g/kg/日をターゲットとした．このfull feeding群における栄養プロトコールは実臨床においても参考になると思われる（図）．6日間の平均栄養投与量は当然，trophic群よりもfull群で多くなったが（400kcal vs 1,300kcal），人工呼吸器非使用日数や60日死亡は両群で差を認めず，一方で消化管不耐はfull群で多く発生した．

EDEN studyの結果からALI患者の栄養投与に関しては，初期にターゲット量を投与する利点は明らかでないことが短期成績の点からは示された．しかしtrophic feedingではタンパク質投与量も減少するため，筋肉喪失，長期筋力低下，機能予後低下につながる可能性に関しては否定できない．事実，2011年にRiceらが報告したRCTでも在宅退院できた患者の割合はfull群の方で高く，長期機能に与えた影響は否定できない．ところがEDEN studyを追跡調査した結果が2013年に報告された[12]．その報告によると，EDEN studyで生存した患者のうち基準を満たした患者の12カ月時点の生存割合はtrophic群で65％，full群で63％と差を認めず，さまざまな評価スケールを用いた機能予後的評価についても，臨床的に意義のある差を認めなかった．

2）臨床でどう対応するか

このようにtrophic feedingに関してはEDEN studyのような質の高い研究が存在しており，**少なくともALIで人工呼吸を要するような病態に対しては控えめな栄養投与でも問**

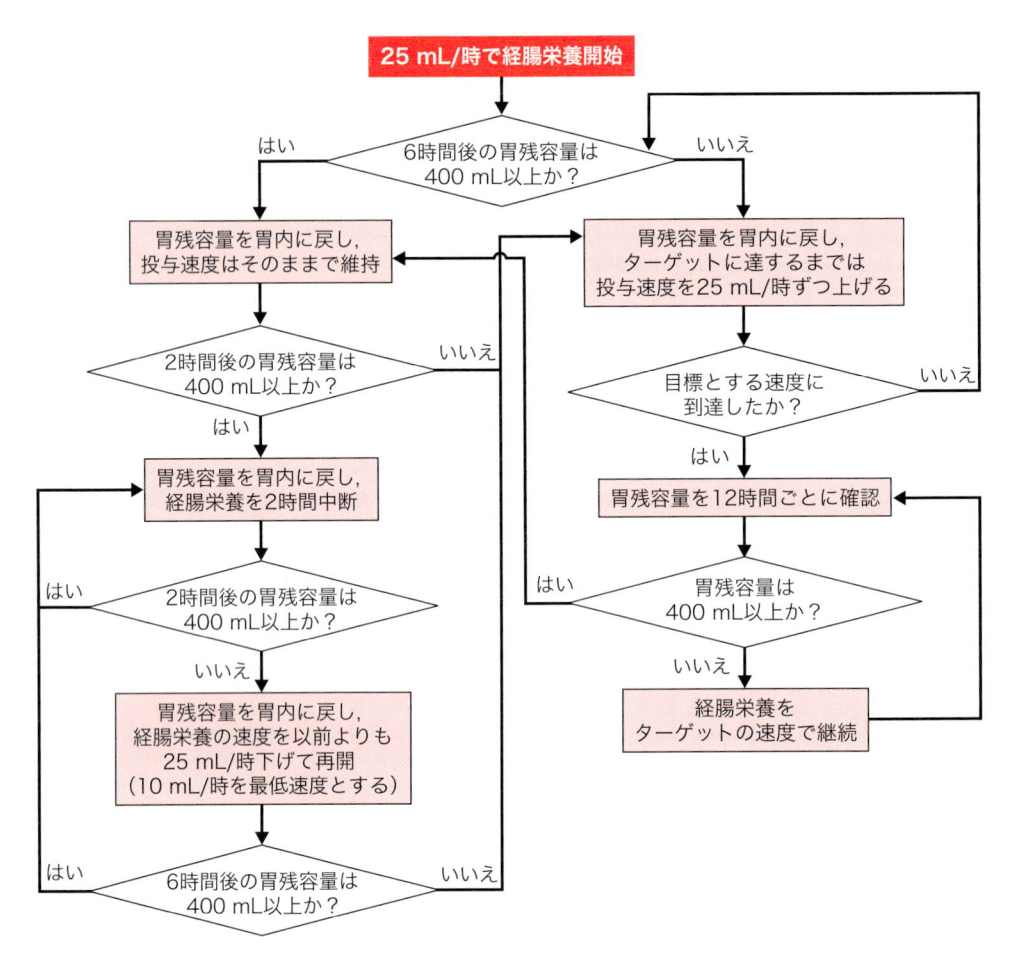

図 ICUにおける栄養プロトコールの一例
文献11のプロトコールを参考に筆者が作製

題なさそうである．しかしほかの病態でもそれでいいのかどうかは不明である．また，実臨床では消化管不耐も認めずに特に問題なくターゲットまで到達できそうな症例も多いはずであり，そのような症例に対しても一律にfull feedingを躊躇する必要があるのかというと，筆者はそうは思わない．そこは現場の判断で柔軟に考えてよいのではないだろうか．また，full feedingをめざす場合には，EDEN studyで使われたようなプロトコールが役立つ（図）．おのおのの施設にマッチしたプロトコールをつくっておくとよいだろう．

❸ タンパク質投与量をどうするか？

1）エビデンスを知ろう

SCCM/ASPENのガイドラインではBMIが30未満なら実体重当たり1.2～2.0g/kgを，BMIが30～40なら理想体重当たり2.0g/kg以上，BMIが40以上なら理想体重当たり

2.5g/kg 以上投与，ESPEN のガイドラインでは経腸栄養に関しては記載がない（静脈栄養に関しては理想体重当たり1.3〜1.5g/kg のアミノ酸投与が推奨されている）．そもそもタンパク質を補充する意義は何だろうか？糖新生は骨格筋の分解によってつくられるアミノ酸を用いて行われるが，重症病態では経腸栄養や静脈栄養として外因性に糖を投与しても，この糖新生のための骨格筋の分解を完全に抑えることはできないとされている[7]．そこでタンパク質（またはアミノ酸）を栄養として外因性に投与してタンパク質合成を促し，重症病態における骨格筋分解によるタンパク質喪失を補填するのがタンパク質補充の意義である．

　タンパク質投与量と予後改善との関連を示した研究としては，カナダの団体 Critical Care Nutrition が行った観察研究がある．この研究は37カ国167施設において，48時間以上人工呼吸を装着して72時間以上ICUに在室した症例を対象に行われた前向き観察研究である．結果としてカロリー・タンパク質ともに増えるほど死亡リスク減少と関連があり，この効果はBMI＜25とBMI＞35の群でみられた．また「❷ 経腸栄養をどのように開始するか？」で紹介したArabiらのRCTは，副次アウトカムである病院死亡割合がpermissive underfeeding群で良好な結果だった[10]．このRCTはタンパク質投与量が予後に与える影響を検討した研究ではないが，permissive underfeeding群でタンパク質低栄養を避けるために追加のタンパク質製剤を投与してtarget feeding群と同等のタンパク質投与量を達成した点は興味深い．

　これらとは相反する結果を示した研究としてはEPaNIC study[13] [LRCT] の事後解析結果の報告がある[14]．EPaNIC studyについては他稿で詳しく解説されていることと思うのでそちらを参照していただきたい．この結果によると，合計タンパク質投与量が多いほど早期にICUを退室できる可能性が低下したが，糖にはこのような関連がみられなかった．

　残念ながら，タンパク質投与量が予後に与える影響を検討した質の高いRCTは筆者が知る限り存在しない．唯一のRCTとされる2003年に報告された研究は，腎代替療法を受けていた50例の患者を対象にタンパク質投与量の効果を検討したが，タンパク質投与量を増加させることで窒素バランスに変化がみられたものの臨床的アウトカムには差がみられなかった[15]．

2) 臨床でどう対応するか

　ガイドライン上，重症患者における推奨タンパク質投与量は概して多めであり，少なくとも国内の経腸栄養製剤の組成で達成するのは困難である．あくまで達成をめざそうと思えば市販の（医療用ではないサプリメントのような）タンパク質製剤を利用するか，静注用のアミノ酸製剤を追加するしかない．しかしここまで示してきたようにタンパク質投与量に関してはまだほとんど質の高いエビデンスは集積しておらず，そこまでしてまで行う価値があるのかは不明と言わざるを得ない．筆者はまず必要栄養量から経腸栄養の投与量を決定し，その組成から自動的に決まるタンパク質のみ投与しており，不足するタンパク質（アミノ酸）分を追加投与することはしていない．

おわりに

　以上，ICUにおける経腸栄養の一般論について概説した．わかっていることはこの程度なのである．例えば外科医の意向を無視して何がなんでも「早期経腸栄養！」とこだわりすぎて，軋轢が生じるようなことは決してあってはならない．他診療科・他職種の協力あってこその栄養療法である．今回示したエビデンスを踏まえれば，思いのほかシンプルに考える方がうまくいくというのがおわかりいただけたのではないだろうか．本稿が参考になれば幸いである．

文献

1) Heyland DK, et al：Canadian clinical practice guidelines for nutrition support in mechanically ventilated, critically ill adult patients. J Parenter Enteral Nutr, 27：355-373, 2003

2) Kreymann KG, et al：ESPEN Guidelines on Enteral Nutrition：Intensive care. Clin Nutr, 25：210-223, 2006

3) McClave SA, et al：Guidelines for the Provision and Assessment of Nutrition Support Therapy in the Adult Critically Ill Patient：Society of Critical Care Medicine（SCCM）and American Society for Parenteral and Enteral Nutrition（A.S.P.E.N.）. J Parenter Enteral Nutr, 33：277-316, 2009

4) Marik PE & Zaloga GP：Early enteral nutrition in acutely ill patients：a systematic review. Crit Care Med, 29：2264-2270, 2001

5) Lewis SJ, et al：Early enteral nutrition within 24 h of intestinal surgery versus later commencement of feeding：a systematic review and meta-analysis. J Gastrointest Surg, 13：569-575, 2009

6) Doig GS, et al：Early enteral nutrition, provided within 24 h of injury or intensive care unit admission, significantly reduces mortality in critically ill patients：a meta-analysis of randomised controlled trials. Intensive Care Med, 35：2018-2027, 2009

必読 7) Casaer MP & Van den Berghe G：Nutrition in the acute phase of critical illness. N Engl J Med, 370：1227-1236, 2014
→ICUにおける栄養療法について最近のエビデンスをまとめてある

8) Artinian V, et al：Effects of early enteral feeding on the outcome of critically ill mechanically ventilated medical patients. Chest, 129：960-967, 2006 ★

9) Rice TW, et al：Randomized trial of initial trophic versus full-energy enteral nutrition in mechanically ventilated patients with acute respiratory failure. Crit Care Med, 39：967-974, 2011 ★★

10) Arabi YM, et al：Permissive underfeeding and intensive insulin therapy in critically ill patients：a randomized controlled trial. Am J Clin Nutr, 93：569-577, 2011 ★★

必読 11) Rice TW, et al：Initial trophic vs full enteral feeding in patients with acute lung injury：the EDEN randomized trial. JAMA, 307：795-803, 2012 ★★★
→初期は"trophic feeding"でも問題なさそうであることを示した研究

12) Needham DM, et al：One year outcomes in patients with acute lung injury randomised to initial trophic or full enteral feeding：prospective follow-up of EDEN randomised trial. BMJ, 346：f1532, 2013 ★
→EDEN studyのフォローアップ

必読 13) Casaer MP, et al：Early versus late parenteral nutrition in critically ill adults. N Engl J Med, 365：506-517, 2011 ★★★
→近年で最もインパクトのあったEPaNIC study

14) Casaer MP, et al：Role of disease and macronutrient dose in the randomized controlled EPaNIC trial：a post hoc analysis. Am J Respir Crit Care Med, 187：247-255, 2013 ★
→EPaNIC studyの事後解析結果

15) Scheinkestel CD, et al：Prospective randomized trial to assess caloric and protein needs of critically Ill, anuric, ventilated patients requiring continuous renal replacement therapy. Nutrition, 19：909-916, 2003 ★★

第3章 栄養療法の実際

2. 静脈栄養の開始基準と投与計画

江木盛時

Point

- 侵襲早期にはエネルギー消費量の増加とエネルギー摂取量の低下が生じ，負のエネルギーバランスが生じる．この需給バランスの変化は異化亢進によって補填される
- 侵襲超早期に経腸的に十分なエネルギーの投与を試みる方法は，下痢や高血糖などの合併症が増加し，予後改善効果は期待できない
- 早期静脈栄養は，経腸栄養が不可能と思われる重症患者に限って考慮する
- 栄養失調が存在しない患者の重症化後1週間は，400〜500kcal/日の経腸栄養が行われていれば，静脈栄養を行わないことも考慮する
- 静脈栄養投与を考慮する際には，グルコース単独投与ではなく，タンパク質および脂質投与も考慮する

1 侵襲早期のエネルギーバランス

侵襲早期には発熱反応に代表されるように，エネルギー消費量が増加する．また，同時期には経口摂取が困難になり，消化管機能が低下するため，エネルギー摂取量が減少する．この負のエネルギー需給バランスは，骨格筋タンパク質を中心としたタンパク質異化による糖新生と脂肪組織からの脂肪酸放出[1]といった異化亢進による内因性エネルギー供給によって補われている（表1）．すなわち，侵襲早期には異化によって生じる内因性エネルギーおよび必要エネルギー量を勘案して，投与エネルギー量（外因性エネルギー）を勘案しなければならない．

表 1 ● 侵襲期における炭水化物・タンパク質および脂質代謝の変化

炭水化物代謝	ストレスホルモンと称されるグルカゴン・成長ホルモン・コルチゾールおよびサイトカインなどの血中濃度が上昇し，肝臓におけるグリコーゲン産生および筋肉における糖取り込みが抑制され，肝臓における糖新生を亢進するため高血糖が生じる
タンパク質代謝	コルチゾールの血中濃度が増加することで，骨格筋を中心としてアミノ酸放出およびタンパク質異化が亢進する
脂質代謝	カテコラミンおよびグルカゴンの放出により，トリグリセリドの脂肪酸とグリセリドへの分解が亢進する

❷ 侵襲早期の静脈栄養療法の開始基準

　侵襲早期の栄養管理はいまだ一致した見解が得られない領域であるが，①静脈栄養ではなく，経腸栄養を優先して使用することと，②可能な限り早期に経腸栄養を開始すること，の2点においては世界的なコンセンサスが得られていると考えられる[2, 3]．

　しかしこの供給量を客観的に測定することは困難である．また，必要エネルギー量の計算方法にも確立した方法がないため[4]，侵襲早期にどの程度の栄養を投与すべきかはいまだ一致した見解が得られていない．

　侵襲期の異化亢進は，筋タンパク質の減少などと有意に関連するため，侵襲早期に経腸栄養あるいは静脈栄養を積極的に行うことで異化亢進を抑制する可能性がある．近年，侵襲早期に積極的に経腸あるいは経静脈的に十分なエネルギーを投与することの有効性および有害性を検討する研究が報告されている．本稿では近年報告された侵襲早期の栄養投与量を比較した無作為化比較試験（RCT）を紹介する．

❸ Early PN study

　Early PN study は，ICU 入室後 24 時間以内の経腸栄養開始が相対的禁忌である患者 1,327 名を対象とし，早期静脈栄養群（早期 PN 群）と通常栄養管理群を比較した 31 施設 RCT である[5] [LRCT]．Early PN study の対象患者の内訳は，定期術後患者が約 20％，緊急手術後患者が約 45％，非術後患者が約 35％であり，消化管疾患によって入室した患者が全体の約 60％を占め，循環器疾患患者が約 20％であった．

　早期静脈栄養にはタンパク質・脂質・グルコースが含まれた Kabiven® G19％（Fresenius Kabi）が使用された．静脈栄養は，経腸栄養投与が 475kcal/日以上投与された時点で中止された．Eraly PN study における平均経腸栄養投与量は，ランダム化 3 日目で 200kcal/日未満，ランダム化 7 日目で 500kcal/日未満であった．早期静脈栄養群には，ランダム化後 3～7 日目には総投与エネルギー 1,200～1,400kcal/日，タンパク質 50～60g/日が投与された．なお，両群における目標血糖値は 180mg/dL 以下であった．

一次評価項目である60日死亡は両群間で有意差はなく（早期PN vs 通常栄養管理：21.5% vs 22.8%，p＝0.60），感染発生率にも有意差を認めなかった（10.9% vs 11.4%，p＝0.80）．平均ICU滞在日数にも有意差はなかった（8.6日 vs 9.3日，p＝0.06）．早期PN群では，筋肉および脂肪喪失量が有意に少なく，人工呼吸期間と血小板数低下期間が有意に短かった．後に報告されたコスト解析では，早期静脈栄養は有意に医療コストを軽減することが示された[6][LRCT]．

❹ EPaNIC study

EPaNIC studyは，ICUに入室しNutrition risk screening（NRS）が3以上であった4,640患者（BMI18未満の患者は除外）を対象とし，静脈栄養を48時間以内に開始する群（Early群）と初期7日間はビタミン・微量元素の投与のみとし8日目以降に開始する群（Late群）を比較した7施設RCTである[7][LRCT]．EPaNIC studyの対象患者の内訳は，心臓手術後患者が約60%，腹部手術後患者が約7.5%，移植後患者が約7%を占めていた．

早期PN群にはランダム化1日目には400kcal/日のグルコースが，2日目には800kcal/日のグルコースが投与された．3日目以降にはタンパク質・脂質・グルコースが含まれた静脈栄養製剤（OliClinomel or Clinimix, Baxter）が使用され，経腸栄養との合計投与エネルギーが60歳以下の男36 kcal/kg/日，女30 kcal/kg/日，61歳以上の男30 kcal/kg/日，女24 kcal/kg/日となることを目標に静脈栄養を行った．経腸栄養投与単独で目標投与量の80%以上が投与された時点で静脈栄養は中止された．タンパク質投与量は早期PN群では約0.9g/kg/日であった．なお，両群における目標血糖値は110mg/dL以下であった．EPaNIC studyにおける経腸栄養投与量の中央値は，3日目で1～2kcal/kg/日未満，7日目においても5kcal/kg/日未満であった．

一次評価項目であるICU滞在日数は早期PN群で有意に長かった（早期PN群 vs 後期PN群：4日 vs 3日，p＝0.02）．また，8日後生存ICU退室率は早期PN群で有意に低く（71.7% vs 75.2%，p＝0.007），感染発生率は有意に高く（26.2% vs 22.8%，p＝0.008），人工呼吸器装着期間や腎代替療法使用期間が延長した．死亡率に両群間で有意差はなかった（90日死亡：11.2% vs 11.28%，p＝1.00）．

❺ Heideggerらの研究

Heideggerらは，ICU入室後3日目で経腸栄養の投与量が目標エネルギー投与量（25～30kcal/kg/日）の60%に満たない患者305名を対象とし，早期PN群と後期PN群を比較した2施設RCTを行った[8][LRCT]．本研究の対象患者の内訳は，術後患者が約45%（心臓

手術患者：約13％）であり，非術後患者が約55％であった．

　早期PNにはタンパク質・脂質・グルコースが含まれた製剤が使用された．また，間接熱量計によってエネルギー消費量をランダム化後3日目に測定し，その結果を勘案した目標エネルギー量（平均27〜28kcal/kg/日）の栄養投与を経腸栄養と静脈栄養の合計で達成できるよう静脈栄養を投与した．タンパク質投与量は早期PN群では1.2g/kg/日であった．後期PNは，ICU入室後8日間は，経腸栄養のみで栄養管理が行われた．なお，両群における目標血糖値は153mg/dL（8.5mmol/L）以下であった．また，平均経腸栄養投与量は，入室後3日目で目標の約40％（およそ10kcal/kg/日），7日目で約80％（およそ20kcal/kg/日）であった．

　一次評価項目であるICU入室9〜28日目における新たな感染症発生率は，有意に早期PN群で低かった（早期PN vs 後期PN：27％ vs 38％，p＝0.04）．平均ICU滞在日数には有意差はなく（10日 vs 11日，p＝0.26），死亡率にも有意差はなかった（13％ vs 18％，p＝0.12）．

❻ 各研究の特徴と問題点

　重症患者に対する早期静脈栄養の有効性および有害性を検討した研究の内，十分な患者集積を行い，臨床的アウトカムを一次アウトカムとして検討したRCTは上記の3つである（図）．上記のごとく，Early PN studyとHeideggerらの研究は，早期静脈栄養の有効性を示し，EPaNIC studyでは，早期静脈栄養の有害性を示している（表2）．

　Early PN studyでは，一次アウトカムである死亡率に関し，早期・後期静脈栄養間に有意差は存在せず，多くの検討項目のなかで，人工呼吸期間，筋肉・脂肪喪失量および血小板減少期間に有意な改善を認めている．これらの結果は多重解析のリスクに関して検討されていない．本研究では，経腸栄養投与量はEPaNIC study同様少ないが，475kcal/日の投与ができた時点で静脈栄養を中止している．

　Heideggerらの研究は，小規模研究であり，αエラー（第1種過誤）の可能性も否定できない．本来，主要アウトカムは研究期間中（28日間）の感染症発生率であるべきであると思われるが，本研究では9〜28日目における院内感染症発症率であり，なぜ最初の1週間を抜いて解析したのかは不明である．なお，研究期間中（28日間）の感染症発生率で検討すると両群間に有意差は存在しない．また，後期静脈栄養群でも早期に約20kcal/kg/日の経腸栄養が投与されており，目標エネルギー投与の指標とされる25 kcal/kgの80％が経腸投与されている患者群を対象としている．

　EPaNIC studyは，その多くが心臓手術患者であり，早期静脈栄養では1・2日目においてはグルコース投与のみが行われており，現在では推奨されていない強化インスリン療法が使用されている．また，ICU滞在期間が約3〜4日とほかの2つの研究（約10日）と比

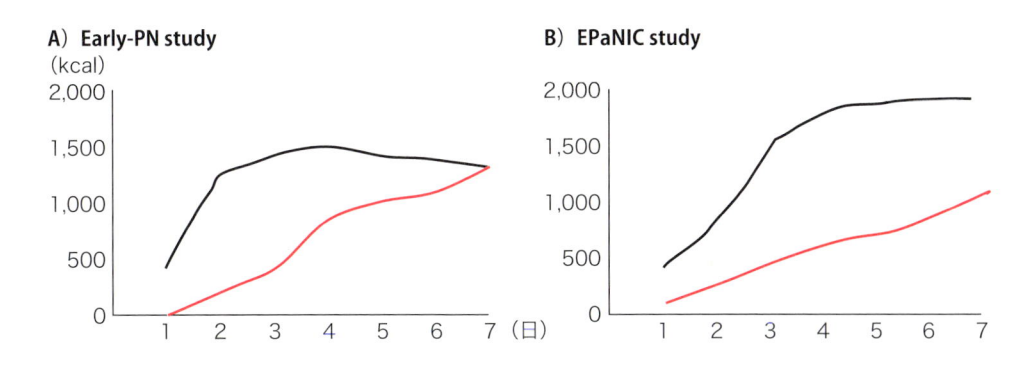

A) Early-PN study
(kcal)

B) EPaNIC study

C) Heideggerらの研究

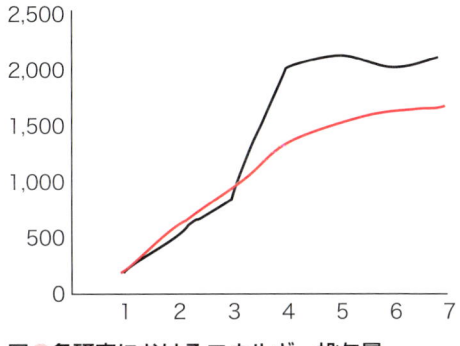

―― 早期静脈栄養
―― 後期静脈栄養

図 ● 各研究におけるエネルギー投与量

較して極端に短く，これも重症患者というよりは心臓手術後患者を中心とした研究であることが理由であると考えられる．

❼ 侵襲期に十分なエネルギーを投与することは患者の予後を改善するのか？（経腸栄養に関する知見）

EDEN studyは，発症48時間以内の急性肺障害患者1,000名を可能な限り十分量の経腸栄養（25〜30kcal/kg/日）の投与をめざす群（Full群）と最初の6日間に10〜20kcal/時（体重50kgの患者では約5〜10kcal/kg/日）の少量経腸栄養投与を行い，以降は可能な限り十分な経腸栄養量を投与する群（Trophic群）に分けて臨床的アウトカムを比較した44施設RCTである[9] [LRCT]．本研究では両群とも静脈栄養は併用していない．EDEN studyは，侵襲期に十分なエネルギーを投与することで患者の予後が改善するのかという疑問に対し，経腸栄養を利用して検討した研究といえる．両群間の最初の6日間の栄養投与量は，Full群1,300kcal/日であり，Trophic群で400kcal/日であった．両群間において人工呼吸器期間，60日死亡率，感染性合併症に有意差はなく，Full群において嘔吐・便

表2 ● 各研究の特徴

	Early PN study	EPaNIC study	Heideggerらの研究
患者内訳	定期術後：約20％ 緊急術後：約45％ 非術後患者：約35％ 〔疾患の種類〕 消化管疾患：約60％ 循環器疾患：約20％	心臓手術後：約60％ 腹部手術後：7.5％ 移植後：7％ その他：約25.5％	ショック状態：20％ 神経系：15％ 心臓術後：13％ その他：52％ 3日目で経腸栄養投与量が目標の60％に満たない患者
1日目	Kabiven® G19％ 60mL／時（1,440mL／日）（タンパク質47.7g・脂質56.1g・炭水化物140.25g） 総エネルギー量：1,263kcal／日 非タンパク質エネルギー量：1,123kcal／日	グルコース：400kcal／日	経腸栄養のみ
2日目	Kabiven® G19％ 80mL／時（1,920mL／日）（タンパク質63.3g・脂質74.8g・炭水化物187.25kcal） 総エネルギー量：1,684kcal／日 非タンパク質エネルギー量：1,497kcal／日	グルコース：800kcal／日	経腸栄養のみ
3日目以降	目標エネルギー量を達成できるようKabiven® G19％を投与する．	Oliclinomel 1,000mL当たり：タンパク質40g・脂質40g・炭水化物160g 総エネルギー量：1,200kcal，非タンパク質エネルギー量：1,040kcal Clinimix 1,000mL当たり：タンパク質50g・炭水化物175g 総エネルギー量：900kcal，非タンパク質エネルギー量：700kcal	静脈栄養製剤 （0.62～1.37 kcal/mL） （タンパク質20％・脂質29％・炭水化物51％）
中止基準	経腸投与エネルギー量が475kcal以上	経腸投与エネルギー量が目標投与量の80％以上	なし
目標血糖値	180mg/dL以下	80～110mg/dL	154mg/dL以下
新たな感染	n.s.	増加	減少（9日目～28日目） n.s.（無作為化～28日目）
人工呼吸期間	短縮	延長	n.s.
ICU滞在期間	n.s.	延長	n.s.

秘の発生率が高く，血糖値および投与インスリン量が有意に高かった．

❽ 静脈栄養をどのように開始すべきか？

　現在，研究結果が上記のごとく真っ向から対立しているため，明確な基準を打ち出すのは困難である．しかし，研究規模とアウトカムの定義を考慮するとHeideggerらの研究よりもEPaNIC studyとEarly PN studyの結果を尊重するには妥当であると考えられる．両

研究には対象患者や栄養投与方法および中止基準に大きな差があるため，EPaNIC studyでの早期静脈栄養は避け，Early PN studyで使用された静脈栄養を行うことが現在のところ妥当であり，以下のような提言は可能であろう．

1） 対象患者

　対象患者は経腸栄養が不可能と思われる重症患者に限る．前述のごとく，EPaNIC studyの対象患者は，心臓手術後患者を中心とした患者群であり，平均ICU滞在日数は3〜4日であった．Early PN studyの対象患者は多くの患者群では，消化管系疾患を原因としてICU入室しており，平均ICU滞在日数は10〜11日であった．早期静脈栄養は，経腸栄養が不可能と思われる重症患者に限り，使用を考慮すべきである．

2） 経腸栄養投与量

　ICU入室後1週間は，400〜500kcal/日の経腸栄養投与が行われていれば，静脈栄養は考慮しない．EDEN studyでも示されたように侵襲初期に多くのエネルギーを投与することの意義はいまだ明確でなく，400kcal/日程度でも十分とも考えられる．また，早期静脈栄養の有効性を示したEarly PN studyでは，475kcal/日の経腸投与が達成できた時点で経腸栄養を中止している．なお，有害性を示したEPaNIC studyでは，経腸栄養の投与量が目標の80％（約20kcal/kg/日）を達成するまで継続するとしている．

3） 静脈栄養の投与内容

　静脈栄養を投与する場合はグルコースの単独投与は避け，タンパク質および脂質の投与も考慮する．EPaNIC studyでは，侵襲超早期（48時間以内）はグルコース単独の投与を行っており，Early PN studyでは，投与初期からグルコース・脂質・タンパク質を含んだ静脈栄養を行っている．静脈栄養によるエネルギー投与を考慮するのであれば，タンパク質および脂質投与も考慮する．

4） 静脈栄養開始時期

　経腸栄養投与エネルギー量が400〜500kcal/日以下の場合，静脈栄養を考慮してもよい．最適な開始基準はいまだ定かではないが，少なくとも1週間後には開始する．早期静脈によるエネルギー投与の有害性も示唆されており，上記に示したように各研究にそれぞれも問題点が存在するため，明確な開始時期を示すことは困難である．長期間，目標量以下のエネルギー投与量で重症患者の管理を行うことは不可能であり，いずれかのタイミングで静脈栄養によるエネルギー付加が必要となる．1週間より長期に静脈栄養を行わな

い方法を検討したRCTが存在しない以上，その安全性は不明確である．昨今の研究では後期PN群においても，ICU入室後1週間で静脈栄養をはじめており，現在のところ，少なくともICU入室後1週間以降は静脈栄養によるエネルギー負荷を行ってよいものと考える．

まとめ（私見）

現在，いくつかのRCTが利用可能となっているが，いまだに適切な静脈栄養方法を提示するのは困難である．内因性エネルギー供給量および必要エネルギー量の推測が困難であるため，侵襲期初期は過剰エネルギー投与とならないよう配慮する必要がある．筆者は，重症かつ400～500kcal/日の経腸栄養も達成できない患者にのみ，タンパク質・脂質・炭水化物を含有する製剤を使用した早期静脈栄養（48時間以内に開始）を考慮している．

文献

1) Egi M, et al.：Glycemic control in the ICU. Chest, 140：212-220, 2011
2) Singer P, et al：ESPEN Guidelines on Parenteral Nutrition：intensive care. Clin Nutr, 28：387-400, 2009
3) Martindale RG, et al：Guidelines for the provision and assessment of nutrition support therapy in the adult critically ill patient：Society of Critical Care Medicine and American Society for Parenteral and Enteral Nutrition：Executive Summary. Crit Care Med, 37：1757-1761, 2009
4) Walker RN & Heuberger RA：Predictive equations for energy needs for the critically ill. Respir Care, 54：509-521, 2009
必読 5) Doig GS, et al：Early parenteral nutrition in critically ill patients with short-term relative contraindications to early enteral nutrition：a randomized controlled trial. JAMA, 309：2130-2138, 2013 ★★★
必読 6) Doig GS & Simpson F：Early parenteral nutrition in critically ill patients with short-term relative contraindications to early enteral nutrition：a full economic analysis of a multicenter randomized controlled trial based on US costs. Clinicoecon Outcomes Res, 5：369-379, 2013 ★★★
必読 7) Casaer MP, et al：Early versus late parenteral nutrition in critically ill adults. N Engl J Med, 365：506-517, 2011 ★★★
必読 8) Heidegger CP, et al：Optimisation of energy provision with supplemental parenteral nutrition in critically ill patients：a randomised controlled clinical study. Lancet, 381：385-393, 2013 ★★★
必読 9) Rice TW, et al：Initial trophic vs full enteral feeding in patients with acute lung injury：the EDEN randomized trial. JAMA, 307：795-803, 2012 ★★★

第3章 栄養療法の実際

3. 免疫調整栄養剤の使用方法
～どの疾患で，どのように～

東別府直紀

Point

- 免疫調整栄養剤は種々あるが日本のICUで使用できるものは経腸栄養からのグルタミン，ω-3系脂肪酸のみである
- グルタミンは免疫細胞や小腸での腸管粘膜のエネルギー源として使用され，免疫を賦活すると考えられているが，ショック，多臓器不全などの疾患での投与は予後を悪化させると考えられている．熱傷，外傷では推奨されている
- ω-3系脂肪酸はそれ自体が炎症反応を低減する物質に分解され，またω-6系脂肪酸が炎症惹起性エイコサノイドに代謝されることを抑制することより抗炎症能があると考えられており，ARDS,敗血症での使用が推奨されている
- セレンを抗酸化剤として使用する場合500μg/日投与が最低限必要と考えられている
- アルギニンは重症の敗血症では予後を悪化させると考えられているが，術前，術後を含めた周術期症例では感染症の発症を防ぐと考えられている

はじめに

　かつて免疫強化栄養剤としてアルギニンの使用が検討されたが，重症患者での予後悪化を指摘され，ICUでは下火になった．その後炎症を抑制するとされるω-3系脂肪酸や，免疫細胞や腸管のエネルギー源であるグルタミンなどの免疫調整栄養剤が注目されている．海外におけるエビデンスは蓄積されつつあるが，ω-3系脂肪酸やグルタミン，セレンの静注薬は使用できないなど，日本の実状に合わせてω-3系脂肪酸，グルタミン，セレン，アルギニンについて解説したい．

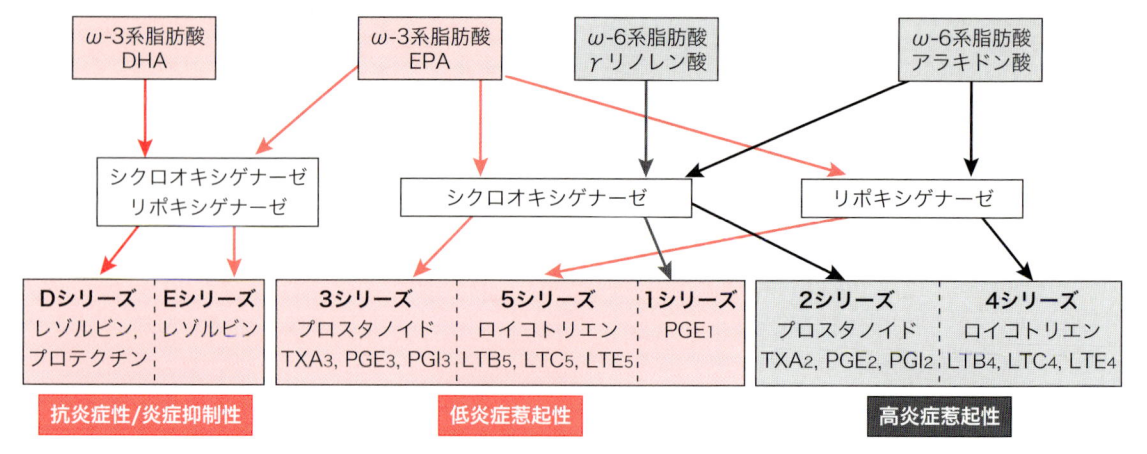

図 ω-3，ω-6多価不飽和脂肪酸の代謝と炎症への影響

ω-3系脂肪酸はシクロオキシゲナーゼ，リポキシゲナーゼの両酵素をω-6系脂肪酸と共有し，競合することによって抗炎症惹起性エイコサノイドの産生を抑える．また，レゾルビン，プロテクチンなどに代謝され炎症を抑制する
TXA：トロンボキサン，PGE：プロスタグランジンE，PGI：プロスタグランジンI，LTB：ロイコトリエンB，LTC：ロイコトリエンC，LTE：ロイコトリエンE

1 ω-3系脂肪酸について

1）基礎および作用機序（図）

ω-3系脂肪酸（以下ω-3）にはαリノレン酸およびいわゆる魚油であるEPA，DHAなどがある．ω-3はロイコトリエンB_5，プロスタグランジンE_3，トロンボキサンA_3などの炎症惹起性が低いエイコサノイドに代謝される．また，炎症惹起性が高く細胞免疫を弱めるロイコトリエンB_2，プロスタグランジンE_2などを産生するω-6系脂肪酸（以下ω-6）とω-3は代謝酵素を共有し，競合するため，結果として炎症を抑制する．さらにω-3系脂肪酸自体がレゾルビン，プロテクチンなど，炎症を抑制する物質に代謝され，直接炎症反応を抑制する作用ももつ．

γリノレン酸はω-6に分類されるが炎症惹起性の低いPGE_1を産生するため，ロイコトリエンの産生を抑制し，炎症を抑制する．

2）臨床的データ

a）ARDS症例について

ω-3を多く含有する製剤（オキシーパ®）を使用した多施設RCTにより生命予後改善[1]，人工呼吸期間の短縮[2]などが示されている．ただ，コントロール製剤として総エネルギーにおける脂質比率は同等であるがω-6の比率が高い製剤（プルモケア®）を使用しており，その結果コントロール群で炎症を強くした可能性が指摘されている．

その反省を踏まえ，脂質の比率が通常程度の製剤をコントロール製剤として使用した

表 ● 敗血症，ARDS対象のω-3系脂肪酸使用のRCT

Study	対象	コントロール剤	死亡率	2次感染	LOS	人工呼吸期間
Gadek（1999）[2]	ARDS	プルモケア®	改善なし	NA	改善	改善
Singer（2006）[1]	ARDS	プルモケア®	28日後のみ改善	NA	改善	改善
Pontes-Arruda（2006）[4]	Sepsis ARDS	プルモケア®	改善	NA	改善	改善
OMEGA（2011）[5]	ALI	通常の補助栄養剤	悪化	差無し	悪化	悪化
Grau-carmona（2011）[3]	Sepsis ARDS	通常の栄養剤	有意差無し	差無し	ICU stay ↓	差無し
Stapleton（2011）[6]	ALI	生理食塩水	差無し	差無し	差無し	差無し
Elamin（2012）[7]	ARDS	プルモケア®	有意差無し	NA	ICU stay ↓	改善傾向
松田ら（2014）[8]	ARDS	プルモケア®	有意差無し	NA	ICU stay ↓	改善傾向

LOS：在院日数，NA：not available
Canadian guidelineではTheillaらの研究も紹介されていた．ICUにおける褥瘡患者対象の研究である．もちろん褥瘡には感染があり，全身に影響すると敗血症と考えられるが，本研究では褥瘡の治癒期間および炎症反応を研究対象としており，他の臨床的予後に差はみられなかったため今回は割愛した．ちなみに褥瘡の回復が有意に加速されるとの結果であった
また，日本での研究である松田らの結果およびStapletonらの研究も加えた．Stapletonらの第1アウトカムが臨床的なものでなかったため割愛されたと考えられるが，臨床的な予後も検討していたためここに加えた
文献9を参考に作製

研究[3]ではICU在室日数は減少したものの生命予後など主要アウトカムに差はなかった（表）．

b）間欠的に投与されたω-3

上記の研究群では栄養剤の持続投与が基本となっていた．それに対し，OMEGA study[5] [LRCT]はω-3，抗酸化剤などが入った製剤を1日2回間欠投与し，それによるARDS（acute respiratory distress syndrome：急性呼吸促迫症候群）の予後への影響を見た研究である．結果としてω-3群での生命予後悪化傾向を指摘され早期に中止された．ただ，本研究ではコントロール群ではタンパク質が16g/日多く投与されており，果たしてこの試験製剤が予後を悪化させたのか，タンパク質投与量の差が影響したのか不明である．また，Stapleton[6]らの研究では予後に影響なく，間欠投与は好ましくないと考えられる．

c）ARDSに対するω-3のまとめ

持続，間欠投与のデータをまとめたメタ解析[10]では，明確な有意差はICU在室4日目における酸素化の違いのみで，死亡率やその他に差はないとされ，経腸のω-3の投与は推奨されないとされた．

d）敗血症に対するω-3

重症敗血症および敗血症性ショック対象の研究[4]では，酸素化能改善，人工呼吸器日数，ICU滞在日数，死亡率低下を認めたがプルモケア®がコントロール製剤であった．
脂質の量が通常の製剤をコントロールとした研究では，初期の敗血症においてω-3系

投与群では敗血症の重症化のリスクが減少した[11]．また，日本において敗血症/重症敗血症対象に行われた研究では，プルモケア®をコントロールとしてオキシーパ®投与群と比較し，ICUフリー日は有意にオキシーパ®群で長かった[8]．

e）種々の病態でのω-3

経静脈投与により抗炎症効果を示した報告が多いが，日本では静注の製剤がないため適用できないことが多い．ω-3の利点としては例えば外科術後，褥瘡症例での抗炎症作用，冠動脈バイパス術前の経静脈投与で人工心肺後のトロポニンIやCKMB（creatine kinase MB：クレアチンキナーゼMB分画）の上昇を抑えるなど，純粋な栄養剤ではなく抗炎症剤としての研究が進んでいる．

3）日本では？

日本ではオキシーパ®，ペプタメン®AFなどが代表的なω-3系脂肪酸含有製剤である．よく研究されている製剤はオキシーパ®であり，脂質からのエネルギーが55％を占めることもあり，ω-3の含有量は最も多い．現状では，下痢をしていない，二酸化炭素の貯留しているARDSもしくは敗血症ではオキシーパ®が使用しやすいかもしれないが，それらの比較試験はないためはっきりした推奨はできない．

エビデンスに沿った投与量の達成は難しい．Gadekらの研究[2]のプロトコールでは，オキシーパ®を使用して，栄養投与開始24時間以内に基礎代謝量の1.3倍の50％，72時間以内に75％に到達するほどの投与量が必要となる．これは，50kgの成人患者として1,218kcal/日，EPAは3.9g，γリノレン酸が3.3gを72時間以内に投与となりオキシーパ®として3缶以上となる．オキシーパ®以外ではω-3の投与量として達することはできないと考えられる．ペプタメン®AFでは1,500mL（2,250kcal/日）程度の投与量が必要となるためである．またGrau-Carmonaら[3]の敗血症やALIに対する研究に従うと，オキシーパ®を使用してICU入室2日以内に経腸栄養を開始し，25kcal/kg/日を目標とし，平均投与エネルギーが1,600〜1,700kcal/日程度である．いずれにせよ，かなりの投与量が必要とされる（表）．

4）実際の投与対象

ARDSに陥った症例がω-3の投与対象であろう．ただ，通常の高タンパク製剤に比して利点があるかにはかなり議論があり，プルモケア®との比較であるならば推奨できるが現状でプルモケア®の使用はICUでは少ないため，積極的には推奨しない．初期の敗血症症例に対しては有望であると考えられるが研究の集積を待ちたい．敗血症/重症敗血症に関しては日本でのデータ[8]はプルモケア®との比較であるため，現状では積極的には推奨しない．

使用する場合には，ICUに入室次第，収縮期血圧が90mmHg程度を越えていればカテコラミンが必要であっても少量（10〜20mL/時程度）から開始し，8時間ごとに10mL/時ずつ増加していく．下痢などの問題がある場合はペプタメン®AF，それがなければオキシーパ®が妥当な選択であろう．オキシーパ®で1日3缶程度はめざしたい．投与終了時期は酸素化の改善がみられ，安定した時点と考えられる．

❷ グルタミンについて

1）基礎および作用機序

　グルタミンは条件付き必須アミノ酸と呼ばれている．重症患者，大手術後などで血中濃度の低下がみられ，420 μmol/Lを下回った場合，既存のリスク因子とは独立して予後不良と関連することが知られていた．グルタミンは免疫細胞や腸管細胞のエネルギー源として重要であり，グルタミン欠乏が生じるとバクテリアルトランスロケーションが生じやすくまた免疫能の低下が観察され，それらはグルタミン投与によって回復することが知られていた．

　経腸栄養投与されたグルタミンは上部空腸までの腸管細胞，免疫細胞によって使用されるため，内因生産や経静脈投与が上記部位以遠への投与に重要である．

2）臨床的データ

　エネルギーの投与法および量，グルタミンの投与法および量の違いが大きい．経静脈から投与した研究のメタ解析[12]（REDOXS study[13] [LRCT]を含まない）では，0.2g/kg/日以上の投与を中央値9日間以上投与した研究40編，合計3,107例をメタ解析し，短期の生命予後改善，感染症および在院日数の減少を示していた．

　しかしREDOXS study[13]が出た後のメタ解析[14]では18編のRCT，合計3,383例を解析したが，死亡率，在院日数には有意差を認めず，さらに0.5g/kg/日の高投与量のみのサブグループ解析ではグルタミン投与群で死亡率上昇（相対リスク比1.18）を認めた．

3）投与法別の実際の研究の検討

　静脈栄養＋経静脈グルタミン投与では，SIGNET study（502例）[15] [LRCT]やGrauらの研究[16]（127例）では感染症発生率が低下している．経腸栄養＋経静脈グルタミン投与の検討では生存率，感染率が減少しているが，規模が小さい研究が多く，規模の大きい腹部手術後の投与（428例）[17] [LRCT]では予後に影響しなかった．

　経腸栄養＋経腸グルタミン投与を検討したRCTでは熱傷，外傷を除くと，Hallらの363

例の研究[18] [LRCT]では予後に差がなく，予後に差があるのは計100例未満の初期の研究のみである．

熱傷，外傷症例に対しては，いずれも経腸栄養＋経腸グルタミン投与を使用した研究であり，症例数は少ないものの，死亡率，感染発症率，入院日数に関して介入群で改善を示している．投与量は0.35g/kg/日〜41g/日と研究により差がある．熱傷を対象としたメタ解析[19]では，4編のRCTおよび155症例が含まれ，経腸グルタミン投与により，グラム陰性桿菌による菌血症を減少（オッズ比0.27，95％CI 0.08〜0.92，$p=0.04$）させ，院内死亡率を下げる（オッズ比＝0.13，95％CI 0.03，0.51，$p=0.004$）とされた．

4) REDOXS study の衝撃

REDOXS study[13] [LRCT]はHeylandらによる多施設共同研究であり，1,223例を対象とし，抗酸化剤（セレン，亜鉛，ビタミンC,E，およびベータカロチン）の投与，グルタミンの投与，その双方投与およびプラセボのみの4群で比較した．また2つ以上の多臓器不全をもつ重症患者を対象としたことが特徴である．結果としては，グルタミン投与群で6カ月後死亡率が有意に上昇した．抗酸化剤は生命予後に影響しなかった．

本研究ではグルタミン投与量が0.35g/kg/日の経静脈投与に加え30g/日の経腸投与を行っており，高投与量といえる．

この結果を受けて，「Canadian Clinical Practice Guideline」[5]ではショック症例など特に重篤な症例に対してはグルタミンは**投与しない**ことを推奨している．

5) CRISIS study[20] [LRCT] について

経腸投与された抗酸化剤〔亜鉛，グルタミン（0.3g/kg/日），セレン，メトクロプラミド〕群とホエイ（乳清からのタンパク質）群とを293例の小児症例で比較し，院内感染が減少するかを検討したRCTである．両群9割の症例で経腸栄養が，4割5分の症例で静脈栄養が行われた．全体の結果として，有意な差はなかった．ただ，全症例の9％にあたる免疫不全症例に関しては抗酸化剤群において感染症発生率が有意に減少した．

6) SIGNET study[15] [LRCT] について

重症患者で静脈栄養が必要な502症例を対象に，経静脈グルタミンを20.2g/日もしくはセレン500μg/日もしくはその双方を7日間投与された群とで比較した．第1の検討項目は新規感染症である．セレンを5日以上投与された群では新規感染症が減少した．グルタミン群では5日以上投与しても感染症発症に影響しなかった．上記以外は感染症，予後に影響はなかった．

7）日本では？

　日本に経静脈投与のグルタミン製剤は存在せず，経腸投与のみの検討を行うと，熱傷，外傷患者において予後の改善を示している．現状ではほかの疾患ではグルタミンの投与は推奨されず，特にショック患者，多臓器不全患者に関しては投与しないことが推奨される．

　ただ，免疫不全の小児における経腸投与されたグルタミン，抗酸化剤の投与により感染症が減少する可能性はあるがsubstudyの結果であり，さらなる検討を要する．

　経腸から投与できる製剤は食品はグルタミンF（1包中10gのグルタミンおよび食物繊維），薬品はマーズレン®（1g中990mgのL-グルタミン）が知られているがマーズレン®の保険適応は限られており，投与する際は食費も取れるグルタミンF®がDPC病院では現実的であろう．

　熱傷において経腸栄養とともに30g/日程度のグルタミンを投与することは現状では推奨できるが，あくまで小規模の研究結果に基づいていることは意識するべきであろう．

　多発外傷，重度の熱傷患者において経腸栄養開始と同時に開始し，0.35〜0.5g/kg/日を使用し，経腸栄養からのタンパク質投与で十分目標タンパク質量に達した場合に中止する形が現実的であろう．

3 セレン

1）基礎および作用機序

　セレンは抗酸化剤であり，免疫に影響する．グルタチオンペルオキシダーゼはセレン依存性の抗酸化剤であり，フリーラジカルによる細胞傷害を防ぐなど，多彩な防御機構に関連している．セレン欠乏によって抗酸化能が低下し，フリーラジカルの中和に障害が生じる．セレンの血中濃度は重症病態で低下し，敗血症下では間質に移動し，腎代替療法などでは貯蔵量が低下する．セレンの濃度と予後は相関し，重症敗血症では40％程度血中濃度が低下し，0.7mmol/L未満では死亡率が4倍になった報告[21]があるが，血中濃度と予後に関連がみられなかった報告[22]もあり，議論がある．

2）臨床データ

　SIC study[20]は249例の重症敗血症もしくは敗血症性ショック症例に対して1,000μg/日のセレンとプラセボ投与にて比較した研究であり，28日死亡率はintention to treat解析では有意ではなかったが，per protocol解析では有意に死亡率が低下した．DIC（disseminated intravascular coagulation：播種性血管内凝固症候群）症例，APACHE Ⅲが102を越える症例群でも有意な効果を示した．

投与量としては，500 μg/日は最低必要ではないかと推定された[24, 25]．

大規模研究では，REDOXS study[13]（本項❷-4）参照）では500 μg/日の経静脈，300 μg/日の経腸投与を行ったが，生命予後に有意な差はなく，SIGNET study（本項❷-6）参照）では500 μg/日の経静脈投与を5日以上行った群で感染症発症が低下した．

2011年に発表されたメタ解析[26]（12編のRCT，計965例）では敗血症対象の9つの研究を含み，経静脈投与されたセレンは死亡率を低下させたが，ローディング投与，長期間投与，もしくは高容量のセレンが死亡率低下と関連すると判断された（これにはREDOXS study[13] は含まれていない）．

3）日本では

経静脈投与できる製剤は日本には存在せず，院内製剤で作成している病院がある程度である．経腸投与としてはブイ・クレス®やアルジネード®などにセレンは含まれているが，50 μg/本程度であり，効果を現す量としては低いと考えられ，500 μg/日投与することは非現実的である．

4）最新の見解

本稿を脱稿後，Metaplus studyが発表された[27] [LRCT]．本研究は重症患者における標準的な高タンパク質経腸栄養剤投与群（以下HP群）149例と同等のタンパク質およびグルタミン，ω-3，セレン，抗酸化剤を含有する免疫調整経腸栄養剤投与群（以下IM群）152例とのRCTである．両群とも目標投与量の7〜8割を経腸栄養から投与できた．結果としてIM群には感染症発症に関する利点は認められず，年齢，APACHE IIスコアにて調整後，内科系症例群では6カ月後死亡率がIM群で54％（95％CI 0.40〜0.67），HP群で35％と有意にHP群で予後良好であった（95％CI 0.22〜0.49，p＝0.04）．年齢，APACHE IIスコアにて調整後のIM群の死亡率はHP群に比してHR1.57（95％CI 1.03〜2.39，p＝0.04）であった．

本研究での問題点として，症例群がさまざまであること，亜鉛以外の免疫調整栄養成分は血中濃度の上昇を認めたがすべて経腸投与かつ免疫調整栄養剤それぞれの投与量は少なめであったこと（グルタミンは0.28 g/kg程度投与された．セレンは平均212 μg/日投与された）があり，炎症を抑えるには不十分であった可能性もある．また，そもそも炎症反応を抑えることにより免疫反応の利点をうち消している可能性もある．本研究の結果を考えると，日本での免疫調整栄養剤の使用は熱傷症例に対するグルタミン，ARDSおよび敗血症に対するω-3など，対象症例をより絞るべきであろう．

4 アルギニン

1) 基礎および作用機序

　アルギニンはグルタミンと同様に条件付き必須アミノ酸である．アルギニンはNOの前駆体となり，NOによる血管拡張に関与すると考えられている．またコラーゲン合成や成長ホルモンを産生することから創傷治癒に貢献すると考えられており，耐糖能改善，免疫能の改善にもつながる．ただ，敗血症性ショック症例ではNOの血中濃度が上昇することが知られており，アルギニン投与によってさらにNOが増加する可能性があり，低血圧，心不全，血管透過性亢進から組織を傷害すると考えられている．

2) 臨床データ

　メタ解析がいくつかあるが，ICU症例ではアルギニンを含む免疫強化栄養剤は外傷，熱傷を含めて標準栄養剤と差がない[28]（24編の研究，計3,013例）とされている．また，重症敗血症を除いた症例群では予後を改善するという研究（28日死亡率は差がないが，アルギニン含有経腸栄養剤を投与された群は，早期静脈栄養群に比して，重症敗血症でない症例においては重症化する確率が減り，ICU在室日数が4日間減少した．326例）[29] [LRCT] もあるが，ヘルパーT細胞type 1優位とされる重症敗血症，敗血症性ショック症例患者に関しては死亡率を上げた報告（39例の重症敗血症症例を早期アルギニン含有経腸栄養群と，総期経静脈栄養群に割り付けたRCT．ICU死亡率が44.4％ vs 14.3％，$p=0.039$ と有意にアルギニン群であがった）[30] があり，現状では重症患者には使用しにくい．

3) 日本では？

　アルギニンを含む製剤はインパクト®があり，250mLに3.3gのアルギニンを含む．Bertoliniらの研究を参考にするとICU在室3〜4日目には25kcal/kg/日の投与を行っているため[30]，60kgと仮定すると8g程度のアルギニン投与で予後悪化とも考えられる．インパクト®では3本投与すると越える程度の量になる．

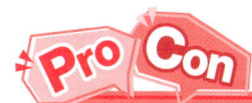

論点のまとめ

免疫調整栄養剤投与の賛成論・反対論

【Pro】
- ω-3：敗血症初期では悪化を防ぐ．ARDSでは十分量を投与できる場合，ω-6が多い製剤と比較すると予後を改善する
- グルタミン：熱傷，外傷では予後を改善したという報告もあり，今のところは使用を制限しない

- セレン：経静脈投与を十分行えれば感染症を減少させる可能性がある
- アルギニン：外傷，外科手術後，熱傷など免疫が低下している症例では生命予後を改善する可能性がある．重症でなければ敗血症でも有効という研究もある

【Con】
- ω-3：ARDSでは通常の製剤との比較においては予後を改善しない．間欠投与では予後を悪化させる可能性がある
- グルタミン：ショック症例など，重篤な病態に対しては生命予後を悪化させる．熱傷，外傷以外は静脈からの投与以外は改善したデータが出ていない．熱傷，外傷もデータの質が低い
- セレン：日本の現状の投与量では効果がない
- アルギニン：重症敗血症では予後を悪化させる

文献

1) Singer P, et al：Benefit of an enteral diet enriched with eicosapentaenoic acid and gamma-linolenic acid in ventilated patients with acute lung injury. Crit Care Med, 34：1033-1038, 2006 ★★

2) Gadek JE, et al：Effect of enteral feeding with eicosapentaenoic acid, gamma-linolenic acid, and anti-oxidants in patients with acute respiratory distress syndrome. Enteral Nutrition in ARDS Study Group. Crit Care Med, 27：1409-1420, 1999 ★★

3) Grau-Carmona T, et al：Effect of an enteral diet enriched with eicosapentaenoic acid, gamma-linolenic acid and anti-oxidants on the outcome of mechanically ventilated, critically ill, septic patients. Clin Nutr, 30 (5)：578-584, 2011 ★★

4) Pontes-Arruda A, et al：Effects of enteral feeding with eicosapentaenoic acid, gamma-linolenic acid, and antioxidants in mechanically ventilated patients with severe sepsis and septic shock. Crit Care Med, 34：2325-2333, 2006 ★★

5) Rice TW, et al：Enteral omega-3 fatty acid, gamma-linolenic acid, and antioxidant supplementation in acute lung injury. JAMA, 306：1574-1581, 2011 ★★★

6) Stapleton RD, et al：A phase II randomized placebo-controlled trial of omega-3 fatty acids for the treatment of acute lung injury. Crit Care Med, 39：1655-1662, 2011 ★★
   → 魚油のにおいがする生理食塩水を投与されたコントロール群（n＝49）と，濃縮された魚油を投与された介入群（n＝41）でのバイオマーカーの効果を見たRCT．OMEGAのように間欠的にEPAおよびDHAを投与された．14日間投与された．第1アウトカムはBALFでのIL-8の半減．臨床的な予後には差がなく，第1アウトカムにも差がなかった．魚油によるバイオマーカーへの影響はみられなかったとの結論

7) Elamin EM, et al：Immune Enteral Nutrition Can Improve Outcomes in Medical-Surgical Patients with ARDS: A Prospective Randomized Controlled Trial. J Nutr Disord Ther, 2：109, 2012 ★★
   → ARDSに対する魚油の影響を，オキシーパ群（n＝9）対プルモケア群（n＝8）にてRCTで検証した研究．持続投与．最初の1日目で安静時消費エネルギーの65％を満たすように投与され，72時間以内に90％を満たすように投与された．最初に90％を越えた日を第1研究日とした．ICU滞在日数は有意にオキシーパ群で短縮した（12.8 vs17.5日，p＝0.01）．死亡率も差がなかった．コントロール群で一人死亡したのみであった（p＝0.3）

8) 松田兼一，他：重症敗血症/敗血症性ショック症例に対する免疫調節経腸栄養剤の有用性．日集中医誌，21：155-163, 2014

9) Heyland DK, et al：Canadian clinical practice guidelines for nutrition support in mechanically ventilated, critically ill adult patients. J Parenter Enteral Nutr, 27：355-373, 2003

10) Zhu D, et al：Enteral omega-3 fatty acid supplementation in adult patients with acute respiratory distress syndrome: a systematic review of randomized controlled trials with meta-analysis and trial sequential analysis. Intensive Care Med, 40：504-512, 2014

11) Pontes-Arruda A, et al：Enteral nutrition with eicosapentaenoic acid, γ-linolenic acid and antioxidants in the early treatment of sepsis: results from a multicenter, prospective, randomized, double-blinded, controlled study: the INTERSEPT study. Crit Care, 15：R144, 2011 ★★

12) L. Bollhalder, et al：A systematic literature review and meta-analysis of randomized clinical trials of parenteral glutamine supplementation. Clinical Nutrition, 32：213-223, 2013

13) Heyland D, et al：A randomized trial of glutamine and antioxidants in critically ill patients. N Engl J Med, 368：1489-1497, 2013 ★★★

14) Qi-Hon Chen, et al：The effect of glutamine therapy on outcomes in critically ill patients: a meta-analysis of randomized controlled trials. Critical Care, 18：R8, 2014

15) Andrews PJ, et al：Randomised trial of glutamine, selenium, or both, to supplement parenteral nutrition for critically ill patients. BMJ, 342：d1542, 2011 ★★★

16) Grau T, et al：The effect of L-alanyl-L-glutamine dipeptide supplemented total parenteral nutrition on infectious morbidity and insulin sensitivity in critically ill patients. Crit Care Med, 39：1263-1268, 2011 ★★

17) Gianotti L, et al：Perioperative intravenous glutamine supplemetation in major abdominal surgery for cancer: a randomized multicenter trial. Ann Surg, 250：684e90, 2009 ★★★

18) Hall JC, et al：A prospective randomized trial of enteral glutamine in critical illness. Intensive Care Med, 29：1710-1716, 2003 ★★★

19) Lin JJ, et al：A meta-analysis of trials using the intention to treat principle for glutamine supplementation in critically ill patients with burn. Burns, 39：565-570, 2013

20) Carcillo JA, et al：The randomized comparative pediatric critical illness stress-induced immune suppression (CRISIS) prevention trial. Pediatr Crit Care Med, 13：165-173, 2012 ★★★

21) Forceville X, et al：Selenium, systemic immune response syndrome, sepsis, and outcome in critically ill patients. Crit Care Med, 26：1536-1544, 1998

22) Stefanowicz F, et al：Assessment of plasma and red cell trace element concentrations, disease severity, and outcome in patients with critical illness. J Crit Care, 29：214-218, 2014 ★★

23) Angstwurm MW, et al：Selenium in Intensive Care (SIC): results of a prospective randomized, placebo-controlled, multiple-center study in patients with severe systemic inflammatory response syndrome, sepsis, and septic shock. Crit Care Med, 35：118-126, 2007 ★★

24) Manzanares W, et al：Antioxidant micronutrients in the critically ill: a systematic review and meta-analysis. Crit Care, 16：R66, 2012

25) Landucci F, et al：Selenium supplementation in critically ill patients: a systematic review and meta-analysis. J Crit Care, 29：150-156, 2014

26) Ting-Shuo Huang, et al：Effect of Parenteral Selenium Supplementation inCritically Ill Patients: A Systematic Review and Meta-Analysis. PLoS One, 8(1)：e54431, 2013

27) van Zanten AH, et al：High-Protein Enteral Nutrition Enriched With Immune-Modulating Nutrients vs Standard High-Protein Enteral Nutrition and Nosocomial Infections in the ICU: A Randomized Clinical Trial. JAMA, 312：514-524, 2014 ★★★

28) Marik PE & Zaloga GP：Immunonutrition in critically ill patients: a systematic review and analysis of the literature. Intensive Care Med, 34：1980-1990, 2008

29) Radrizzani D, et al：Early enteral immunonutrition vs. parenteral nutrition in critically ill patients without severe sepsis: a randomized clinical trial. Intensive Care Med, 32(8)：1191-1198, 2006 ★★★

30) Bertolini G, et al：Early enteral immunonutrition in patients with severe sepsis: results of an interim analysis of a randomized multicentre clinical trial. Intensive Care Med, 29：834-840, 2003 ★★

第3章 栄養療法の実際

4. ICU患者の腸内細菌叢・腸内環境の変化とプロ / プレ / シンバイオティクス療法

山田知輝，清水健太郎，小倉裕司

Point

- 腸内細菌叢や短鎖脂肪酸は，生体にとって重要な役割を果たしている
- いわゆる「善玉菌」や短鎖脂肪酸は，重症病態では著しく減少している
- 重症患者において腸内環境を整えるプロ / プレ / シンバイオティクス療法の効果が検証されている
- 肯定的な研究が数多くあるが，効果は未だ定まっていない

はじめに

　全身性炎症反応症候群（systemic inflammatory response syndrome：SIRS）をきたす重症患者において，腸管は主要な標的臓器の1つである．腸管内の細菌や毒素，腸間膜リンパ成分，腸管粘膜免疫バランスの崩壊などが，全身性炎症反応の進行や感染症の合併を引き起こす可能性が指摘されている[1]．

　近年，生体に有用な効果をもたらす微生物（生菌製剤＝プロバイオティクス：ビフィズス菌や乳酸菌など）とその微生物を選択的に増殖させる効果をもつ非消化性の食物（菌の増殖因子＝プレバイオティクス：食物繊維やオリゴ糖など）の同時投与（＝シンバイオティクス）が，腸内細菌叢のバランスを保つ新たな腸管内治療として注目され，評価が進められている．本稿では，ICU患者における腸内細菌叢，腸内環境の変化とプロ / プレ / シンバイオティクス療法の有効性に関して述べる．

1 腸内細菌叢，短鎖脂肪酸の役割

　健常腸内細菌は宿主であるヒトの100倍以上のゲノムを有しており，生体に豊富なシグ

ナルを送り続ける観点からその重要性が強調されている．正常な腸内細菌叢の大部分を占めるBacteroides，Clostridium，Bifidobacteriumなどの偏性嫌気性菌（酸素のない状況でのみ生育できる細菌）は，日常臨床では便培養の対象にならない．しかしながら，偏性嫌気性菌は他の細菌増殖を抑える働きがあり，重症病態においてきわめて重要な意味をもつと考えられる．偏性嫌気性菌などの腸内細菌叢の主な役割として短鎖脂肪酸の産生，ビタミン・電解質などの代謝，大腸上皮細胞の増殖，免疫調節，感染防御などが知られている．また腸内細菌の発酵物である短鎖脂肪酸（主に酪酸，酢酸，プロピオン酸）は，ヒトの大腸内において多彩な機能を発揮し，生体内の炎症反応との関連も最近の研究で明らかになってきている．特に，短鎖脂肪酸の1つである酪酸は，抗炎症作用のみならず，腸管バリア機能，消化管ホルモン産生などにおいて重要な役割をもつことが報告されている[2]．こうした偏性嫌気性菌など，生体にとって有利な役割を果たしている腸内細菌は一般的に「善玉菌」と呼ばれることがある．

以前より腸内細菌叢や短鎖脂肪酸の変化と肥満，大腸がん，アレルギー疾患など各種疾患との関連性が報告されており，ここ最近，SIRS患者におけるこれらの変化も検討されつつある[3, 4]．

② ICU患者における腸内細菌叢，腸内環境の変化

ICU入室中のSIRS患者25人において便中細菌叢と短鎖脂肪酸を評価したところ，SIRS患者の腸内細菌叢は崩壊していることが明らかとなった．特に「善玉菌」であるBifidobacteriumとLactobacillusは健常人の1/100～1/1,000程度に減少し，「病原性」を有するブドウ球菌数は，健常人の100倍程度まで増加していた（図1A，B）．また，腸内細菌叢の崩壊と同時に，短鎖脂肪酸（酢酸，プロピオン酸，酪酸）の産生はいずれも減少し，腸管内pHも上昇し，腸内環境の崩壊もみられた（図1C，D）．なお，下痢や菌血症を合併した患者や結果的に死亡した患者はこの傾向がより顕著であり，経腸栄養を行っていた患者はそうでない患者に比較してこの傾向はより緩やかであった[3]．

また，SIRSの診断基準を満たし，CRPが10mg/dL以上であった140名のICU患者における便中短鎖脂肪酸濃度，腸内細菌叢の経時変化を評価し，かつ健康ボランティアのデータと比較した．こうしたICU患者での短鎖脂肪酸（酢酸，プロピオン酸，酪酸）の便中濃度は健康ボランティアより低値であり，ICU在室中の6週間は低いままであった（図2A）．腸内細菌叢に関しては，偏性嫌気性菌の総数やBacteroidaceae数は5週目まで，Bifidobacterium数は6週目まで低いままであった（図2B）．また，腸炎や蠕動不全を含む消化管合併症を合併した患者の便中短鎖脂肪酸濃度は，そうでない患者に比べ低値であった[4]．

以上の結果から，SIRS患者では長らく腸内細菌叢の崩壊が起きており，特に偏性嫌気

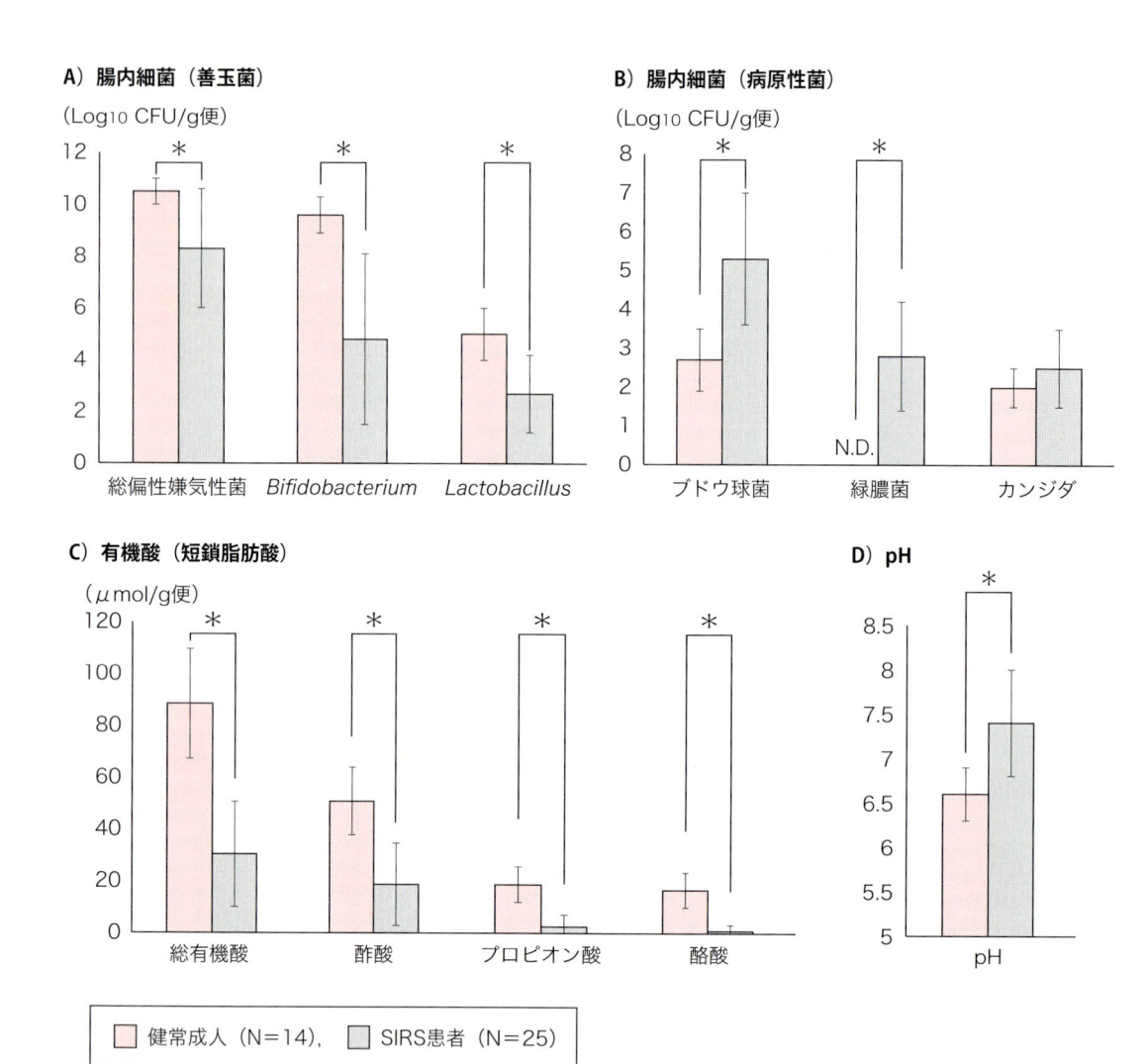

図1 ● SIRS患者における腸内細菌叢，腸内環境の変化
A) 腸内細菌（善玉菌），B) 腸内細菌（病原性菌），C) 有機酸（短鎖脂肪酸），D) pH
SIRS患者の腸内細菌叢では善玉菌は減少し，病原性菌が増加していた．また有機酸は減少し，便のpHは上昇していた
CFU：colony forming unit　N.D.：Not Detected　$*p<0.05$
文献3を参考に作製

性菌の減少に伴い短鎖脂肪酸の産生は減少しやすく，腸管内のpHは上昇して腸内環境は悪化し，腸内の悪循環が形成されると考えられる（図3）．したがって，SIRS患者において腸内細菌叢の崩壊をまず防ぐことが腸管内の悪循環を避けるために重要と考えられる．

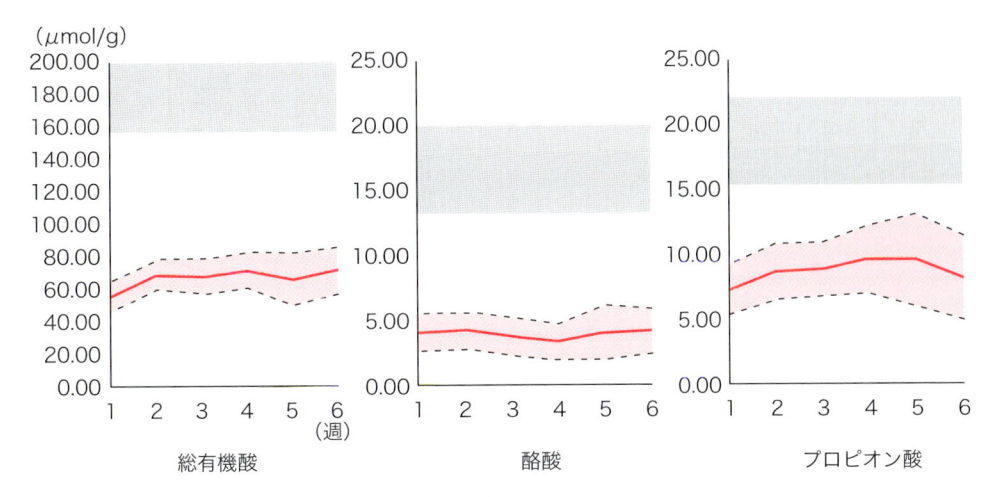

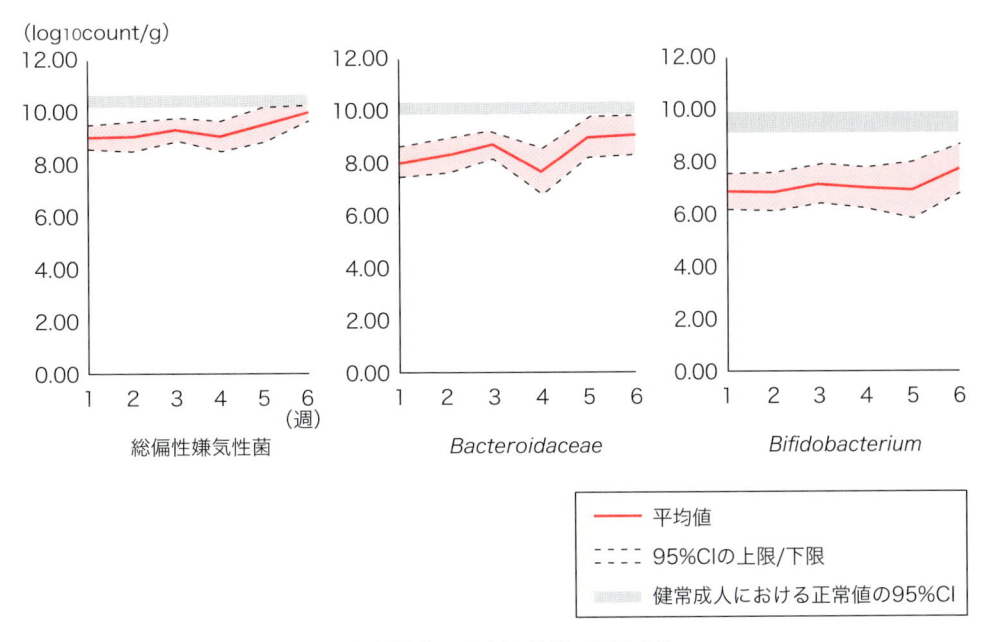

A) 便中有機酸の変化

(μmol/g) 総有機酸 / 酪酸 / プロピオン酸

B) 腸内細菌叢の変化：偏性嫌気性菌

(log₁₀count/g) 総偏性嫌気性菌 / *Bacteroidaceae* / *Bifidobacterium*

凡例：
— 平均値
---- 95%CIの上限/下限
▨ 健常成人における正常値の95%CI

図2 重症SIRS患者における便中有機酸，腸内細菌叢の経時変化
A) 有機酸（短鎖脂肪酸）の経時変化，B) 腸内細菌叢（偏性嫌気性菌）の経時変化
ICU患者での短鎖脂肪酸の便中濃度はICU入室時から6週目にかけて低いままであり，腸内細菌叢に関しては，偏性嫌気性菌の総数や*Bacteroidaceae*数は5週目まで，*Bifidobacterium*数は6週目まで低いままであった
文献4より引用

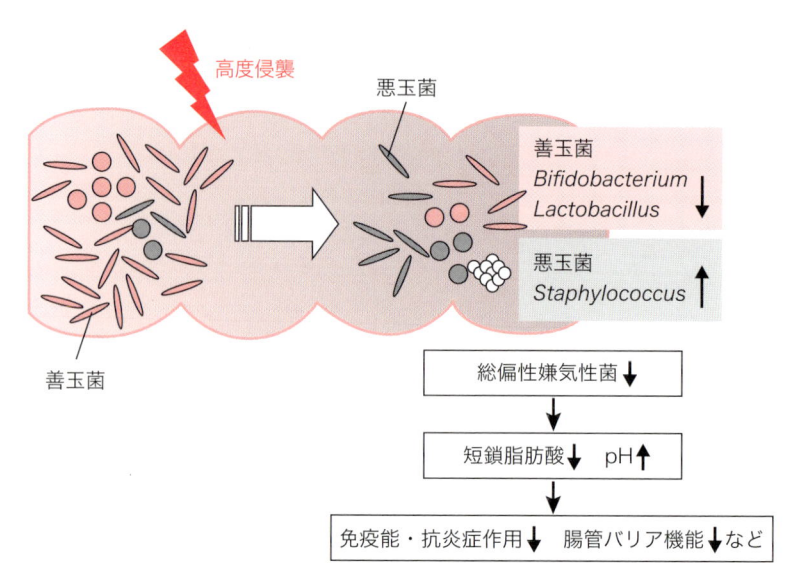

図3　SIRS患者の腸内細菌叢，腸内環境の変化

SIRS患者において，腸内細菌のバランスが崩れ，善玉菌は減少する一方，病原菌は増加する．偏性嫌気性菌の顕著な減少により，短鎖脂肪酸が減少し，pHが増加し，腸内環境の悪循環をきたし，免疫能や腸管バリア機能を低下させ，感染合併症をきたす

❸ ICU患者におけるプロ/プレ/シンバイオティクス療法の有効性

1）プロ/プレ/シンバイオティクス療法の効果：基礎研究報告

　　腸内の「善玉菌」である*Lactobacillus*, *Bifidobacterium*は，腸内環境を整える短鎖脂肪酸を産生し，NK（natural killer）細胞活性，液性免疫，細胞性免疫などの免疫能を上昇させ，感染に対する防御力を高めることが報告されている．また，マウスの*Salmonella enterica serovar Typhimurium*腸管内感染モデルでは*Bifidobacterium*とオリゴ糖を投与すると，バクテリアルトランスロケーションが有意に少なくなることも示されている[5]．したがって，腸内環境を整える（＝「善玉菌」を増やす）ことがSIRS患者においても有効性を発揮する可能性があり，近年プロ/プレ/シンバイオティクス療法の効果が検証されている．

2）SIRS患者におけるプロ/プレ/シンバイオティクス療法の効果の検討

　　われわれは，SIRS患者をシンバイオティクス〔乳酸菌製剤（*Bifidobacterium breve*ヤクルト株，*Lactobacillus casei*シロタ株）＋オリゴ糖〕投与群と非投与群に分け，腸内細菌叢，便中有機酸，便中pHと感染合併症を後ろ向きに比較検討した．その結果，シンバイオティクス投与群では非投与群に比べ，便中の*Bifidobacterium*, *Lactobacillus*が高く維持されるのみならず，短鎖脂肪酸である便中の酢酸，酪酸値を保つことが可能であった（図4A，B）．また，シンバイオティクス投与群では非投与群に比べ，感染合併症（腸炎，

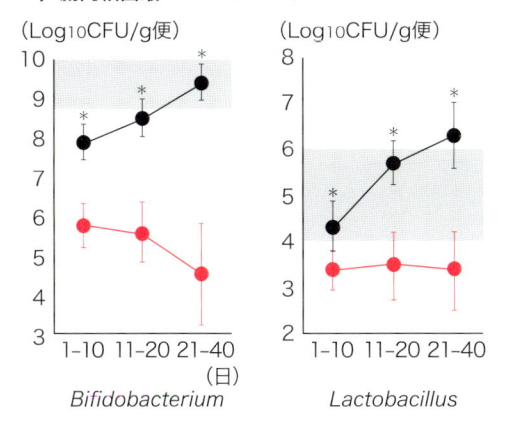

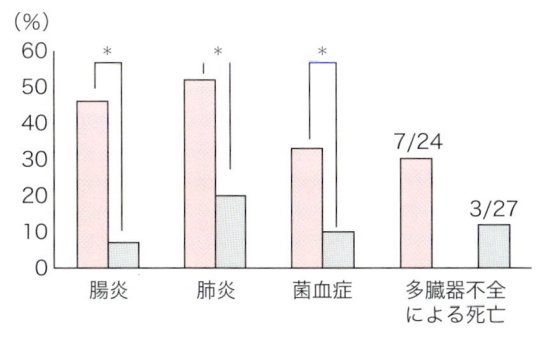

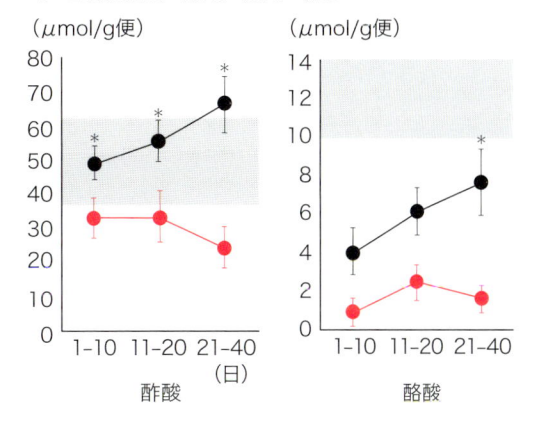

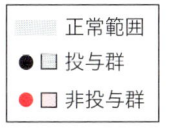

図4 ● SIRS患者に対するシンバイオティクス療法の効果に関する検討（投与群29例，非投与群26例）
A）腸内細菌叢（*Bifidobacterium* と *Lactobacillus*）の推移，B）短鎖脂肪酸（酢酸と酪酸）の推移，C）感染合併症，多臓器不全による死亡率の比較
シンバイオティクス投与群では非投与群に比べ，便中の*Bifidobacterium*，*Lactobacillus*が高く維持され，便中の酢酸，酪酸値を保つことが可能であった．また，投与群では非投与群に比べ，感染合併症（腸炎，肺炎，菌血症）が有意に減少し，多臓器不全による死亡を減らす傾向があった
A）〜C）＊ $p<0.05$, 非投与群 vs 投与群；Data as mean ± SE, C）多臓器不全による死亡 $p=0.15$
A），B）文献6を参考に作製，C）文献6より引用

肺炎，菌血症）が有意に減少し，多臓器不全による死亡を減らす傾向があることを報告した．（図4C）．以上の結果より，シンバイオティクス療法は，SIRS患者の腸内細菌叢および腸内環境を維持し，経過中の感染合併症を減少させる可能性がある[6]．

3）重症病態に対するプロ/プレ/シンバイオティクス療法のエビデンス

ICU患者へのプロ/プレ/シンバイオティクス投与にはいくつかの報告がある．

a）待機手術

手術侵襲に関する前向き試験では，肝移植術を施行した患者において，シンバイオティクス投与群の術後感染症は腸管内除菌群に比べ有意に低く[7]，シンバイオティクス療法と

して4種類の乳酸菌と4種類の食物繊維を組み合わせて投与すると，さらに術後感染症は減少したという報告[8]や，胆道がんに対し手術を施行した患者において，シンバイオティクス投与群では非投与群に比べ術後感染症の発生率が有意に減少したという報告[9]，幽門部温存膵頭十二指腸切除術後の感染合併症合併率，抗菌薬投与日数が減少したという報告[10]などがある．これらの結果をはじめとする，腹部手術に際してのプロ/プレ/シンバイオティクス療法に関して検討したRCT13件（プロバイオティクス療法計182名，シンバイオティクス療法計304名，対照群計478名の総計964名）に関してメタ解析もなされており，術後感染合併症に関して，プロバイオティクス療法（5研究：統合オッズ比 0.25, 95％CI 0.23〜0.75, $p=0.003$）でもシンバイオティクス療法（9研究：統合オッズ比 0.42, 95％CI 0.1〜0.6, $p=0.002$）でも術後感染症を減らしていた[11]．

b）外傷

外傷に関しては，65例の多発外傷患者中，シンバイオティクス投与群の感染合併症が有意に低下し，TNF-α，IL-6などの炎症マーカーも低下したとの報告[12]がある．また，113例の外傷患者をグルタミン，ファイバー，ペプチド，シンバイオティクス投与の4群にわけて前向きに比較検討した研究では，シンバイオティクス投与群の肺炎の合併症はほか3群に比べ有意に低かった（16％ vs 40％, $p=0.032$）[13]．さらには頭部外傷のみ52例を対象としたRCTで，プロバイオティクス療法により免疫応答を調整し，特に後期での感染合併症を減じる傾向があり（34.6％ vs 57.7％, $p=0.095$），ICU滞在期間を短縮した（6.8±3.8日 vs 10.7±7.3日, $p=0.034$）．ただし28日死亡率には影響はなかった[14]．外傷患者に対するプロ/プレ/シンバイオティクス療法のメタ解析（5研究，計281名）も報告があり，プロバイオティクス療法により院内感染（5研究：相対リスク比 0.65, 95％CI 0.45〜0.94, $p=0.02$）やVAP（ventilator-associated pneumonia：人工呼吸器関連肺炎，3研究：相対リスク比 0.59, 95％CI 0.42〜0.81, $p=0.001$）を減らし，ICU滞在期間を短縮することができた（2研究：標準化した平均値の差 -0.71, 95％CI -1.09〜-0.34, $p<0.001$）が，生存率には影響がなかった（4研究：相対リスク比 0.63, 95％CI 0.32〜1.26, $p=0.19$）との結果であった[15]．

c）急性膵炎

急性膵炎では特に注目すべき議論がある．Oláhらは，45例の急性膵炎症例において単施設・二重盲検のRCTを行い，シンバイオティクス投与群とコントロール群（加熱死菌乳酸菌）で合併症の発生率を比較検討した結果，感染性の膵壊死や膿瘍の合併率は有意に減少した（投与群4.5％ vs 非投与群30.4％, $p<0.05$）[16]．一方，Besselinkらは，多施設・二重盲検・プラセボ対照RCTを行い，298人の重症急性膵炎に4種類の生菌製剤を使用したところ感染合併症に有意差はなかった（相対リスク比 1.06, 95％CI 0.75〜1.51）が，死亡率が投与群で有意に高かった（相対リスク比 2.53, 95％CI 1.22〜5.25）と報告した[17] [LRCT]．死亡の一因として，投与群において腸管虚血が合併症として多く認めら

れたことが述べられている．なお，投与した生菌製剤による菌血症はなかった．

d) ICU患者の人工呼吸器関連肺炎

ICUでの人工呼吸器下患者（疾患はさまざま）を対象にシンバイオティクスを投与し，VAP発生率を検討した研究も複数ある．138例のICU患者を対象にした比較的大きなRCT（二重盲検，プラセボ対照）で，シンバイオティクス投与によってVAP発生率が有意に低下した（投与群19.1％ vs 非投与群40.0％，p＜0.05）と報告[18]しているが，一方で，VAP発生率に有意差は認められなかったという報告[19〜21]［19, 20：LRCT］もある．また，VAPに対するプロバイオティクス療法の効果に関するメタ解析（5編のRCT，総計795名を含む）があり，プロバイオティクス群の方が対照群よりもVAP発生率が有意に低かった（患者総数689名：固定効果モデルでのオッズ比0.61，95％CI 0.41〜0.91，変量効果モデルでのオッズ比0.55，95％CI 0.31〜0.98)[22]．ただし，この解析には外傷患者を対象とした前出の報告[12]が含まれており，VAP発生率がきわめて高い．この研究を除いたサブグループ解析ではプロバイオティクス群の方がVAP発生率は低い傾向が認められたが有意差はなかった．2012年に報告された重症患者に対するプロバイオティクス療法の効果を検討したシステマティックレビューではVAPを報告した7研究（計1,193名のICU患者）に関してメタ解析を行い，プロバイオティクスはVAP減少に関与していた（相対リスク比0.75，95％CI 0.59〜0.97，p＝0.03，異質性の検定p＝0.16，$I^2＝35％$)[23]．

e) 抗菌薬使用患者の下痢

*Clostridium difficile*によるものを含め，抗菌薬投与に関連して起こる下痢〔抗菌薬関連性下痢症：antibiotic-associated diarrhea（AAD）〕もICU患者ではしばしば生じ，経腸栄養の変更を余儀なくされることもあるため重要な問題である．ICU患者に限らず，これまでプロバイオティクス投与はAADを減少させることが報告されていたが[24, 25]，PLACIDE studyという抗菌薬を投与された高齢患者2,941人を対象とした大規模な多施設二重盲検プラセボ対照RCTが行われ，二群間でAADの発生率や有害事象などは同等であった[26]［LRCT］．なお，同文献内でAADに関して，同様の4件の研究でメタ解析が行われているが，プロバイオティクス投与患者でAADのリスクは有意に低下したものの，その差は小さく（リスク差－0.04，95％CI －0.06〜－0.02），かつ，研究の検索範囲を制限したにもかかわらず統計学的異質性が高い（$I^2＝90％$）ことからも，臨床的意義はなさそうである．

f) その他

2012年の重症患者に対するプロバイオティクス療法の効果を検討したシステマティックレビュー[23]では，ICU患者に対するプロバイオティクス療法の効果に関するRCTのメタ解析を行っており，感染合併症（11研究），VAP（7研究）に関してはプロバイオティクス群で有意に減少させることができた（感染合併症：相対リスク比0.82，95％CI 0.69〜0.99，p＝0.03，異質性の検定p＝0.05，$I^2＝44％$．VAP：相対リスク比0.75，95％CI 0.59〜0.97，p＝0.03，異質性の検定p＝0.16，$I^2＝35％$）が，院内死亡率（14研

究），ICU死亡率（6研究），在院日数（11研究），ICU在室日数（12研究），下痢（8研究）に関しては有意差を見出せなかった．また，この研究では興味深いサブグループ解析も行っている．

①プロバイオティクス投与量に関して，対象研究で用いている投与量の中央値で2群に群分けし，投与量が多い群（5×10^9 CFU/日以上）と少ない群（5×10^9 CFU/日未満）とを比較したが感染合併率には差はなかった．

②腸管内で抗炎症作用があることや，腸管壁バリア機能を強化することが知られている*Lactobacillus plantarum*を，単独またはほかのプロバイオティクスとの併用で用いた場合，プロバイオティクス群で感染合併率は顕著に減少した（4研究：相対リスク比0.70，95% CI 0.50〜0.97，p＝0.03）．しかし，*L. plantarum*を含まないほかの研究の集計と比較するとその効果に有意差はなかった（*L. plantarum*を含む4研究 vs 含まない5研究，p＝0.20）．

③同様に，腸管上皮細胞に有益な効果を発揮し，細胞保護に働くヒートショックプロテインの産生を促進・増加させ，創傷治癒を促進することが示されている*Lactobacillus rhamnosus* GG（LGG）の使用に関して検討したが，LGGを使用した試験とLGGを使用しなかった試験では効果に差はなかった．

④重症度の高い対象患者の研究（7研究：コントロール群で死亡率が14%以上）では感染症を減少させる傾向があった（相対リスク比0.75，95% CI 0.56〜1.01，p＝0.06）が，重症度の低い対象患者の研究（4研究：コントロール群で死亡率が14%未満）では差はなかった（相対リスク比0.88，95% CI 0.66〜1.18，p＝0.40）．

⑤RCTの質を評価し，質の高い研究群（5研究）では感染合併症に差はなかった（相対リスク比0.96，95% CI 0.77〜1.19，p＝0.69）が，低い研究群（6研究）では感染合併症率が有意に減少（相対リスク比0.70，95% CI 0.58〜0.85，p＝0.0003）した（サブグループ間の差 p＝0.03）．

これまでも，プロ/プレ/シンバイオティクスに関する研究は対象疾患や用量，種類によっても結果が違い，その研究の異質性（heterogeneity）が問題になってきた．このシステマティックレビューでは，死亡率からみた重症度別で評価すると重症度が高くない群において感染合併症に関する有意差がなくなることや，質の高いRCTを行うと有意差がないことから，プロ/プレ/シンバイオティクス療法の対象患者に関しても今後見直しが求められる．

● まとめ

プロ/プレ/シンバイオティクス療法は腸内細菌叢を安定させ，ICU患者でも有益である可能性があり，数々の研究結果が報告されている．しかし，対象疾患はもとより，投与

製剤の種類，投与量も研究によってさまざまであり，システマティックレビューやメタ解析の中では異質性が問題になり，確固たる結論は出ていない．重症患者に対してのプロ/プレ/シンバイオティクス療法が安全に広がっていくには，さらなる質の高い前向き研究による評価が必要と考えられる．

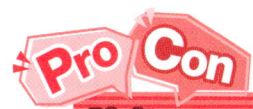

Pro Con 論点のまとめ

プロ/プレ/シンバイオティクス療法に関する賛成論・反対論

【Pro】
- ICU患者に対するプロ/プレ/シンバイオティクス療法はVAPを含めた感染症合併率を減少させる効果がある
- 特に待機手術症例や外傷症例で肯定的なエビデンスが多い
- 一般ICU患者に対する効果を検討したメタ解析では，有意に感染合併症を減らすことが示された

【Con】
- ICU患者に対するプロ/プレ/シンバイオティクス療法の効果は明らかでない
- 投与量，投与製剤，対象疾患によって効果はばらばらである
- 研究によってもその効果が変わる
- 急性膵炎に関しては死亡率を上げる可能性があり，シンバイオティクス療法群で腸管虚血が合併症として多く認められた

文献

1) MacFie J, et al：Gut origin of sepsis：a prospective study investigating associations between bacterial translocation, gastric microflora, and septic morbidity. Gut, 45：223-228, 1999
   → 手術侵襲でバクテリアルトランスロケーションが生じることを示した

[必読] 2) 清水健太郎，他：侵襲期における短鎖脂肪酸の重要性．外科と代謝・栄養, 44：301-309, 2010
   → 腸内細菌叢，短鎖脂肪酸に関する総説

[必読] 3) Shimizu K, et al：Altered gut flora and environment in patients with severe SIRS. J Trauma, 60：126-133, 2006
   → SIRS患者の腸内細菌叢，腸内環境の乱れをはじめて報告した

4) Yamada T, et al：Rapid and Sustained Long-Term Decrease of Fecal Short-Chain Fatty Acids in Critically Ill Patients With Systemic Inflammatory Response Syndrome. J Parenter Enteral Nutr, : 2014 Apr 7.［Epub ahead of print］
   → 重症SIRS患者140人．腸内細菌叢，短鎖脂肪酸が長期間低値のまま

5) Asahara T, et al：Increased resistance of mice to Salmonella enterica serovar Typhimurium infection by synbiotic administration of Bifidobacteria and transgalactosylated oligosaccharides. J Appl Microbiol, 91：985-996, 2001
   → マウス腸管内感染モデルに対し，*Bifidobacterium* ＋オリゴ糖投与にて，バクテリアルトランスロケーションが減少

6) Shimizu K, et al：Synbiotics decrease the incidence of septic complications in patients with severe SIRS：a preliminary report. Dig Dis Sci, 54：1071-1078, 2009
   → シンバイオティクス療法にてSIRS患者の感染合併症が減少した

7) Rayes N, et al：Early enteral supply of lactobacillus and fiber versus selective bowel decontamination：a controlled trial in liver transplant recipients. Transplantation, 74：123-127, 2002 ★★

→ 95例の肝移植症例でのRCT. 術後感染症率低下

8) Rayes N, et al：Supply of pre- and probiotics reduces bacterial infection rates after liver transplantation--a randomized, double-blind trial. Am J Transplant, 5：125-130, 2005 ★★
　→ 66例の肝移植症例でのRCT. シンバイオティクス（4種の生菌＋4種の食物繊維）vs プレバイオティクス（食物繊維のみ）. シンバイオティクス群でより術後感染症率低下

9) Kanazawa H, et al：Synbiotics reduce postoperative infectious complications：a randomized controlled trial in biliary cancer patients undergoing hepatectomy. Langenbecks Arch Surg, 390：104-113, 2005 ★★
　→ 44例の胆道癌症例でのRCT. 術後の感染症発生率が減少

10) Rayes N, et al：Effect of enteral nutrition and synbiotics on bacterial infection rates after pylorus-preserving pancreatoduodenectomy：a randomized, double-blind trial. Ann Surg, 246：36-41, 2007 ★★
　→ 80例の幽門温存膵頭十二指腸切除術患者でのRCT. 術後の感染症発生率が減少

11) Kinross JM, et al：A meta-analysis of probiotic and synbiotic use in elective surgery：does nutrition modulation of the gut microbiome improve clinical outcome？ J Parenter Enteral Nutr, 37：243-253, 2013
　→ 待機手術におけるプロ/プレ・シンバイオティクス療法のメタ解析

12) Kotzampassi K, et al：Benefits of a synbiotic formula（Synbiotic 2000Forte）in critically Ill trauma patients：early results of a randomized controlled trial. World J Surg, 30：1848-1855, 2006 ★★
　→ 65例の多発外傷患者でのRCT. 感染合併症低下＋TNF-α, IL-6などの炎症マーカーも低下

13) Spindler-Vesel A, et al：Synbiotics, prebiotics, glutamine, or peptide in early enteral nutrition：a randomized study in trauma patients. JPEN J Parenter Enteral Nutr, 31：119-126, 2007 ★★
　→ 113例の外傷患者でのRCT. グルタミン, ファイバー, ペプチド, シンバイオティクスの4群にわけて比較検討→シンバイオティクス投与群で肺炎合併率低下

14) Tan M, et al：Effects of probiotics on serum levels of Th1/Th2 cytokine and clinical outcomes in severe traumatic brain-injured patients：a prospective randomized pilot study. Crit Care, 15：R290, 2011 ★★
　→ 頭部外傷52例でのRCT. 感染合併症減少, ICU滞在期間短縮

15) Gu WJ, et al：The effects of probiotics in early enteral nutrition on the outcomes of trauma：a meta-analysis of randomized controlled trials. JPEN J Parenter Enteral Nutr, 37：310-317, 2013
　→ 外傷患者に対するプロバイオティクス療法のメタ解析

16) Oláh A, et al：Randomized clinical trial of specific lactobacillus and fibre supplement to early enteral nutrition in patients with acute pancreatitis. Br J Surg, 89：1103-1107, 2002 ★★
　→ 45例の急性膵炎症例. 感染性膵壊死や膿瘍の合併率低下

17) Besselink MG, et al：Probiotic prophylaxis in predicted severe acute pancreatitis：a randomised, double-blind, placebo-controlled trial. Lancet, 371：651-659, 2008 ★★★
　→ 298人の重症急性膵炎. 投与群で死亡率増加

18) Morrow LE, et al：Probiotic prophylaxis of ventilator-associated pneumonia：a blinded, randomized, controlled trial. Am J Respir Crit Care Med, 182：1058-1064, 2010 ★★
　→ 138例のICU患者. VAP発生率が低下

19) Forestier C, et al：Oral probiotic and prevention of Pseudomonas aeruginosa infections：a randomized, double-blind, placebo-controlled pilot study in intensive care unit patients. Crit Care 12：R69, 2008 ★★★
　→ 208例のICU患者. VAPの発生率に有意差なし

20) Knight DJ, et al：Effect of synbiotic therapy on the incidence of ventilator associated pneumonia in critically ill patients：a randomised, double-blind, placebo-controlled trial. Intensive Care Med, 35：854-861, 2009 ★★★
　→ 259例の人工呼吸器下患者. VAP発生率に有意差なし

21) Barraud D, et al：Probiotics in the critically ill patient：a double blind, randomized, placebo-controlled trial. Intensive Care Med, 36：1540-1547, 2010 ★★
　→ 167例の人工呼吸器下患者. CRBSI（catheter-related blood stream infection：カテーテル関連血流感染症）は有意に減らしたが, VAP発生率に有意差なし

22) Siempos II, et al.：Impact of the administration of probiotics on the incidence of ventilator-associated pneumonia：a meta-analysis of randomized controlled trials. Crit Care Med, 38：954-962, 2010
　→ VAPに対するプロバイオティクス療法の効果に関するメタ解析

必読 23) Petrof EO, et al：Probiotics in the critically ill：a systematic review of the randomized trial evidence. Crit Care Med, 40：3290-3302, 2012
　　→ 重症患者に対するプロバイオティクス療法の効果を検討したシステマティックレビュー

24) Hickson M, et al：Use of probiotic Lactobacillus preparation to prevent diarrhoea associated with antibiotics：randomised double blind placebo controlled trial. BMJ, 335：80-83, 2007 ★★
　　→ 抗菌薬を投与された入院患者135人．AADの発生率が低下

25) D'Souza AL, et al：Probiotics in prevention of antibiotic associated diarrhoea：meta-analysis. BMJ, 324：1361-1364, 2002
　　→ プロバイオティクスのAAD予防効果についてのメタ解析．予防効果あり

必読 26) Allen SJ, et al：Lactobacilli and bifidobacteria in the prevention of antibiotic-associated diarrhoea and Clostridium difficile diarrhoea in older inpatients（PLACIDE）：a randomised, double-blind, placebo-controlled, multicentre trial. Lancet, 382：1249-1257, 2013 ★★★
　　→ 高齢患者2,941人を対象としたRCT．AADの発生率や有害事象などに有意差なし

第3章 栄養療法の実際

5. 栄養ガイドラインの比較
各国ガイドラインの特徴と相違点

山田　勇，小谷穣治

Point

すべてのガイドラインは以下の点でおおむね一致している

- 経腸栄養（EN）が可能ならば静脈栄養（PN）よりも優先して行う
- 経腸栄養の開始時期はできるだけ早期に，少なくとも24〜48時間以内には開始する
- 消費エネルギー量の推定には間接熱量計の使用が望まれるが，推定式を使用する際には過栄養に注意する（特に肥満患者）
- 栄養障害がない限り，経腸栄養に加えてエネルギー不足分を補う補足的静脈栄養（SPN）は最初の1週間は行わない（ESPEN-EN-G2006では3日目から考慮）
- 免疫調整栄養剤の投与は病態により推奨度が異なる

はじめに

　重症患者における栄養管理の不備は合併症を増加させ，予後を悪化させる．重症患者の栄養管理は国，地域，施設間で相違があり，そのことで予後に影響が及んでいる可能性がある．近年多くの臨床試験が行われエビデンスに基づいた各種栄養ガイドライン（GL）が作成，改訂されている．栄養ガイドラインを正しく理解し個々の患者の病態に合わせた栄養管理を行うことが，重症患者の予後改善につながる．

1 栄養ガイドラインの種類

　現在，一般に広く認知されている国際的な栄養GLとしては，2006年に欧州静脈経腸栄養学会（ESPEN）から発表された「経腸栄養ガイドライン2006」[1,2]（ESPEN-EN-G2006），同じく2009年にESPENから発表された「静脈栄養ガイドライン」[3,4]

(ESPEN-G-PN2009)，米国静脈経腸栄養学会（ASPEN）および米国集中治療医学会（SCCM）より合同で発表された「**重症患者に対するガイドライン**」[5]（**SCCM/ASPEN-G2009**）や2003年にカナダのCritical Care Nutritionグループから発表され現在もWeb上で改訂されている「**人工呼吸器管理下の成人ICU患者に対する栄養ガイドライン**」[6, 7]（**CCPG**）が存在している．日本では2011年に日本呼吸療法医学会が「**急性呼吸不全による人工呼吸患者の栄養管理ガイドライン**」[8]を発表している．以下，それらGLについて比較，概説する．なお，推奨には否定形もあり，例えば，「強く推奨しない」というGrade Aもある．

❷ ESPENガイドライン

ESPENガイドラインの推奨度を表1に示す．

1）栄養管理の適応およびその開始時期

- 術前に6カ月で10〜15％以上の体重減少やBMI＜18.5 kg/m^2，SGA（subjective global assessment：主観的包括的評価）でGrade C，または血清アルブミン値＜3.0 g/dLのうち1つでも該当すれば術前に10〜14日間の（経腸または経静脈的）栄養管理を行う（Grade A）

> **一口メモ　SGA**
> 体重の変化，食事摂取量の変化，消化器症状，ADLなどの身体機能，疾患と栄養必要量との関係，その他の身体計測（上腕周囲長等々）など問診と身体所見から主観的に栄養状態を判定する評価法である．評価する医療従事者の主観的評価であるので，その信頼性を確保するために一定の教育と錬度を要する．

表1　ESPENガイドラインにおけるエビデンス評価システム

推奨度の強さ (Grade)
A　レベルⅠa，Ⅰb研究により立証されたもの
B　レベルⅡa，Ⅱb，Ⅲ研究により立証されたもの
C　レベルⅣ研究により立証されたもの

エビデンスレベル
Ⅰa　無作為化比較試験のメタ解析
Ⅰb　少なくとも一つの無作為化比較試験
Ⅱa　少なくとも一つ以上の非無作為化であるが適切にデザインされた比較試験
Ⅱb　少なくとも一つ以上の上記以外の適切にデザインされた準実証研究
Ⅲ　適切にデザインされた非実証・記述的研究（比較試験，相関研究，症例対照研究）
Ⅳ　専門家の意見や高名な権威者の臨床経験

文献9より引用

- 術前に7日以上の絶食，または必要摂取量の60％以下が10日間以上認められる場合はすみやかに栄養管理を行う（Grade C）
- 頭頸部または消化器領域で大きな手術を受けた（Grade A）あるいは術後10日以上にわたり十分量（＜60％）が経口摂取できない（Grade C）患者は経管栄養〔EN（enteral nutrition：経腸栄養）〕を術後早期に行う
- 術後経管栄養の開始時期は24時間以内とする（Grade A）
- ICU入室後，3日以内に十分な経口摂取ができない場合はENを開始する（Grade C）
- ICU患者で循環動態が安定し消化管が機能しているなら24時間以内にENを開始する（Grade C）
- 術後患者では腸閉塞や腸管虚血または重篤な循環不全状態を除き，栄養投与ルートはPN（parenteral nutrition：静脈栄養）よりENが推奨される（Grade C）

2）投与量

- ICU患者でのENの投与量は急性期には20〜25 kcal/kg/日を超えず，回復期では25〜30 kcal/kg/日とする（Grade C）
- PN時の目標投与量（エネルギー量）は間接熱量計での測定が推奨される（Grade B）
- PNにおける目標投与量は通常25 kcal/kgであり，高度侵襲下では30 kcal/kg/日とし，タンパク質量は1.5 g/kg/日（理想体重）または全エネルギーの20％となるようにする（Grade B）
- PNではタンパク質：脂質：糖質の熱量比を2：3：5とする（Grade C）

3）ENの投与方法

- 経管栄養チューブの先端位置は胃内と小腸内とでは生存率に差は認められず（Grade C），留置に習熟した施設では小腸内留置とする
- 腹部手術患者では空腸瘻の造設や経鼻的に吻合部より肛門側への先端留置が望ましい（Grade A）
- 経管での経腸栄養剤の投与速度は10〜20 mL/時と低流量で開始し，その後漸増して5〜7日で目標エネルギー量に到達させる（Grade C）

4）補足的静脈栄養（supplemental parenteral nutrition：SPN）

- ICU患者でENが可能かつ十分量を投与できる場合はPNを行わない（Grade A）
- 術後合併症からの消化管機能不全によりENが7日以上行えない患者にはPNを行う（Grade A）
- ENの開始後7〜10日を経て必要投与量の60％を投与できない場合にはPNの併用を考

慮する（Grade C）

5）血糖管理

- PNを行っている重症患者では，血糖値が180 mg/dLを超える高血糖は感染合併症や死亡リスクが高くなるので，180 mg/dLを超えないように血糖管理を行う（Grade B）

6）栄養剤の選択

- ICU患者へのENにおいては，ペプチド製剤の投与がタンパク質製剤より有用であるとはいえず，ほとんどの患者においてはタンパク質製剤の投与が適している（Grade C）
- ICU患者において待機的上部消化管手術患者やAPACHE IIスコアが15点以下の中等度の敗血症患者には免疫調整栄養剤（アルギニン，ω-3系脂肪酸，核酸など添加）の投与は通常の栄養剤に比べ有用である（Grade B）が，重症敗血症患者では有害である可能性があり推奨できない（Grade B）

> **一口メモ　免疫調整栄養剤**
>
> 免疫調整栄養剤（immuno-modulating formulations）は免疫賦活もしくは免疫抑制を目的に特定の物質を添加または強化した栄養剤である．以前は，主としてアルギニン高配合の栄養剤に対してimmune-enhancing diet（免疫賦活栄養剤）という言葉が使われていたが，2002年頃より国際科学雑誌ではほとんど使われなくなり，代わりに，免疫に影響を及ぼす目的で投与される栄養素（剤）を免疫調整（栄養）剤と呼ぶようになった．明らかな定義付けを行ったコンセンサス会議は文献検索では見つからないが，この頃よりアルギニンが組織障害を引き起こす病態（重症の感染症など）が認知され，また，例えば抗炎症作用が期待されるω-3系多価不飽和脂肪酸の作用機序が必ずしも免疫抑制作用だけでは説明できないなど，免疫に影響を及ぼす栄養素を単純に免疫賦活と抑制に分類できないことが背景にあると思われる．

- 頸部がんや消化器がんの手術患者や高度外傷患者には免疫調整栄養剤の投与が推奨される（Grade B）
- 免疫調整栄養剤が熱傷に有用である十分なデータはない
- 熱傷患者への銅や亜鉛およびセレンなどの微量元素の投与量は標準量より多く投与する（Grade A）
- 重症外傷や熱傷ではグルタミン投与が推奨される（Grade A）
- 外科患者や一般的な重症患者に対するグルタミン投与が有用である十分なデータはない
- 可溶性ファイバーおよび*Lactobacillus*（乳酸菌）の投与は腹部外科患者の術後感染症の発生を低下させる
- ARDS（acute respiratory distress syndrome：急性呼吸促迫症候群）患者にω-3系脂肪酸や抗酸化物質の投与が推奨される（Grade B）

- 重症敗血症患者への免疫調整栄養剤の投与は有害である可能性があり推奨しない（Grade B）

❸ SCCM/ASPEN ガイドライン

SCCM/ASPEN の推奨度を表2に示す．

1）栄養管理の適応およびその開始時期

- 対象は2～3日以上の内科的および外科的集中治療を要する成人重症患者
- 従来の栄養評価法（血清アルブミンまたはプレアルブミン値や身体計測）は正確ではなく，体重の減少率，疾患の重症度，入院前の栄養摂取量，消化管機能などを包括的に評価する（Grade E）
- 栄養投与の経路としてはPNよりENが望ましい（Grade B）
- ENは入院後24～48時間以内に開始し（Grade C），その後48～72時間で目標エネルギー量に到達させる（Grade E）
- 血行動態が不安定な患者では血行動態が安定するまでENは延期する（Grade E）
- ENの開始に際して腸蠕動音の聴取や排便の有無の確認する必要はない（Grade B）

2）投与量

- 目標投与量は推定式（25～30 kcal/kg）では不正確となるため（特に肥満患者）間接熱量計による測定が推奨される（Grade C）

表2 ● ASPENガイドラインにおけるエビデンス評価システム

推奨度の強さ (Grade)	
A	少なくとも二つのレベルⅠ研究により立証されたもの
B	一つのレベルⅠ研究により立証されたもの
C	少なくとも一つのレベルⅡ研究により立証されたもの
D	少なくとも一つのレベルⅢ研究により立証されたもの
E	レベルⅣかⅤのエビデンスによるもの

エビデンスレベル	
Ⅰ	明確な結果を伴った大規模無作為化試験；偽陽性および／または偽陰性の危険性がともに低い
Ⅱ	明確な結果を伴わない小規模無作為化試験；偽陽性および／または偽陰性の危険性が中等度～高い
Ⅲ	非無作為化同時比較試験
Ⅳ	非無作為化過去症例比較試験
Ⅴ	症例報告，非比較試験，専門家の意見

文献10より引用

- ENを開始した最初の1週間は目標投与量の50〜65％以上を投与するように努める（Grade C）
- ENにおけるタンパク質投与量は肥満のない患者では1.2〜2.0 g/kg/日とするが，外傷や熱傷ではさらに多くのタンパク質を必要とする（Grade E）
- 肥満患者（BMI＞30）は（通常の）推定式では過栄養となるため，予測値の60〜70％あるいは11〜14 kcal/kg/日とし，22〜25 kcal/kg（理想体重）/日を超えないようにする．タンパク質量はBMIが30〜40 kg/m^{2}では2.0 g/kg/日（理想体重），40 kg/m^{2}以上では2.5 g/kg/日（理想体重）とする（Grade D）

3）ENの投与方法

- 誤嚥の可能性や胃内排泄遅延が認められる症例ではENチューブ先端は小腸内が望ましい（Grade C）
- EN時には腹部所見を含めた臨床所見やX線などから監視をする（Grade E）
- 胃内排泄遅延が認められる症例では胃内の停滞量が500 mL未満であるならENの中止は必要ない（Grade B）
- 誤嚥のリスクを評価し（Grade E），病態に応じて以下の具体策を講じる
  ①ICU挿管患者におけるEN施行時の誤嚥防止として頭位を30〜45度挙上する（Grade C）
  ②誤嚥のリスクが高く胃内排泄遅延が認められる場合は持続的投与とする（Grade D）
  ③呼吸器関連肺炎の予防としてクロルヘキシジンによる口腔内洗浄を2回/日の頻度で行う（Grade C）
  ④腸管蠕動促進薬を使用する（Grade C）
- 誤嚥の確認に栄養剤の着色やグルコオキシダーゼ法は用いない（Grade E）
- EN時に生じた下痢は原因精査を行う（Grade E）

4）SPN

- 入院時にタンパク質もしくはエネルギーの欠乏を認め，ENが行えない場合にはPNを早期に行う（Grade C）
- 上部消化管手術では，術前に低栄養状態でありENが実施できない場合に術前5〜7日前から術後にかけてPNを行う（Grade B）
- 上部消化管手術ではPNを術直後から開始すべきではなく，ENが行えない場合に術後5〜7日以後に開始する（Grade B）
- ENが実施できない，もしくは適切に行えない場合にはPNを行う（Grade C）
- ICU患者におけるPNでは，開始期にはある程度の低栄養は許容し最終的に必要投与量の80％を静脈内投与とすることを目標とする（Grade C）

- 術直後からのPNは上部消化管手術では予後改善が期待できないばかりか感染症のリスクを増加させる可能性があり，7日間以上の治療が見込まれる場合でのみ開始されるべきである（Grade B）
- ENのみで7〜10日後に目標投与量に達しない場合にはSPNを行う（Grade E）
- PNにて状態の安定化がなされてもENの開始や再開に努めなくてはならず，ENが開始，再開されたなら静脈投与量を減じ必要投与量の60％がENで投与されるまではPNを行う（Grade E）

5）血糖管理

- PNによる栄養支持療法では適切な血糖管理が必要で，（Grade B），その血清グルコース値としては110〜150 mg/dLが適切であろう（Grade E）

6）栄養剤の選択

- 免疫調整栄養剤（アルギニン，グルタミン，ω−3系脂肪酸，抗酸化物質）は頭頸部がんやメジャーサージェリーの術後，外傷，熱傷および人工呼吸器装着の重症患者などの患者に対し使用する．ただし重症敗血症が存在する場合はアルギニンの投与によりNO産生が高まる恐れがあり注意が必要である（外科ICU：Grade A，内科ICU：Grade B）
- ARDSなど重症急性肺障害を認める患者にはω−3系脂肪酸や抗酸化物質を含む経腸栄養剤を投与する（Grade A）
- 免疫調整栄養剤が，その治療効果を得るには必要全体量の50〜60％を占めなければならない（Grade C）
- EN時に発生した下痢では可溶性ファイバーの投与やタンパク質を低分子ペプチドに変更する（Grade E）
- プロバイオティクス製剤の投与は移植や大きな腹部手術，または重症外傷では予後改善につながる（Grade C）が，一般的なICU患者では一定の効果が認められず，その投与は推奨に至っていない
- 栄養管理下にある重症患者では抗酸化ビタミンと微量ミネラル（セレンなど）を組み合わせて投与する（Grade B）
- 熱傷，外傷，ICU患者のENではグルタミンを投与する（Grade B）
- ENが行えずPNを行う場合，最初の1週間は大豆油を含む製剤の投与は行わない（Grade D）
- PNが行われている重症患者では経静脈的グルタミン投与を考慮する（Grade C）

❹ CCPGガイドライン

推奨度の強さ　strongly recommended ＞ recommended ＞ should be considered ＞ no recommendation つまり "insufficient data"

1）栄養管理の適応およびその開始時期

- 対象は人工呼吸管理下にある成人ICU患者
- 感染合併率，安全性，コスト面からPNよりENを強く推奨する（strongly recommended）
- 早期（24〜48時間内）からのENを推奨する（recommended）

2）投与量

- 必要投与量に関して間接熱量計と推定式，どちらが有用であるか十分なデータはない（insufficient data）
- 急性肺障害患者へのエネルギー投与に関して，ICU入室後5日間内では減量投与を行うべきでない（no recommendation）
- 意図的に投与量を目標以下に設定することを推奨する十分なデータはない（insufficient data）

3）ENの投与方法

- 目標の投与量を達成すべく開始量，胃内停滞量，消化管蠕動促進薬，小腸内投与などのプロトコールを使用することを考慮するべきである（should be considered）
- ENにおいて持続的投与を推奨するか，それ以外の方法を推奨するかに関して十分なデータはない（insufficient data）
- 頭部外傷患者では開始時から必要投与量を投与することを考慮すべきだが，その他の病態に関しては十分なデータがない（insufficient data）
- ENを行っている重症患者では小腸内への投与が肺炎を減らす可能性があり，施設として可能であれば小腸内への投与を推奨する（recommended）
- 誤嚥のリスクが高い，胃内残量が多い，鎮静薬や筋弛緩薬を使用している患者ではできるだけ小腸内への投与を考慮すべきである（should be considered）
- 誤嚥の防止にEN時に上体を45度挙上することを推奨する（recommended）
- EN時に胃内の停滞許容量を決定する十分なデータはなく，胃内の停滞量としては250〜500 mLが妥当な値である（insufficient data）

- EN を胃瘻で行うか経鼻胃管で行うか，どちらかを推奨する十分なデータはない（insufficient data）
- EN 時に胃内停滞量が多く嘔吐をきたす患者には腸管蠕動を促進する薬剤（メトクロプラミド）の使用を考慮すべきである（should be considered）
- 食物線維（可溶性または不可溶性）の使用を推奨するに十分なデータはない（insufficient data）

4）SPN

- EN の開始と同時に PN を行わないことを推奨する（recommended）
- EN で必要な投与量を投与できない場合に，PN を併用するかどうかに関して十分なデータはない（insufficient data）
- PN を併用する前に，EN が適切に行えるように対策を立てることを推奨する（recommended）
- 早期から SPN や高濃度の糖質液を投与しないことを強く推奨する（strongly recommended）
- EN が適切に行えない場合に，いつ SPN を開始するかについて十分なデータはない（insufficient data）

5）血糖管理

- すべての患者における血糖管理として 180mg/dL を超える高血糖を避け，150mg/dL 前後を目標にコントロールすることを推奨する（recommended）

6）栄養剤の選択

- ARDS など急性肺障害患者には魚油，γリノレン酸，抗酸化物質などを含んだ経腸栄養剤の投与を考慮すべきである（should be considered）
- 熱傷や外傷患者に対して経腸的にグルタミンの投与を考慮すべきであるが，それ以外の患者に対するグルタミンの投与は十分なデータがない（insufficient data）
- PN を行っている患者に経静脈的にグルタミン投与を考慮すべきであるが多臓器障害患者にはグルタミン投与を行わないことを推奨する（recommended）
- 多臓器障害患者では経腸的にも経静脈的にも高濃度のグルタミン投与を行わないことを強く推奨する（strongly recommended）
- 術後 10 日未満で PN を行う場合，必要でないかぎり投与エネルギーを少なくし脂肪乳剤を投与しないことを考慮すべきである（should be considered）
- 術後 10 日以上の PN 患者と経腸栄養患者に対し，大豆由来の脂肪乳剤の投与を控えるこ

- とを推奨する十分なデータはない（insufficient data）
- 重症患者に対してビタミンおよび微量元素の投与を考慮すべきであるがビタミンDの投与を推奨する十分なデータはない（insufficient data）
- 亜鉛の静脈的投与を推奨する十分なデータはないが，セレンや抗酸化物質の静脈的投与は考慮すべきである（should be considered）
- 高濃度のBCAA（branched chain amino acid：分岐鎖アミノ酸）製剤の経静脈投与を推奨する十分なデータはない（insufficient data）

❺ 日本呼吸療法医学会

推奨度の強さ（あるいは根拠の強さ） Grade A＞B＞C＞D＞E
（GradingはSCCM/ASPENガイドラインに準ずる，表1）

1）栄養管理の適応およびその開始時期

- 対象は急性呼吸不全または慢性呼吸不全の憎悪による人工呼吸管理下の成人患者（重篤な腎不全，肝不全，糖尿病などの合併症患者を除く）
- 治療開始前に体重減少，栄養歴，病態の重症度，身体所見，腸管機能などから栄養評価を行うべきである（Grade E）
- PNよりENを推奨する（Grade B）
- 集中治療患者に対して経腸栄養を行う場合は，開始時から半消化態栄養剤の使用が推奨される（Grade C）
- 適切な呼吸管理が実施され循環状態が安定している症例では，入室時もしくは侵襲後24〜48時間以内の早期にENを少量から開始することを考慮すべきである（Grade C）

2）投与量

- 推定式による計算値もしくは間接熱量計による測定結果を用いて目標投与エネルギーを設定することを推奨する（Grade E）
- 開始後は1週間を目処に目標量の少なくとも50％以上をめざし増量することを推奨する．増加をはかる場合はプロトコールの作成が望ましい（Grade C）
- 腸蠕動音，排便排ガスの確認が取れなくてもENを開始することを考慮すべきである（Grade B）

3）ENの投与方法

- 誤嚥の危険性が高い，または胃内投与が実施できない場合には小腸にチューブを留置して経腸栄養を行うことを考慮すべきである（Grade C）
- 経腸栄養実施中には，常に誤嚥の危険度を評価し，胃内停滞により逆流のリスクが疑われる症例ではリスクを減じる手段を考慮すべきである（Grade C）
- 循環状態が不安定な症例（ショック状態，高用量カテコラミン投与時，輸液や輸血にて循環補助を必要な状態）では経腸栄養は循環動態の安定が得られるまで開始を保留する（Grade E）

4）SPN

- EN開始7～10日に至ってもその時点でめざすエネルギーに到達することができない場合は，PNの併用を考慮すべきである（Grade C）
- ENが不可能な場合は，PNを考慮すべきである（Grade C）

5）血糖管理

- 血糖管理プロトコールを作成し積極的な血糖管理を行う．血糖管理目標は120～160 mg/dLとし180 mg/dLを超えることなく，かつ，低血糖の回避に注意する（Grade B）

6）栄養剤の選択

- アルギニンを強化した免疫調整栄養剤を重症度の高い集中治療患者に使用することは推奨されない（Grade B）が，比較的重症度の低い集中治療患者に対する使用は考慮してもよい（Grade C）
- グルタミンを強化した経腸栄養剤の投与は熱傷や外傷患者では考慮すべきだが（Grade C），その他の患者においては投与を推奨する十分なデータはない（Grade D）
- PNを行う場合，グルタミンを添加することが強く推奨される（Grade A）
- PN患者に対しBCAAの強化を推奨する十分なデータはない（Grade D）
- ω-3系脂肪酸，γリノレン酸，抗酸化物質を強化した栄養剤が推奨される〔ARDSとALI（acute lung injury：急性肺損傷）患者ではGrade A，重症敗血症患者ではGrade B〕
- 核酸のENによる投与は効果が期待できるが，単独のRCTが存在せず結論を出すには不十分である（Grade E）
- 高血糖やCOPD（chronic obstructive pulmonary disease：慢性閉塞性肺疾患）の急性憎悪に対して高脂肪・低炭水化物組成でのENを考慮する（Grade C）
- プロ/プレ/シンバイオティックス製剤は確定的なものではないが下痢の症例ではその使用を考慮してもよい（Grade C）

・可溶性線維は下痢で難渋する症例には使用を考慮し，逆に不可溶性線維は重症患者全般に使用を避けること考慮すべきである（Grade C）

6 各ガイドラインの相違比較

1) 対象患者（表3）

　　ESPENでは高齢者や消化器疾患，腎臓や心臓疾患，がんや移植を含む手術患者など多岐にわたるが，CCPGと日本呼吸療法医学会では人工呼吸器下の成人ICU患者とやや限定的である．

2) 推奨する投与経路（ENか，PNか）（表4）

　　いずれのガイドラインにおいても腸管が使えるならPNよりENを推奨している．経路としては経口が不可能であれば経管での投与を考慮する．

3) ENの開始時期（表5）

　　いずれのガイドラインも可能なかぎり早期の経腸栄養を推奨しているが，開始時期は若干異なるがおおむね遅くとも48時間以内である．

表3 ● 対象患者

	対象患者
ESPEN-EN-2006・PN-2009	集中治療や手術を要する患者だけではなくさまざまな疾患を有する患者
SCCM/ASPEN-G2009	すべての集中治療を要する患者
CCPG	人工呼吸器下の成人ICU患者
日本呼吸療法医学会	急性呼吸不全または慢性呼吸不全の憎悪による人工呼吸管理下の成人患者

表4 ● 推奨投与経路

	推奨投与経路
ESPEN-EN-G2006	経腸＞静脈
SCCM/ASPEN-G2009	経腸＞静脈
CCPG	経腸＞静脈
日本呼吸療法医学会	経腸＞静脈

表5 ● ENの開始時間

	開始時期
ESPEN-EN-G2006	術後24時間以内
SCCM/ASPEN-G2009	ICU入室後24〜48時間以内
CCPG	ICU入室後24〜48時間以内
日本呼吸療法医学会	入室/侵襲後24〜48時間以内

表6 ● 推奨されるエネルギー量

	推奨エネルギー量
ESPEN-EN-G2006	急性期20〜25 kcal/kg，回復期25〜30 kcal/kg．間接熱量計による測定を推奨
SCCM/ASPEN-G2009	間接熱量計がより正確であるが推定式（25〜30 kcal/kg）を使用してもよい．ただし極度な肥満（BMI＞30）と痩せた患者を除く
CCPG	間接熱量計と推定式いずれかを推奨するエビデンスはない
日本呼吸療法医学会	推算式もしくは間接熱量計を用いる

表7 ● SPNの導入

	SPN
ESPEN-EN-G2006	EN開始から3日以内に目標エネルギー量の60％を達成できない場合にSPNを考慮
ESPEN-G-PN2009	術後7日間以上にわたり経腸栄養が行えない場合，または経腸栄養では十分量（＜目標値60％）が投与できない場合に静脈栄養を考慮
SCCM/ASPEN-G2009	治療開始後7〜10日後で経腸栄養で目標エネルギー量の100％を達成できない場合にかぎりSPNを考慮
CCPG	少なくとも治療開始当初からENとPNの併用は推奨しない．SPNの開始時期について十分なデータはない
日本呼吸療法医学会	EN開始7〜10日に至ってもその時点でめざすエネルギーに到達することができない場合は，PNの併用を考慮すべきである

4）推奨されるエネルギー量（表6）

　　至適投与量は間接熱量計による計測がよさそうではあるが，実際の臨床現場では推定式の使用となるであろう．いずれにしても過栄養（特に肥満患者）に注意し，推定式では理想体重で計算することが望まれている．

5）SPNの導入（表7）

　　いずれのガイドラインとも特別な場合を除き，少なくとも治療開始早期からのPNには否定的である．その開始時期や導入条件には若干の差異がみられる．

6）血糖管理（表8）

　　いずれのガイドラインも高血糖を避けて適切なコントロールをすることを推奨しており，その目標血糖値に差異があるが，おおむね上限はBS（blood sugar：血糖値）＜180 mg/dLであり，いずれも低血糖の危険性には言及している．

表8 ● 血糖管理

	血糖管理目標
ESPEN-G-PN2009	BS＜180 mg/dL とする
SCCM/ASPEN-G2009	BS 110〜150 mg/dL で管理
CCPG	BS≧180 mg/dL とならないようにし，BS 150 mg/dL 前後で管理
日本呼吸療法医学会	BS 120〜160 mg/dL とし180 mg/dL を超えることなく低血糖の回避に注意する

表9 ● 免疫調整栄養剤

	免疫調整栄養剤（アルギニン・抗酸化物質など添加栄養剤）の投与
ESPEN	頭頸部がんや消化器がん患者または高度外傷患者に投与を推奨 熱傷患者には有用なデータがない 重症敗血症患者には推奨しない
SCCM/ASPEN-G2009	頭頸部がんほか大きな手術を受ける患者，外傷，熱傷，人工呼吸器下の重症患者に投与の適応あり，重症敗血症では注意が必要
CCPG	重症患者にアルギニンを添加した栄養剤は推奨しない
日本呼吸療法医学会	重症患者にはアルギニン強化は推奨しない，核酸投与は効果期待も結論に至らず
	グルタミン投与
ESPEN	熱傷・外傷患者に投与を推奨するが，外科患者や一般的重症患者に対する有用性を示すデータなし
SCCM/ASPEN-G2009	熱傷・外傷・ICU患者に投与
CCPG	熱傷や外傷患者に投与を考慮 PN時には経静脈的投与を考慮 多臓器障害時には投与は行わない
日本呼吸療法医学会	熱傷や外傷患者では考慮すべき，またPN施行時には経静脈的投与を推奨
	ω-3系脂肪酸の経腸投与
ESPEN	ARDS患者に投与推奨
SCCM/ASPEN-G2009	ARDS患者に投与推奨
CCPG	ARDS患者に投与推奨（ただし魚油単独投与は推奨していない）
日本呼吸療法医学会	ARDSおよび重症敗血症患者に投与推奨
	微量元素の投与
ESPEN	熱傷患者では銅，亜鉛，セレンを投与する
SCCM/ASPEN-G2009	重症患者に抗酸化ビタミンと合わせてセレンなど微量元素を投与する
CCPG	亜鉛の経静脈的投与を推奨する十分なデータはない 抗酸化物質と組み合わせてセレンの経静脈的投与を考慮すべきである
日本呼吸療法医学会	敗血症ではセレンの補充（PN）を考慮する，感染合併率の低下から広範囲熱傷ではセレン＋亜鉛＋銅の補充（PN）を考慮する

7）免疫調整栄養剤（表9）

　　免疫調整栄養剤に関してはその組成に厳密に言及しているガイドラインはないものの，病態を限れば有用であるとの意見は一致している．重症敗血症における免疫調整栄養剤の投与，特にアルギニンに関してはいずれのGLも否定的である．またARDSなど急性肺障害におけるω-3系脂肪酸の投与も意見の一致をみるところとなっている．さらに，熱傷患者におけるグルタミン投与と微量元素に関してPN施行時のセレンの静脈内投与の有用性に一致を認める．

◆ 文献

必読 1) Weimann A, et al：ESPEN Guidelines on Enteral Nutrition: Surgery including organ transplantation. Clin Nutr, 25：224-244, 2006
　　→ 欧州静脈経腸栄養学会が出した外科患者に対する栄養ガイドライン

必読 2) Kreymann KG, et al：ESPEN Guidelines on Enteral Nutrition: Intensive care. Clin Nutr, 25：210-223, 2006
　　→ 欧州静脈経腸栄養学会が出したICU患者に対する栄養ガイドライン

3) Braga M, et al：ESPEN Guidelines on Parenteral Nutrition: surgery. Clin Nutr, 28：378-386, 2009
　　→ 欧州静脈経腸栄養学会が出した外科患者に対する静脈栄養ガイドライン

4) Singer P, et al：ESPEN Guidelines on Parenteral Nutrition: intensive care. Clin Nutr, 28：387-400, 2009
　　→ 欧州静脈経腸栄養学会が出したICU患者に対する静脈栄養ガイドライン

必読 5) McClave SA, et al:Guidelines for the Provision and Assessment of Nutrition Support Therapy in the Adult Critically Ill Patient:Society of Critical Care Medicine(SCCM)and American Society for Parenteral and Enteral Nutrition(A.S.P.E.N.). JPEN J Parenter Enteral Nutr, 33:277-316, 2009
　　→ 米国静脈経腸栄養学会と米国集中治療医学会が出した集中治療患者に対する栄養ガイドライン

必読 6) Heyland DK, et al：Canadian clinical practice guidelines for nutrition support in mechanically ventilated, critically ill adult patients. JPEN J Parenter Enteral Nutr, 27：355-373, 2003
　　→ カナダのCritical Care Nutritionグループが出した人工呼吸器患者に対する栄養ガイドライン

7) 「Canadian Clinical Practice Guidelines 2013 Summary of Topics and Recommendations」（http://www.criticalcarenutrition.com/）
　　→ Web上で常にアップデートされ続けているCCPGのサイト

必読 8) 日本呼吸療法医学会栄養管理ガイドライン作成委員会：急性呼吸不全による人工呼吸患者の栄養管理ガイドライン　2011年版．人工呼吸, 29：75-120, 2012

9) Schütz T, et al：Methodology for the development of the ESPEN Guidelines on Enteral Nutrition. Clin Nutr, 25：203-209, 2006

10) August DA & Huhmann MB：A.S.P.E.N. clinical guidelines: nutrition support therapy during adult anticancer treatment and in hematopoietic cell transplantation. J Parenter Enteral Nutr, 33：472-500, 2009

11) Doig GS, et al：Early enteral nutrition, provided within 24 h of injury or intensive care unit admission, significantly reduces mortality in critically ill patients: a meta-analysis of randomised controlled trials. Intensive Care Med, 35：2018-2027, 2009
　　→ ICU入室重症患者を対象にした6個のRCTのメタ解析．早期経腸栄養（24時間以内）群と標準治療群において経腸栄養群で有意な死亡率の低下を認めた

12) Rice TW, et al：Randomized trial of initial trophic versus full-energy enteral nutrition in mechanically ventilated patients with acute respiratory failure. Crit Care Med, 39：967-974, 2011 ★★
　　→ 急性呼吸不全で人工呼吸器管理下患者200名が対象．最初は必要エネルギー以下（必要エネルギーの約15％）で投与した群と最初から必要エネルギー投与をめざした群（必要エネルギーの約75％）において呼吸器離脱日数，ICU滞在日数，死亡率などに有意差がなかった

13) Rice TW, et al：Initial trophic vs full enteral feeding in patients with acute lung injury: the EDEN randomized trial. JAMA, 307：795-803, 2012 ★★★
    → 人工呼吸器下の急性肺障害患者1,000名が対象．治療開始から6日間で1,300 kcal/日群と400 kcal/日群で人工呼吸器離脱率や死亡率に有意差はなかったが，前者で下痢と胃残渣量が有意に多かった

14) Finfer S, et al：Intensive versus conventional glucose control in critically ill patients. N Engl J Med, 360：1283-1297, 2009
    → ICU入室した内科および外科成人患者6,104名が対象．強化管理群（81〜10mg/dL）は通常管理群（＜180 mg/dL）に比べて90日内の死亡率が高かった

15) Bertolini G, et al：Early enteral immunonutrition in patients with severe sepsis: results of an interim analysis of a randomized multicentre clinical trial. Intensive Care Med, 29：834-840, 2003 ★★★
    → 重症敗血症患者237名を対象．PN管理群に比べ免疫調整栄養剤によるEN管理群では有意にICU死亡率が高かった

16) Casaer MP, et al：Early versus late parenteral nutrition in critically ill adults. N Engl J Med, 365：506-517, 2011 ★★★
    → ICU重症者4,640名を対象．入室して後期（7日目以後）にPNを開始した群は早期（48時間以内）にPNを開始した群に比べて死亡率に差はなかったが，ICU滞在日数，感染症発生率，腎補助療法施行期間，医療費などが低かった

第3章 栄養療法の実際

6. 侵襲下の栄養管理に不可欠な基礎知識

寺島秀夫

Point

- 侵襲下の場合，生体のエネルギー需要は，侵襲に対する生体反応である"内因性エネルギー供給"と栄養療法による"外因性エネルギー供給"の相互作用によって充足される
- エネルギー投与量の適正化をめざすためには，内因性エネルギー供給を考慮することが不可欠である：エネルギー必要量 ≠ 安静時エネルギー消費量（REE）
- 過剰エネルギー投与とは「内因性エネルギー供給＋外因性エネルギー供給＞REE」の状態であり，重症患者の場合には短期間で重篤な有害事象を及ぼすので厳重な注意を要する
- 栄養療法は侵襲に対する生体反応としての内因性エネルギー供給を抑制できない
- 栄養療法は侵襲に対する生体反応としての筋タンパク質異化反応を抑制できない
- 栄養療法は侵襲が続く限りタンパク質同化を促進できない

はじめに

　侵襲下の栄養療法は，本質的に合目的性に立脚する生体システムへの介入であり，そのシステムを攪乱する危険性を内包しているため，不適切な栄養療法は逆効果を及ぼす．この重大な問題を回避し，効果的な栄養療法を立案するためには，以下に述べる基礎知識を理解しておく必要がある．

1 侵襲下におけるエネルギー供給の基本原理

　筆者が1993年以来一貫して提唱してきた侵襲下のエネルギー基質動態[1]を図1に模式化した．生体に侵襲が加わると，侵襲の大きさに応じて"内因性エネルギー"が必ず供給

```
         ┌─────────────┐
         │ストレスホルモン│
         │  サイトカイン │
         └──────┬──────┘
                ▼
┌──────────────────────────┐    ┌──────────────────┐
│ 内因性エネルギー供給＝異化 │    │ 外因性エネルギー供給 │
│  脂肪      → 脂肪酸      │    │    栄養療法       │
│  グリコーゲン → 糖新生    │    │                  │
│  筋タンパク質             │    │                  │
└──────────┬───────────────┘    └─────────┬────────┘
           ▼                              ▼
         ┌───────────────────────────────────┐
         │          エネルギー供給            │
         └───────────────────────────────────┘
```

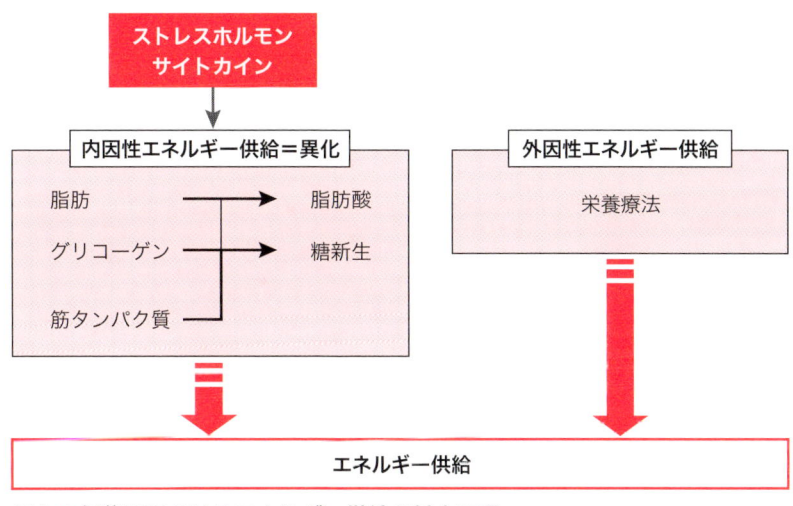

図1 ● 侵襲下におけるエネルギー供給の基本原理

される．侵襲が大きければ大きいほど，より多くのストレスホルモンとサイトカインが産生されるので，内因性エネルギー供給は増大する．内因性エネルギーは，主として筋タンパク質異化により供給されるアミノ酸を基質とした糖新生と脂肪組織からの脂肪酸放出により供給される．これは，従来，異化反応といわれてきたものであるが，侵襲から生き抜くために備わった生理反応の1つなのである．この"内因性エネルギー供給"に対し，栄養療法は"外因性エネルギー供給"に相当することになる．したがって，栄養療法による介入が可能となった現代においては，**生体のエネルギー需要は，侵襲に対する生体反応である"内因性エネルギー供給"と栄養療法による"外因性エネルギー供給"の相互作用によって充足される．**

❷ 基本原理に基づいた overfeeding, underfeeding の定義

侵襲下の栄養療法（外因性エネルギー供給）は，論理的に内因性エネルギー供給量との相互関係において3通りのエネルギーバランスとして生体に作用する（図2）．純粋に生体反応として誘導されるエネルギー供給のみを"内因性エネルギー供給"として取り扱い，一方，エネルギー投与量の絶対的な不足に対応するために体内でエネルギーが捻出される場合を"飢餓によるエネルギー供給"として区別しておくことが妥当である．なぜなら，栄養療法の第一義は飢餓の回避にあるので，内因性に供給されるエネルギーを誘因別に明確に区別しておく必要があるからである．パターン①は，栄養療法による外因性エネルギー供給が絶対的に少なく，これに生体反応としての内因性エネルギー供給を加えた総和によっても安静時エネルギー消費量（resting energy expenditure：REE）を満たすことが

① 内因性エネルギー供給＋外因性エネルギー供給 ＜ REE：低エネルギー投与（エネルギー投与不足）

| 内因性エネルギー供給＋外因性エネルギー供給 ←→ | 飢餓に対するエネルギー供給 | underfeeding |

② 内因性エネルギー供給＋外因性エネルギー供給 ≒ REE：過不足のないエネルギー投与

| 内因性エネルギー供給＋外因性エネルギー供給 | just enough feeding |

③ 内因性エネルギー供給＋外因性エネルギー供給 ＞REE：過剰エネルギー投与

| 内因性エネルギー供給＋外因性エネルギー供給 | → | overfeeding |

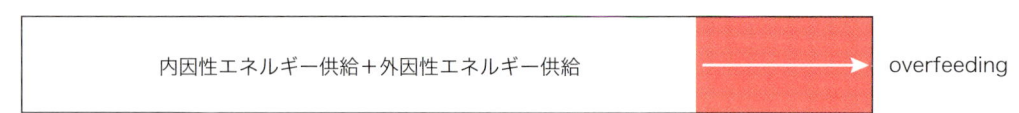

図2● 侵襲下における外因性エネルギー供給のパターン分類
内因性エネルギー供給：侵襲に対する生体反応，外因性エネルギー供給：栄養支持療法
REE：resting energy expenditure

できないために，飢餓に起因するエネルギー供給が発生するものであり，この状態が真のunderfeeding（低エネルギー投与ないしエネルギー投与不足）に相当する．パターン②は，内因性エネルギー供給と外因性エネルギー供給の和がREEの近似値となり，過不足の程度が最小化された状態に相当するものであり，just enough feeding（過不足のないエネルギー投与）と表現できる．パターン③は，内因性エネルギー供給と外因性エネルギー供給の総和が実質的にREEを上回る状態を示しており，これこそが真のoverfeeding（過剰エネルギー投与）である．

❸ "内因性エネルギー供給"を認識する必要性：エネルギー必要量≠REE

1）内因性エネルギー供給の認識による既成概念の打破

侵襲下においてエネルギーバランスを判定する場合，内因性エネルギー供給を常に考慮しておかないと，表面上の捉え方しかできずに判断を誤る．「栄養療法によるエネルギー投与量＜REE」のエネルギーバランスで管理を行う栄養療法の基本コンセプトは，"hypocaloric feeding（低カロリー投与）"または"permissive underfeeding（許容可能な低エネルギー投与）"の名称で呼ばれているが，真の意味においてhypocaloric feedingないし

underfeedingであるか否かは，図2に示したように内因性エネルギー供給を加味して評価しなければ，本来，決定できない．くり返し述べるが，overfeedingの定義とは「内因性エネルギー供給＋外因性エネルギー供給＞REE」の状態であり，「外因性エネルギー供給（栄養療法）＞REE」のエネルギーバランスではない．したがって，見かけ上，「外因性エネルギー供給＜REE」の状態でも，内因性エネルギー供給が加わった場合には生体内でoverfeedingが発現し得ることに十分な注意が必要である．

　以上のごとく侵襲下の内因性エネルギー供給を理解すると，既成概念となっていた「**エネルギー投与目標量（エネルギー必要量）＝REE」の考え方が誤り**であることに直ちに気づくはずである．つまり，栄養療法としてREE相当を目標量とした外因性エネルギー供給を行った場合，「内因性エネルギー供給＋外因性エネルギー供給（REE相当に設定）＞REE」の関係が必然的に成立し，体内ではoverfeedingとして代謝性有害事象を惹起することになる．

2) 主要ガイドラインにおける内因性エネルギー供給の扱い

　欧州静脈経腸栄養学会（ESPEN）と米国静脈経腸学会（ASPEN）の両学会がエネルギー投与目標量の設定において内因性エネルギー供給を認知しているか否か，これは重要な論点である．なぜなら，内因性エネルギー供給の存在を認識していないと，理論的に正しいエネルギー投与量を設定することができないからである．ESPENガイドライン[2]は栄養療法を"exogenous energy supply（外因性エネルギー供給）"と位置付け，一方，SCCM/ASPENガイドライン[3]では"provide exogenous fuels（外因性栄養供給）"として表現している．しかし，**双方とも，さらに踏み込んで"exogenous（外因性）"と相対する"endogenous energy supply（内因性エネルギー供給）"を把握する必要性を明記するまでには至っていない**．また，overfeedingに対して注意を喚起しているものの，内因性エネルギー供給の認識が欠如しているためにoverfeedingの本態を正確に捉えられず，その定義自体が曖昧となり，その対策も不十分となっている．実を言えば，EPaNIC study[4] [LRCT]（第3章-2参照）は，「エネルギー投与目標量＝REE」とする従来の基本コンセプトに準じて研究プロトコルが立案されていたため，negative studyの結果に終わることになった．

❹ 有害なoverfeeding：グルコースのみならずアミノ酸過剰投与も危険！

　overfeedingは，2つのカテゴリー，すなわち，グルコース毒性（glucose toxicity）と栄養ストレス（nutritional stress）に大別される（図3）．重要なポイントとして，第1に，**重症患者の場合，overfeedingは最短数時間で有害事象を誘発するので，迅速な対応が**

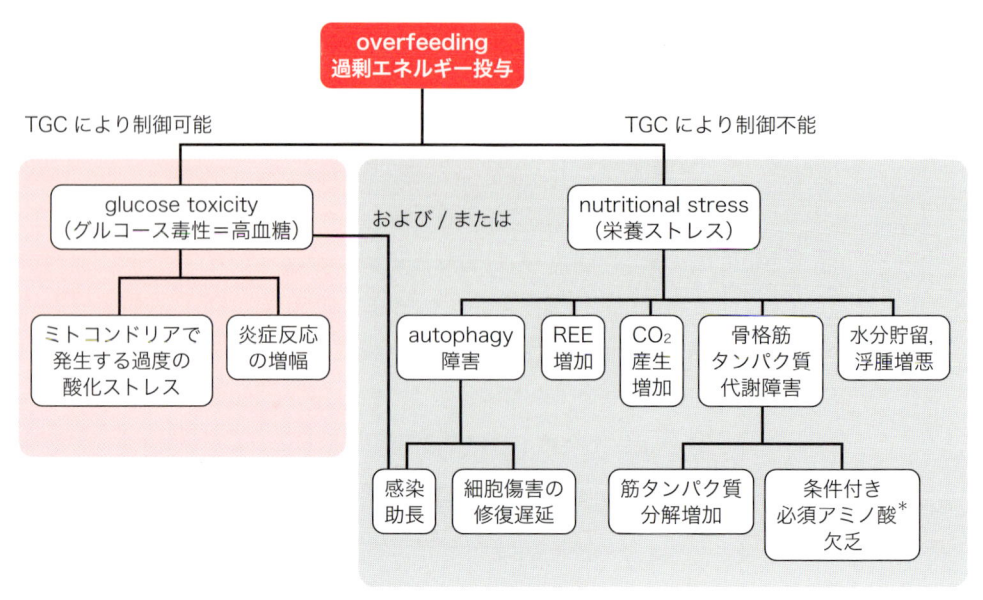

図3● 侵襲下のOverfeedingが惹起する代謝性有害事象
TGC：tight glycemic control（厳密な血糖値管理）
＊：グルタミン，アルギニン

要求される．第2に，根本的な対応としては，高血糖状態の是正のみならず，エネルギー投与量の適正化が不可欠である．なぜなら，overfeedingによって二次的に発生した高血糖状態に対して厳密な血糖値管理（tight glycemic control：TGC）を実施すればグルコース毒性に由来する有害事象は確実に回避できるが，その元凶であるoverfeedingを是正しない限り，各種の代謝性有害事象（図3）が生体に悪影響を与え続けるからである．紙面の関係上，overfeedingによる有害事象に関する詳細は引用文献5〜8を参考にしていただきたい．本稿では，EPaNIC study[4] [LRCT]が重大な有害事象として決定付けたautophagy（自食作用）障害について解説する．

1）Overfeedingによるautophagy障害

a）Autophagy障害による有害事象とそのメカニズム

EPaNIC study[4] [LRCT]に先行して2007年以降，TGCにより高血糖状態を確実に回避していても，その背景に静脈栄養（parenteral nutrition：PN）単独または経腸栄養（enteral nutrition：EN）＋補助的PNによるoverfeedingの状態が存在すると，感染性合併症が有意に増加することを実証した新規の知見[9〜11]が報告されるようになっていたが，その詳細なメカニズムは不明であった．

EPaNIC study[4] [LRCT]の研究者たちは，早期PN群において感染症の発生が増加し，臓器不全からの回復が遅延したメカニズムとして，早期PNがautophagyを障害した可能性を推論した．**autophagyは，平常時，細胞に廃棄物処理サービス（cellular** refreshing）を提供しており，飢餓状態になると生存のための栄養源を提供し（従来の異化反応と同一の現象），また，多様なストレス因子で誘導されてタンパク凝集体，酸化脂質，傷害を受けた細胞小器官，細胞内病原体を分解することが明らかにされている[12]．つまり，autophagy は感染防御においても重要な機能を担っているのである．具体的には，貪食によりファゴゾーム（phagosome）に取り込まれた細菌が細胞質へ脱出して感染を試みた場合，autophagy によりその細菌を再度捕捉することが可能となる．また，細菌が貪食能をもたない細胞の内部にエンドサイトーシス（endocytosis）の経路で侵入した後にエンドソーム（endosome）から細胞質へと脱出を図った場合も，autophagy はその細菌を抗菌性オートファゴソーム（autophagosome）内に捕捉してリソソーム（lysosome）を融合させることにより殺菌・分解することができる[13]．autophagy と栄養摂取は密接な関係にあり，栄養素（グルコースとアミノ酸）とインスリンは autophagy を強力に抑制する因子であり，エネルギー摂取も autophagy に抑制をかけるが，これに対して絶食は autophagy を活性化する[14, 15]．

　以上の知見に基づくと，**高度侵襲を受けた生体が，その早期において overfeeding の状態（血糖値管理のためにインスリン投与量も増加）におかれた場合，autophagy は機能不全に陥ることになる**．その結果，防御能の障害による感染助長，細胞傷害の修復システムが正常に動作しないことによる細胞レベルでの各種障害，その集積による臓器レベルでの機能障害と回復遷延が惹起され，これらが相互に悪影響を及ぼし合うことが推測される．

b）Autophagy 障害と栄養投与経路の関係：真因は栄養投与量

　PN の場合，その特性として，処方の全量が血管内投与される強制栄養（EN では消化管の状態に応じて吸収量が規定される）であり，かつ持続投与（24 時間，中断・投与間隔の欠如）であるため，autophagy 障害が根本的に惹起されやすく，これに overfeeding の条件が加わると重大な障害に陥るリスクが大きくなる．

　EN とて overfeeding になった場合，代謝性有害事象の発現は必至である．EPaNIC study の事後解析[16]において，栄養投与量とアウトカムの関係を分析したところ，主要栄養素の投与量が少ないほどより早期の回復が得られていたこと，経静脈か経腸のいかにかかわらず投与量が多くなるにつれて回復が遅延していたこと，の2点が明らかになった．つまり，**栄養投与と負のアウトカムの関係は量依存性であり，有害事象の真因は栄養投与経路（PN vs EN）ではなく栄養投与量の問題であった**ことが立証された．

c）Autophagy 障害と栄養素の関係：グルコース vs タンパク質/アミノ酸

　もう1つの重要な論点として，EPaNIC study の早期 PN 群で観察された逆効果と主要栄養素（グルコース vs タンパク質/アミノ酸）のタイプ，両者の因果関係についても事後解析が行われた[16]．結論として，より早期に ICU から生存状態で退室する尤度から評価した場合，グルコース投与量よりもタンパク質/アミノ酸投与量の方が回復遅延の原因になっている可能性が高いことが示唆された．研究統括者である Van den Berghe は，その

メカニズムの一端としてautophagyの抑制作用はアミノ酸＞グルコースの関係にあることに着目している．グルコースをはじめとする炭水化物のみならず，タンパク質/アミノ酸のoverfeedingに関連した有害事象も念頭に置くべきである．

2）栄養療法がめざすべき今後の方向性

　高度侵襲早期においてautophagyを効率的に機能させるためには，"適度な飢餓状態"が設定されたエネルギー投与法を確立することである[6, 17]．"適度な飢餓状態"の定義とは，autophagyが適正に機能すること，異化反応の著しい亢進がないこと，この2つの条件を満たす飢餓状態である．適度な飢餓状態が設定されていれば，overfeedingによる有害事象が発現する危険性が皆無となる．逆に，適度な飢餓状態を得るためには，overfeedingの阻止が絶対条件となる．そして，overfeedingの阻止には，内因性エネルギー供給の認識が不可欠である．

❺ 侵襲下における栄養療法の効果と限界

　侵襲下におけるエネルギー供給の基本原理（図1）を理解していると，栄養療法の本質，効果と限界を自ずと見定めることが可能となる．

1）栄養療法は侵襲に対する生体反応としての内因性エネルギー供給を抑制できない

　侵襲に対する生体反応により誘導される内因性エネルギー供給（異化反応）は，侵襲の大きさにより規定され，ストレスホルモンとサイトカインが一度産生されれば，栄養投与量の大小にかかわらず，その産生量に応じて必ず誘導されるので，外因性エネルギー供給（栄養投与）によって抑制することはできない．言い換えれば，**栄養投与はホルモン・サイトカイン環境に直接作用して侵襲反応を軽減するものではないので，エネルギー需要上の飢餓状態（図2のunderfeeding）に起因する内因性エネルギー供給を阻止することしかできず，ここに第1の限界が存在**する．

　実際，侵襲によって誘導される糖新生は十分量の外因性エネルギー供給を行っても抑制できないことが実証されている．外傷，敗血症患者における検討によれば，糖新生により生成されるグルコースは3.06mg/kg/分（体重60kgで264g/日相当）まで増加するが，このような糖新生は6.0mg/kg/分（体重60kgで518g/日相当）のような多量のグルコース投与（糖新生の倍量）によっても抑制できない[18]．加えて，重症患者の場合，外因性にインスリンを投与しても肝臓における糖新生の律速酵素は変化しないことが明らかにされているので[19]，侵襲時の糖新生をインスリン投与により制御することも困難である．

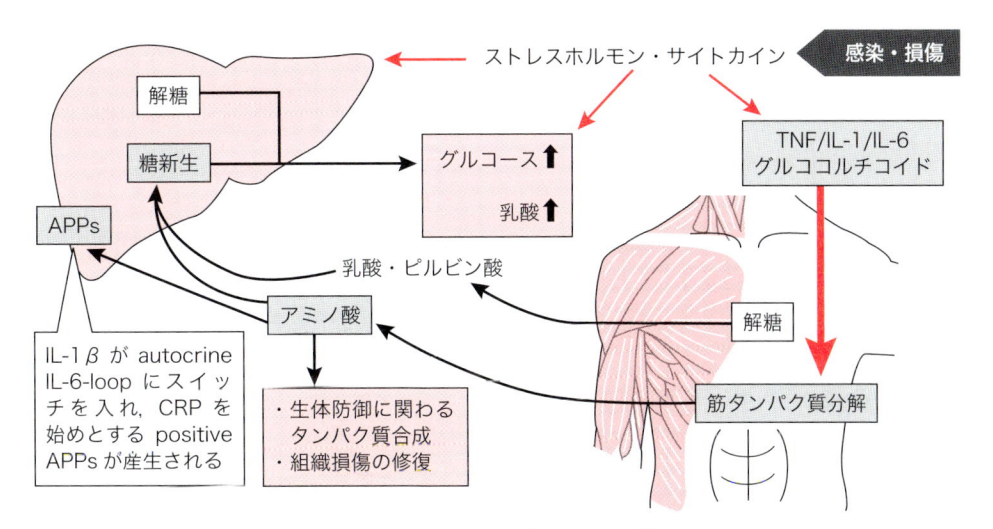

図4 侵襲時の筋タンパク質異化反応：アミノ酸供給とその利用
APPs：acute phase proteins（急性期タンパク質），TNF：tumor necrotic factor（腫瘍壊死因子），
IL：interleukin

2）栄養療法は侵襲に対する生体反応としての筋タンパク質異化反応を抑制できない

　侵襲下におけるタンパク質異化反応の概要を図4に示した[5]．異化により供給されるアミノ酸は，糖新生の主たる基質になるとともに，創傷治癒におけるタンパク質合成や急性期タンパク質（acute phase proteins：APPs）の合成などの基質としても利用される．すなわち，侵襲時の筋タンパク質異化は合目的性を有する生理反応として生体に元より備わっており，これを制御しているのはホルモン・サイトカイン環境である．具体的には，侵襲反応により産生されたグルココルチコイド・tumor necrotic factor（TNF：腫瘍壊死因子）・インターロイキン（interleukin：IL）-1・IL-6が筋タンパク質を分解し，アミノ酸を血中に放出させる[20]．

　くり返すが，栄養療法は本質的にエネルギー基質の投与にほかならないので，ホルモン・サイトカイン環境に直接作用して侵襲反応を軽減するものではない．**ホルモン・サイトカイン環境は侵襲そのものの大きさによって決定付けられ，そのホルモン・サイトカイン環境が筋タンパク質異化の大きさを規定しまうことから，本来，栄養療法がこのプロセスに介入する余地はほとんど残されておらず，ここに第2の限界が存在**する．このように論理的に思索を進めれば，栄養療法による筋タンパク質異化の抑制効果は，エネルギー需要における飢餓状態に起因する異化の増悪阻止に留まると明察できるはずである．以下，この真理を明快に立証している臨床研究を提示する．

a）待機手術患者の場合（中等度侵襲）

　Soopらは，大腸手術患者を対象として，術前夜から手術開始までに飢餓状態が発生し

ないように予防策を講じた最良の条件下（タンパク質・脂肪を含まない炭水化物飲料を用いて術前夜19～24時に400 kcal，手術の160分前に200 kcalを摂取）で，術後早期にENを積極的に行うことによってタンパク質代謝の改善を試みた[21]．具体的には，ENにより最大約2,000 kcal/日が投与された群（完全群：症例数9人）と約300 kcal/日が投与された群（低カロリー群：症例数9人）を比較検討した．術当日～術後3日間において，累積エネルギー投与量は完全群6,410 kcal vs 低カロリー群880 kcalとなり，その差は5,530 kcalと大きく開いていた．しかし，同期間において，両群の尿中総窒素排泄量は10～12g/日の範囲（累積排泄量43.0 vs 42.1g）で有意差なく推移していた．つまり，この結果は，侵襲の程度が同等（ともに大腸手術）であれば同等のストレスホルモン・サイトカインが分泌されるので，エネルギー投与量に約6倍の差があるにもかかわらず，タンパク質異化（窒素が尿中に排泄される）が同様に誘導される事実を体現している．さらに，低カロリー群では完全群と比較してタンパク質異化の亢進がなかったことから，大腸待機手術程度の侵襲であれば，300 kcal/日の投与と内因性エネルギー供給の双方によって生体のエネルギー需要を満たすことができ，飢餓状態に起因する異化の増悪が発生しなかったことも示唆された．

b）重症患者の場合（高度侵襲）

Reidらが骨格筋の観察結果として不可避なタンパク質異化を報告している[22]．彼らは，重症患者の筋肉厚を超音波検査により7日間にわたり経時的に測定し，第1病日を100％として筋肉厚の減少を算出した．加えて，間接熱量測定法によりREEを実測してエネルギーバランス〔エネルギー投与量（kcal/日）－REE（kcal/日）〕を求めて，筋肉厚消耗率％/日とエネルギーバランスとの因果関係を解析した．その結果，エネルギーバランスと筋肉消耗率に有意な相関は存在せず，累積エネルギーバランスが負のグループ（症例数14人，中央値－2,664 kcal）では筋肉厚消耗率1.25 ％/日，一方，累積エネルギーバランスが正転したグループ（症例数10人，中央値＋4,791 kcal）でも筋肉消耗率1.1 ％/日を呈した．すなわち，両グループとも侵襲の程度が同一（重症患者）であったため，累積エネルギーバランスの正負に関係なく筋タンパク質は同様に異化されたわけである．

実を言えば，EPaNIC studyでも同様の観察結果が確認されている．同研究に参加した15人（当初からCT検査をくり返し受ける予定であった脳神経外科の患者）を対象として，CT検査によって体脂肪量・筋肉量をICU第2，9病日に計測したところ，早期PN群ならびに後期PN群ともに，つまりエネルギー投与量の大小にかかわらず，7日間で大腿筋が約7％の減少を来たしており，両群間で有意差がなかったことが報告されている[23]．

3）栄養療法は侵襲が続く限りタンパク質同化を促進できない

第3の限界はタンパク質同化に関する問題である．

a) 筋タンパク質

　　侵襲が加わった生体の場合，タンパク質異化か同化か，どちらが優位かを決定づける要因は，栄養投与量ではなく，各個体のホルモン・サイトカイン環境である．栄養療法によりエネルギー需要において飢餓状態が回避されると筋タンパク質分解の抑制は限界に達し，この時点で，タンパク質分解よりも合成が優位となれば，窒素バランスは正転してタンパク質同化期に移行する[1]．つまり，窒素バランスを改善させるためにはタンパク質合成を増強するしかないわけであるが，**高度侵襲下の筋肉ではアミノ酸取り込みの抑制・タンパク質合成の低下が起きており，その合成促進は困難**である[20]．

　　筆者は，最大級の侵襲となる胸部食道がん術後（症例数10人）をモデルにして，第3～7病日の期間にPNによりREEを超えるエネルギー投与を行っても，異化から同化へと早期に切り替えることはできず，余剰なエネルギーは主として脂肪合成に転用されるだけであったことを確認している[1]．ENによってエネルギー投与を増量してもアウトカムは同様である．重症熱傷患者（総症例数250人）を対象にした観察研究において，熱傷面積＞60％かつENにより実測REEを超えるエネルギー投与を受けた42人の生存者を解析したところ，筋タンパク質の消耗を軽減することはできず，余剰なエネルギーは体脂肪を増加させるだけであったことが示されている[24]．上段で言及したEPaNIC studyに付随した研究[22]でも，早期PNを行っても大腿筋の著明な消耗を阻止できずに，逆効果として筋組織の質の低下，具体的には筋内の脂肪組織と水分含有量が増加していたことが明らかにされている．ちなみに，水分含有量の増加はoverfeedingによる有害事象（図3）に該当する．早期PN群では，overfeedingによって体内でインスリン分泌量が増加しており，高血糖を是正するために強化インスリン療法（第4章-2参照）が行われていた．インスリンはナトリウムと水の再吸収を促進する作用も有している[25]．侵襲下では，抗利尿ホルモンが分泌されて体液保持の傾向にあり，炎症性メディエーターにより血管透過性が亢進する結果，浮腫が発生しやすい状態にある．このような条件下で，overfeedingが行われてインスリンの総量が増加すると，水分貯留傾向がさらに強化され，浮腫が増悪するのである．

b) アルブミン

　　内臓タンパク質の代表格であるアルブミン合成においても同様の限界が存在する．炎症反応が遷延する場合，例えば慢性感染症などによってCRPが高値を示すケースでは，REEを超える十分量の栄養療法を施行しても，タンパク質異化は改善せず，血清アルブミン（albumin：Alb）値も増加傾向に転じない現実に直面する．実はAPPsの概念を知っていれば，この現象を理の当然として理解できるはずである．APPsは炎症疾患において少なくとも25％以上増減する血漿中のタンパク質と定義され，その増減は主として肝臓での合成量の変化に応じて変化する[26]．増加するAPPs（positive APPs）の代表格がCRPであり，逆に減少するAPPs（negative APPs）の代表格がAlbであるので，両者は常に逆相関するのである．positive APPsの産生プロセスもサイトカイン環境により制御されており，IL-1βが肝細胞に作用するとNFκB・C/EBPβ（CCAAT/enhancer binding protein β）

経由で autocrine IL-6-loop を起動し，CRP をはじめとする positive APPs が産生されるようになる[27]（図4）．このように，APPs の動態が炎症性サイトカインにより制御されているため，またしても栄養療法の限界が存在することになる．

CRP の推移は炎症性サイトカインによる positive APPs 産生の尺度になり[26]，特に IL-6 の動向と密接に連動している[28]．言わば，CRP 高値の状態が続くことは，侵襲の原因疾患が治癒に向かうことなく炎症性サイトカインの産生が継続していることを意味する．したがって，栄養投与量を増量しても，飢餓を除いた要因，つまり，ストレスホルモンおよび炎症性サイトカインにより誘導される筋タンパク質異化は抑制できず，また negative APPs に属する Alb 合成を優先的に増加させることも不可能である．つまり，**栄養療法が効果を発揮するためには，感染症自体を治癒へ導くことが必須**なのである．

文献

1) 寺島秀夫，他：高度外科侵襲下のエネルギー基質動態に関する検討－呼気ガス分析法による解析．日外会誌，94：1-12, 1993

2) Kreymann KG, et al：ESPEN Guidelines on Enteral Nutrition: Intensive care. Clin Nutr, 25：210-223, 2006

3) Martindale RG, et al：Guidelines for the provision and assessment of nutrition support therapy in the adult critically ill patient: Society of Critical Care Medicine and American Society for Parenteral and Enteral Nutrition: Executive Summary. Crit Care Med, 37：1757-1761, 2009

4) Casaer MP, et al：Early versus late parenteral nutrition in critically ill adults. N Engl J Med, 365：506-517, 2011 ★★★
   → 総症例数 4,640 人

必読 5) 寺島秀夫，他：侵襲下の栄養療法は未完である：栄養療法の本質，効果と限界．INTENSIVIST, 3：373-397, 2011
   → 栄養療法の本質を論証し，効果的に活用するために必要不可欠な知識を満載した総説

6) 寺島秀夫，他：侵襲下の血糖値と感染防御～Tight Glycemic Control のみで十分なのか～．外科と代謝・栄養，45（6）：199-210, 2011

7) Yoneyama S, et al: Acute hyperglycemia secondary to overfeeding and insulin therapy under septic conditions may cause severe metabolic disturbances in the skeletal muscle. Clin Nutr, 32（S1）：S29, 2013

8) Yoneyama S, et al：The manner of the inflammation-boosting effect caused by acute hyperglycemia secondary to overfeeding and the effects of insulin therapy in a rat model of sepsis. J Surg Res, 185：380-387, 2013

9) Dissanakie S, et al: The risk for bloodstream infections is associated with increased parenteral caloric intake in patients receiving parenteral nutrition. Critical Care, 11:R114, 2007 ★
   → 前向きコホート研究，総症例数 200 人，PN を受けた患者群において最大エネルギー投与量が血流感染の独立したリスク因子であることを明らかにした

10) Sena MJ, et al: Early Supplemental Parenteral Nutrition Is Associated with Increased Infectious Complications in Critically Ill Trauma Patient. J Am Coll Surg, 207：459-467, 2008 ★
   → 後ろ向きコホート研究，対象は鈍的外傷患者 567 人，受傷後 1 週間以内に早期 EN を PN で補助した早期 EN+補助的 PN 群では早期 EN 単独群と比較して overfeeding の状態にあり，有意に感染性合併症が増加していた

11) Singer P, et al: The tight calorie control study (TICACOS): a prospective, randomized, controlled pilot study of nutritional support in critically ill patients. Intensive Care Med, 37: 601-609, 2011 ★★
   → 対象は重症患者 130 人，間接熱量測定法により実測した REE を目標としてエネルギー投与量を行う試験群と一律に 25 kcal/kg/日を目標としてエネルギー投与量を設定した対照群を比較した結果，試験群ではエネルギー投与量が有意に多く，人工呼吸器管理期間の有意な延長ならびに感染性合併症の有意な増加といった有害事象が発生していた

12) Rabinowitz JD & White E：Autophagy and metabolism. Science, 330：1344-1348, 2010

13) Furuta N, et al：Combinational soluble N-ethylmaleimide-sensitive factor attachment protein receptor proteins VAMP8 and Vti1b mediate fusion of antimicrobial and canonical autophagosomes with lysosomes. Mol Biol Cell, 21：1001-1010, 2010

14) Klionsky DJ：Autophagy: from phenomenology to molecular understanding in less than a decade. Nat Rev Mol Cell Biol, 8：931-937, 2007

必読 15) Choi AM, et al：Autophagy in human health and disease. N Engl J Med, 368：651-662, 2013
→ autophagyに関する優れた総説であり，臨床に直結する最新の知見がわかりやすく解説されている

16) Casaer MP, et al：Role of disease and macronutrient dose in the randomized controlled EPaNIC trial: a post hoc analysis. Am J Respir Crit Care Med, 187：247-255, 2013

必読 17) 寺島秀夫：侵襲急性期におけるエネルギー投与のパラダイムシフト－内因性エネルギー供給を考慮した理論的エネルギー投与法の提言－．日集中治医誌, 20：359-67, 2013
→ 侵襲下のエネルギー基質動態に基づき現時点において最善と表すべきエネルギ 投与法を提言し，重症患者に対する栄養療法が目指すべき今後の方向性を明示している

18) Patiño JF, et al：Hypocaloric support in the critically ill. World J Surg, 23：553-559, 1999

19) Mesotten D, et al：Contribution of circulating lipids to the improved outcome of critical illness by glycemic control with intensive insulin therapy. J Clin Endocrinol Metab, 89：219-226, 2004

20) Wray CJ, et al：Catabolic response to stress and potential benefits of nutrition support. Nutrition, 18：971-977, 2002

21) Soop M, et al: Randomized clinical trial of the effects of immediate enteral nutrition on metabolic responses to major colorectal surgery in an enhanced recovery protocol. Br J Surg, 91：1138-45, 2004 ★★
→ 総症例数18人，本文参照

22) Reid CL, et al：Muscle wasting and energy balance in critical illness. Clin Nutr, 23：273-280, 2004

23) Casaer MP, et al：Impact of early parenteral nutrition on muscle and adipose tissue compartments during critical illness. Crit Care Med, 41：2298-2309, 2013

24) Hart DW, et al：Energy expenditure and caloric balance after burn: increased feeding leads to fat rather than lean mass accretion. Ann Surg, 235：152-161, 2002 ★
→ 総症例数250人，本文参照

25) Sarafidis PA & Bakris GL：The antinatriuretic effect of insulin: an unappreciated mechanism for hypertension associated with insulin resistance? Am J Nephrol, 27：44-54, 2007

26) Gabay C & Kushner I：Acute-phase proteins and other systemic responses to inflammation. N Engl J Med, 340：448-454, 1999

27) Kramer F, et al：Interleukin-1beta stimulates acute phase response and C-reactive protein synthesis by inducing an NFkappaB- and C/EBPbeta-dependent autocrine interleukin-6 loop. Mol Immunol, 45：2678-2689, 2008

28) Mehta NM & Duggan CP：Nutritional deficiencies during critical illness. Pediatr Clin North Am, 56：1143-1160, 2009

第4章

特殊な栄養療法

第4章 特殊な栄養療法

1. ICU管理が不要な術後栄養管理の実際

寺島秀夫

Point

- 早期経口栄養摂取（栄養剤または食事）が第1選択であり，術後第7病日までは回復状況に応じた自主的な摂取に委ねる
- 早期経口栄養摂取が困難な場合は，経管による早期経腸栄養を開始する
- 栄養剤の選択は標準的な組成で可である（免疫増強栄養剤のエビデンスは不十分）
- 術後第7病日の時点においても経腸的に十分な栄養を摂取できておらず，かつ，その状態がさらに7日間以上続くと予測される場合には，静脈栄養を開始する
- 術前に栄養不良を認め，術前および術後も経腸栄養が施行できない場合，静脈栄養を継続する
- 周術期の血糖値管理は140～180mg/dLを目標血糖値域として実施する

はじめに

　近年，術後の栄養管理は大きな変革を遂げており，手術侵襲が術直後にICU管理を要するレベルで，かつ手術操作に消化管吻合術が含まれる場合においても，早期経口栄養摂取が栄養管理の中軸となり，静脈栄養（parenteral nutrition：PN）は不要ないしは補助的な利用に留まる時代が到来している．本稿では，米国静脈経腸学会（ASPEN）および欧州静脈経腸栄養学会（ESPEN）によって策定されたガイドライン3編[1〜3]に基づいて，術後にICU管理が不要な患者（重症患者ではない）ないし術直後はICUに入室しても翌日以降はICU管理が不要となるような患者に対する栄養管理の標準的な考え方と実践方法を提示し，さらに今後の方向性について言及する．なお，両ガイドラインの推奨度の強さ（Grade）は，第3章-5の表1，2を参照していただきたい．

❶ 早期経口栄養摂取が第 1 選択

　術後早期経口栄養摂取の定義は，手術当日から術後 2 病日の期間内にリキッドダイエットの経口摂取を開始し，適応状態をみながら通常食に復帰させることである．最近では，術後 1 病日（術後 24 時間）以内の経口摂取開始に限定されるようになってきている．リキッドダイエットとは経口栄養補給（oral nutritional supplements：ONS）を目的とする製剤であり，糖質を含む経口補水液，半消化態栄養剤，成分栄養剤に大別される．

　ONS が不可能な場合にはじめて経管栄養（tube feeding：TF）が選択される．このような場合，その背景に重篤な併存疾患または重篤な術後合併症が存在することが多いので，TF の開始に際しては重症患者（**第 4 章-2** 参照）に準じて管理を行うと効果的である．

❷ 早期経口栄養摂取は ERAS プロトコルの主要素

　「ESPEN ガイドライン静脈栄養：手術療法」[3)] が術後管理の大変革を如実に物語っており，その序文において「最新の外科診療では，1～2 日以内に通常食の摂取が可能となるような強化回復プログラムにより患者を管理することが望ましい．その帰結として，従来の強制栄養療法はほとんど必要ない．そのような治療の恩恵に浴するのはごく少数の患者のみである．」と述べられるに至っている．ESPEN はこのような強化回復プログラムを enhanced recovery after surgery（ERAS）と命名している[4)]．ERAS の基本コンセプトは，手術後の回復促進に役立つ各種のケアをエビデンスに基づき統合的に導入することによって，安全性と回復促進効果を強化した集学的リハビリテーションプログラムを確立し，高度侵襲手術においても迅速な回復を達成するものである．**図 1** は ESPEN の ERAS グループが結腸切除を対象として策定した"元祖"ERAS プロトコルであり，2005 年に同学会の機関誌においてコンセンサスレビューとして発表された[4)]．主要素 17 事項には汎用性があり，ほとんどの外科領域における周術期管理に応用可能である．周術期栄養管理に直接的にかかわる事項は 3・5・13・14・16 であるが，重要なポイントとして術前・術後ともに**経口栄養摂取**が原則となっている　また，早期経口栄養摂取を円滑に進めるために，5・13・14 は必要不可欠な事項である．

　ESPEN ガイドラインでは，手術当日の経口摂取が Grade A として推奨されており，結腸切除を受けた患者の大半は術後数時間でクリアーリキッドダイエット（**一口メモ参照**）などの経口摂取を開始できると明記している（ただし個々の状態と手術の種類に応じて調整すること：Grade C）[2)]．ASPEN ガイドラインでは，合併症の頻度と死亡率の観点から標準的経口食（standard oral diet：SOD）と経腸栄養（enteral nutrition：EN）の効果を比較してみると，大多数の研究において EN の有用性が示されていないと注釈を付けて

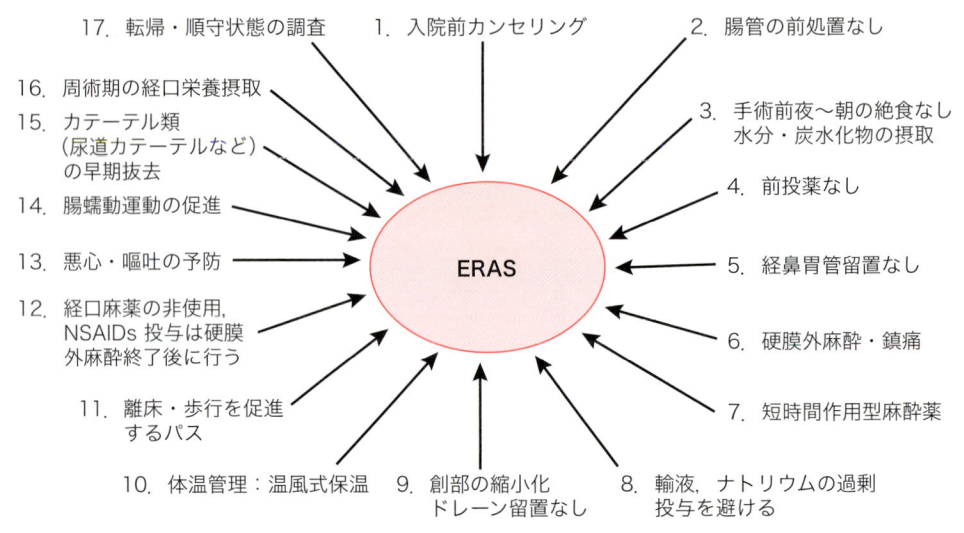

図1 結腸切除における Enhanced recovery after surgery "ERAS" の主要素

1. 入院前カンセリング
2. 腸管の前処置なし
3. 手術前夜〜朝の絶食なし 水分・炭水化物の摂取
4. 前投薬なし
5. 経鼻胃管留置なし
6. 硬膜外麻酔・鎮痛
7. 短時間作用型麻酔薬
8. 輸液，ナトリウムの過剰投与を避ける
9. 創部の縮小化 ドレーン留置なし
10. 体温管理：温風式保温
11. 離床・歩行を促進するパス
12. 経口麻薬の非使用，NSAIDs投与は硬膜外麻酔終了後に行う
13. 悪心・嘔吐の予防
14. 腸蠕動運動の促進
15. カテーテル類（尿道カテーテルなど）の早期抜去
16. 周術期の経口栄養摂取
17. 転帰・順守状態の調査

NSAIDs：non-steroidal anti-Inflammatory drugs
文献4より引用

おり[1]，経口摂取が可能な状態にあれば経腸栄養剤を使用する必要はなくSODで十分なことを意味している．

一口メモ クリアーリキッドダイエット

原則的に脂肪・ミルクなどの乳製品と食物繊維を含まない流動食である．一般的に1,000 kcal/日程度であり，6回食になることが多い．タンパク質補給のために，脂肪を含有しない経腸栄養剤がしばしば利用される[5]．

❸ 早期経口栄養摂取の有効性と適応拡大：上部消化管吻合術後も可能

1）早期経口栄養摂取の安全性と有用性

早期経口栄養摂取の安全性と有用性に関する理論的背景を図2に総括した．その直接的な効果は4点に集約される．第1に，本質的に早期ENとして生体に作用することから，早期ENと同様の有益な効果が期待できる．第2に，ONSと食事摂取はともに強制栄養法ではないことから，過剰エネルギー投与による諸問題は発生し難いことも重要なポイントである．言い換えれば，患者自身が栄養摂取量を回復状況に応じて自主的に決定しているのであって，目標量を強制的に早期達成させるものではない．ESPENガイドラインでは「摂取目標量に達すまでに5〜7日を要することもあるが，有害になることはない（Grade C）」と解説している[2]．第3に，早期経口栄養摂取自体が術後麻痺性イレウス（**一口メモ参照**）

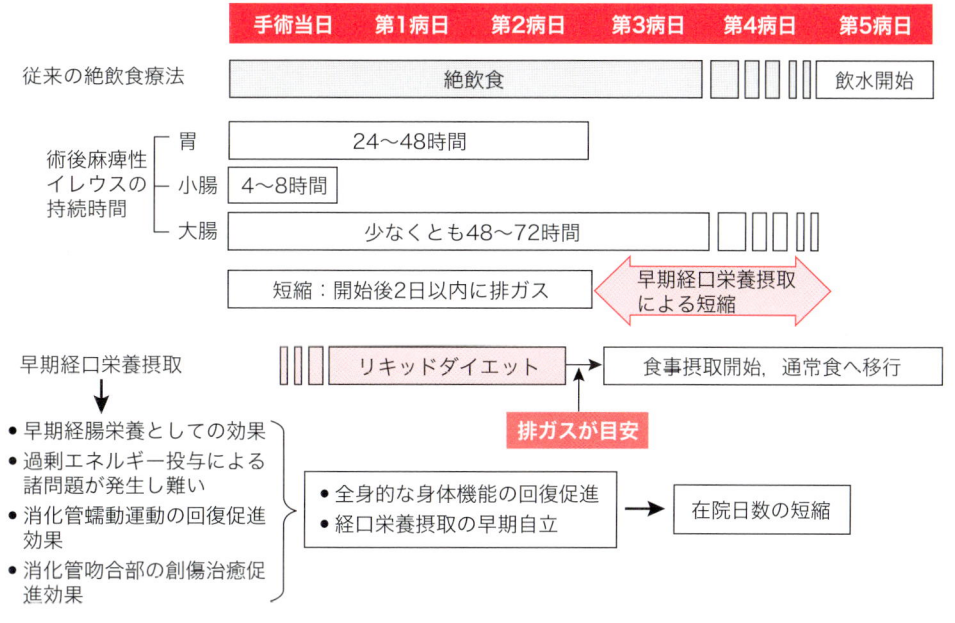

| | 手術当日 | 第1病日 | 第2病日 | 第3病日 | 第4病日 | 第5病日 |

図2● 早期経口栄養摂取の安全性と有用性に関する理論的背景

に対して有効な治療（一般的に摂取開始後2日以内に排ガスが認められる）として作用し，食事摂取への移行を促進する[6]．退院には経口栄養摂取の自立が不可欠であるので，短期間で通常食の摂取に到達できれば，それに応じて退院までの日数が短縮される．第4点として，早期経口栄養摂取は消化管吻合部の創傷治癒を促進する効果を発揮する．

2) 上部消化管吻合術後に対する適応拡大：そのエビデンス

上部消化管に吻合操作が加わる手術の場合には，早期経口栄養摂取が広く普及していない実状があった．2006年版のESPENガイドラインでも，上部消化管に吻合部がある場合，経腸栄養チューブの先端を吻合部よりも肛門側に留置してENを行うことが推奨されていた（Grade B）[2]．そこで，筆者は，ラットを用いて上部消化管吻合後の早期経口栄養摂取モデルを作成し，リキッドダイエットの早期経口摂取が吻合部の創傷治癒を有意に促進することを実証し[6]，さらに，そのメカニズムの解明を進めた[7]．臨床においては，最大級の手術侵襲となる胸部食道がん術後を対象として早期経口栄養摂取の安全性と有用性を確認した[8]．具体的には，術後第1病日朝に覚醒し気管挿管チューブ抜管，第2病日からゼリー状経口補水液の摂取，第3病日から半消化態栄養剤・経口補水液200〜600mL/日の飲用，第5病日より食事摂取（全粥食または九分粥食）を開始するスケジュールである．術前合併症のない26例に対してこのプロトコルを適応したところ，完遂率は96％であり，吻合部リークや退院後の再入院は一例もなく，安全に実施し得た．全例，誤嚥なく経口摂取が可能であり，第4病日（経口摂取始2日後）までに排ガスが認められ，消化管のリハ

ビリテーションが順調に進行し，プロトコル完遂例の平均在院日数は9.2日（15％は最短8日目の退院）となった．胃切除後を対象にした3件の検討[9〜11]（総症例数それぞれ100人，103人，66人）では，術後第2病日までにリキッドダイエットを用いて経口摂取が開始されていたが，絶飲食期間が設定された従来の管理方法と比較して術後合併症（吻合部リークを含む）が増加することはなく，その安全性が報告されている．膵切除（膵頭十二指腸切除，膵体尾部切除，膵中央切除，膵全摘）の場合には，複数のシステマティック・レビューがすでに報告されており，そのなかで最新の検討[12]では総症例数1,642人（10件の臨床研究）を対象にして解析が行われ，早期経口摂取を含むERASプロトコルは術後合併症・死亡率を増加させることなく，安全に実践できる可能性が示されている．故に，**基礎研究による知見と臨床研究のアウトカムに基づいて，早期経口栄養摂取は上部消化管の吻合操作をともなう手術に対しても適応の拡大が可能と考えられる**．ただし，エビデンスレベルの問題として上述の臨床研究はすべて非無作為化の条件において行われていたことから，今後，多施設共同RCTの実施が望まれる．

一口メモ　術後麻痺性イレウス

腹部手術後に発生する消化管の運動不全であり，その回復速度は図2に示したように部位別に異なっている．大腸の回復は最も遅く，食事摂取開始の律速段階となる．故に，小腸レベルでほぼ消化吸収されるリキッドダイエットを用いて早期経口栄養摂取を開始し，排ガスの確認後に食事摂取へ切り替えることが合理的である[5]．排ガスが大腸蠕動運動回復（排便能力）の徴候であることは電気生理学的に証明されている[13]．

❹ 栄養剤の選択：至適な組成は未だ不明

1）エネルギー源としてどのような栄養素を投与すべきか，現状は回答保留

この問題は，以下の2大要因に起因する．本来，栄養療法の立案に際しては，まずエネルギー投与量が決定され，ついで3大栄養素（糖質・タンパク質・脂質）の至適な配分，さらにタンパク質・脂質の組成やビタミン・微量金属の投与量に関する検討が行われることが合理的な手順である．ところが，内因性エネルギーの供給量を測定する手段が確立されていないため，外因性エネルギー供給として至適なエネルギー投与量が決定できない状況にある（第3章-6図1参照）．すなわち，栄養療法の最適化はこの第1段階で頓挫してしまっており，エネルギー源として3大栄養素の至適な配分を検討する段階には到達できていない．

侵襲下の代謝動態は，外因性エネルギー供給（栄養療法）の条件よりも，生体の内部環境から大きな影響を受ける．例えば，胸部食道がん術後には，エネルギーバランスが正転する量のグルコースが投与されていても，なお脂肪酸化が優位である状態が観察されることがある[14]．このような環境下では十分量のグルコースを外因性に投与しても脂肪の動

員・酸化は阻止できないわけであり，エネルギー源の選択権は生体側にあることを意味している．また，同一症例に対して同一の栄養投与を行っている条件下で呼気ガス分析を複数回行ってみると（胸部食道がん術後5症例に対して計69回の呼気ガス分析を実施），同一病日内でも測定時点の相違によって異なる代謝動態が観察される[14]．つまり，**代謝動態が流動的な高度侵襲早期では，3大栄養素のどれが優先的に利用されるのか，画一的な結論を出すことは不可能である．**

2) 免疫調整栄養剤の適応はあるか，現状は回答保留

本稿では，最新のエビデンスに基づき，免疫調整栄養剤（アルギニン，グルタミン，ω-3系脂肪酸，ヌクレオチドを含む）のエビデンスが未だ不十分と判断せざるを得ないため推奨を見送り，標準的な組成で可とした．2011年のDroverらによるシステマティック・レビュー[15]では，消化管手術の周術期においてアルギニンを含む栄養剤の投与が感染リスクと在院日数の観点から有益であるとの結果が示された．しかしながら，2012年に発表されたコクラン共同計画システマティック・レビュー[16]においては，消化管手術を受ける患者に対する術前免疫増強栄養の効果はバイアスの存在によって一般化することができないとの結論が下された．示唆に富むコメントとして，周術期管理における最近のイノベーションが結果に影響を及ぼしている可能性を指摘している．換言すれば，**栄養療法単独ではなくERASプロトコルのような集学的な周術期管理によりアウトカムの改善をめざす時代を迎えている**ことを意味している．

ASPENならびにESPENガイドライン[1, 2]による推奨事項を付記しておくが，刊行された'09年よりも以前の知見に基づいていることに注意が必要である．両ガイドラインとも，高度侵襲の手術を待機的に受ける予定であれば，栄養状態を問わず，免疫調整栄養剤の使用を推奨している（Grade A）．ただし，両学会が，immune nutrient（免疫能を調整する作用をもつ栄養素）として効果を承認しているのはアルギニンのみである[17]．ちなみに，ESPENガイドライン[2]では，高度侵襲手術の具体例として，頭頸部手術の場合に喉頭摘出・咽頭摘出，腹部手術の場合に食道切除・胃切除・膵頭十二指腸切除をあげている．投与期間については両学会間で相違が存在する．ASPENは，過去の研究においてその方法論に一貫性がないため，至適な開始時期を決定できないとの見解を示している[1]．一方，ESPENでは，術前に5～7日間の投与を行い，術後は合併症のない場合に5～7日間継続するとしている（Grade C）[2]．投与量に関しては両学会ともGrade付きの推奨事項を示していないが，コメントとしてESPENは250mL×3回（ONS）の1日量を紹介している．

❺ 静脈栄養の導入時期と静脈栄養製剤の選択

　周術期を通してENを施行できない場合，または術後7日目以降においても経腸的に十分な栄養を摂取できない場合，PNの実施が必要となる．この推奨は栄養療法の適応に関する一般原則に基づくものである．ただし，ASPENガイドラインでは，栄養療法による介入を開始するべき条件として十分に栄養摂取できない期間を7〜14日間に特定しているものの，そのエビデンスを優れたデザインのもとに提供できる研究は存在しないと断り書きが添えられている[1]．一方，ESPENガイドラインの場合，ASPENよりも栄養療法の開始に踏み切る期限（最短で7日間）が短い[2, 3]．

　日本の静脈栄養製剤ではカロリー/窒素比，アミノ酸組成に大差はなく，利便性の相違，つまり，ビタミン，微量金属一式を含むか否かが採用基準になっていることが多い．同様に，脂肪乳剤の組成も限定されている．使用可能な製剤は大豆油を主成分としており，ω-6系脂肪酸の投与が中心となる．つまり，PNの処方は，エネルギー投与量に応じて製剤を組み合わせれば完了であり，工夫を施す余地はない．病状に応じた投与目標量（3大栄養素すべてを合計したエネルギー量）については**第4章-2表**を参照していただきたい．

❻ 血糖値管理の目標

　現在，術後感染性合併症のリスクを最小化する目標血糖値域に関して良質のエビデンスを提供するRCTは存在しない．そこで，現時点において入手可能な良質の知見に基づいて私見を提示すると，感染防御能に障害が発現する血糖値の閾値は180 mg/dLと推定されているので，**感染予防として周術期の血糖値管理を行う場合，その目標値の上限値を少なくとも＜180 mg/dLに設定しておくことが妥当**と考えられる[18]．以下，その根拠を詳述する．

1）急性高血糖による生体防御能の障害：特に好中球の問題

　好中球は，生体内に侵入してきた細菌・真菌類を貪食・殺菌・分解することにより感染防御において必要不可欠な主力をなしている．故に，生体を感染から防御するうえで，急性高血糖による好中球の機能障害が最大の問題となる．**表1**に現在までの知見を総括した．好中球の貪食能障害に関しては，ほぼ一致した結果が得られており，論争の余地はないほどである[19]．しかしながら，その他の事項に関しては，未だ相反する研究結果が存在し，完全な統一見解が得られていない部分が内包されている．高血糖が感染防御能を低下させる一連のメカニズムとしては，好中球の本務である貪食・殺菌力に機能低下が生じ，さらに，好中球の作用を合理的に補助・支援するシステム，すなわち，炎症局所に遊走し

表1 ●急性高血糖が生体防御能に及ぼす影響

	知見	備考
微小血管の反応	局所炎症と組織障害時は血管拡張性が低下．内皮での反応性一酸化窒素（NO）産生が障害	いくつかの機序（キニノーゲン-ブラジキニン系など）が不十分ながら解明
白血球の接着と移動	白血球と内皮細胞での接着分子発現が増加	in vitro と in vivo で実証 十分な研究
補体系	補体の血漿濃度が増加，補体の機能低下	主として in vitro の糖尿病研究 急性高血糖での研究はごく少数
サイトカイン ネットワーク	炎症性サイトカイン（TNF-α，IL-1β，IL-6）の増加：インスリンは抗炎症作用を発揮	in vitro と in vivo で実証 高血糖とサイトカインが相互作用 脂肪組織におけるサイトカイン産生の役割は？
ケモカイン産生	ケモカイン転写増加（MCP-1，HCC-4，MCP-3，IP-10，TARC）	遺伝子発現プロフィール研究（マイクロアレイ）：血漿濃度は評価されていない インスリンの役割？
走化性	好中球の走化性移動障害	相反する研究あり 主として健常人を対象とした in vitro の研究
貪食能	好中球の貪食能障害	矛盾する結果はほとんどない in vitro と in vivo でほぼ一致した結果 グルコースの直接作用ではなく，メディエーターを介す？
ROS産生	好中球のROS産生低下，ミエロペルオキシダーゼは変化なし	相反する研究あり
好中球アポトーシス	自然のアポトーシスに変化なし，LPS投与後に増加	in vitro の研究はごく少数 グルコースの特異的作用？ TNF-α または浸透圧の上昇による間接作用？

TNF：tumor necrosis factor（腫瘍壊死因子），IL：interleukin（インターロイキン），MCP：monocyte chemoattractant protein（単球走化性タンパク質），HCC：hemofiltrate CC-chemokine（血液濾過CC-ケモカイン），IP：interferon-γ-indnucible protein（インターフェロン-γ誘導型タンパク質），TARC：thymus- and activation-regulated chemokine（胸腺および活性化制御ケモカイン），ROS：reactive oxygen species（活性酸素種），LPS：lipopolysaccharide（リポ多糖）
文献19より引用

て到達するプロセス（走化性，微小血管の反応）ならびに効率よく貪食するプロセス（補体系の機能低下）にも障害が発生している．高血糖が好中球のGタンパク質共役型受容体に対しシグナル伝達障害を誘発する結果，好中球の機能低下が発現することが明らかにされている[30]．1989年，Nlelsonらが健常人から採取した好中球を血糖値200mg/dL以上に相当するグルコースに曝露させると呼吸バーストが有意に低下することを報告している[21]．現在では，好中球の機能は血糖値の上昇に応じて低下し，その機能障害が発現する閾値が血糖値200mg/dLに相当することが推定されている[21]．

2）感染防御能の障害を惹起する血糖閾値：臨床観察研究による検証

先に述べたように，急性高血糖による好中球の機能障害が最大の問題となり，その障

が発生する血糖閾値は200mg/dLと推定されているわけであるが，この閾値が臨床観察研究から得られた結果と一致するか否か，以下，検証方法ならびに結果を示す．

a）PN施行時の高血糖と感染性合併症の因果関係

臨床研究のデータ収集に際して，PNによる高血糖と感染性合併症リスクの因果関係を調査した研究が検証の題材に最適であると考えられた．その理由を述べると，今日では侵襲下の患者に対して何かの栄養サポートが必ず行われており，これを背景として高血糖状態が発現することが多いため，栄養療法の施行が研究を選別するうえでの前提条件となる．ついで，血糖値の変動が少なく安定していた方が生体の感染防御能に及ぼす影響が一定化することを考慮すると，グルコースが定速で持続的に投与される栄養療法，つまり，PNがこの条件に適合することになる．そこで，これに該当する論文を渉猟してみると，4編[22〜25]しか見出すことができなかった．栄養管理の第1選択がENである現況を鑑みれば，この事実は至極当然と理解すべきであろう．

その4編の論文から主題にかかわる結果を表2に総括した．3つの研究[22, 23, 25]では，164mg/dLないし180mg/dLを超える血糖値になると，感染性合併症のリスクが有意に増加していた．一方，Sarkisianらの報告[24]では感染合併症リスクの増加は認められていなかったが，唯一この研究のみがPNによるoverfeedingはなかったことを明言していたことに着眼しておかなければならない（第3章-6❹-1を参照）．いずれの報告も後ろ向き観察研究であることを踏まえておく必要があるが，上述の結果は以下の2つの可能性を示

表2 静脈栄養施行時の高血糖に関連した感染性合併症リスク

研究	Cheung (2005)[22]	Lin (2007)[23]	Sarkisian (2010)[24]	Pasquel (2010)[25]
研究デザイン	後ろ向き	後ろ向き	後ろ向き	後ろ向き
患者数	109	457	100	276
患者背景	混合（重症患者・非重症患者）	混合	非重症患者のみ	混合
年齢（歳，mean±SD）	51.9±18.7	66.4±16.3	61.9±17	51±18
血糖値のカットオフ値（mg/dL）	<124 124〜141 142〜164 >164	<113 113〜137 137〜180 >180	<180 ≧180	<120 121〜150 151〜180 >180
高血糖の定義	>164	>180	≧180	>180
感染オッズ比＊（培養陽性）	3.9（1.2〜12.0）＊＊	3.1（1.5〜6.5）＊＊	0.87（0.3〜2.5）	肺炎のみ検討 3.1（1.4〜7.1）＊＊
オッズ比の算定法 血糖値（mg/dL）	平均血糖値	平均血糖値	平均血糖値	PN開始24時間以内の測定値
比較対照の血糖値	<124	<113	<180	<120

＊：呼吸器感染，尿路系感染，創感染，カテーテル感染，ドレーン感染，血液培養陽性
＊＊：$p<0.05$

唆するものと考えられる．すなわち，第1点としてPN施行時に血糖値が160～180mg/dLの域を超えると感染性合併症のリスクが有意に上昇する可能性，そして，第2点として感染の助長にはoverfeedingという条件設定が関与している可能性である．

b) 侵襲が加わる以前の高血糖と術後感染性合併症の因果関係

　長期間の血糖値の推移を評価するためには，当然のことながら，HbA1cを用いることになる．そこで，題材として，HbA1cと術後感染性合併症のリスクについて検討を行っており，かつ対象患者と術後血糖管理が対照的な2つの論文を選択した[26, 27]．HbA1cは最近過去3～4カ月の血糖管理状態を反映し[27]，HbA1cの値から平均血糖値を推定することが可能である[28]．HbA1cが6％の場合は平均血糖値が135mg/dLと推定され，以下，7％→170mg/dL，8％→205mg/dL，9％→240mg/dL，10％→275mg/dL，11％→310mg/dL，12％→345mg/dLとなる．

① Drongeらによる報告[26]

　彼らは，2000年1月～'03年9月の期間に，心臓以外の大手術を受けた490人の糖尿病患者（平均71.3歳）を対象にして，術後感染性合併症（肺炎，創感染，尿路感染，敗血症）の発生を検討した．この研究では術後の血糖管理状況に関して調査されておらず，この点に留意が必要である．結果として，術前の血糖コントロール状態が良好である患者，すなわち，HbA1c＜7％（平均血糖値170mg/dL未満）の患者群（197人）では術後感染性合併症が有意に減少しており，一方，HbA1c≧7％の患者群（293人）では感染症のオッズ比が2.13（p＝0.007）を示した．

② Halkosらによる報告[27]

　この研究では，2002年4月～'06年6月の期間において冠動脈バイパス手術を受けた3,089人（平均62歳）を対象にして検討が行われた．血糖値管理が術中・術後管理に組み込まれており，具体的には，術中からICUの治療期間では強化インスリン療法（intensive insulin therapy：IIT）により血糖管理が80～110mg/dLの範囲で実施されており，ICUから病棟に転出すると上限150mg/dLとして血糖管理が継続された．深部胸骨創部感染（deep sternal wound infection：DSWI）と総合的な感染（すべての胸骨感染，肺炎，敗血症）の発生率は，HbA1c＜7％の患者群（2,275人）ではDSWI：0.4％，総合的な感染：0.9％であるのに対して，HbA1c≧7％の患者群（814人）ではそれぞれ2.3％，3.2％を示し，両群間でいずれにおいても有意差（p＜0.001）が認められた．さらに糖尿病と診断されていた患者に限定して検討した場合，DSWIの発生率は，HbA1c＜7％の患者群（516人）では0.6％であるのに対して，HbA1c≧7％の患者群（724人）では2.6％を示し，有意差（p＝0.007）が存在した．しかしながら，総合的な感染に関しては，それぞれ1.7％対3.5％となったが，増加する傾向（p＝0.069）に留まった．ROC（receiver operating characteristic curve）解析を行うと，DSWIの場合，HbA1cカットオフ値を7.8％としてオッズ比が5.29の結果が得られた．

③2つの研究が問い掛ける疑問とその最適解

両研究とも，HbA1cカットオフ値を7％に設定した根拠は，糖尿病患者の血糖管理目標としてHbA1c＜7％とすることが推奨されており[29]，HbA1c≧7％の場合には過去3〜4カ月間の血糖値コントロールが不良との判定を下すことが可能となるからであった．最重要課題は「長期間にわたり血糖管理が不良（HbA1c≧7％→平均血糖値≒170mg/dL）であった患者において，何故，術後感染性合併症が有意に増加するのか？」という疑問である．Drongeら[26]は，この回答として，術前のHbA1cが良好な値であった患者では術後の血糖値コントロールが良好で高血糖になることが少ないため，生体防御機能が維持されて術後感染症の発生が減少するとの答弁を用意したが，これはHalkosらの研究[27]により否定される．なぜならば，Halkosらの場合，術中・術後に血糖値管理としてIITないしは血糖値の上限を150mg/dLとした血糖値コントロールが行われていたからである．実際のところ，Halkosらの報告[27]において，HbA1c≧7％の患者群では，術中・術後早期の血糖値がHbA1c＜7％の患者群に比して有意に高値になったものの，平均血糖値は手術当日143mg/dL，第1〜3病日154mg/dLとなっており，好中球の機能障害が発生していないと推定される血糖値域で管理がなされていた．

ここで，感染防御能として好中球機能に注目して論証を行う．高血糖が骨髄芽球から増殖・分化して成熟する過程（7〜14日間）にある好中球に及ぼす影響，ならびに，血糖値＜200mg/dLとなってから好中球の機能回復速度に関しては，未だ不明な部分が残されている．実は，この2点が解明されると，血糖値管理を行ってから好中球機能の完全回復が得られるまでの期間を算定できるようになる．このような不確定要素が存在することを認識したうえで，以下の前提に立って思索を進めてみたい．流血中に存在する好中球の半減期は約6.7時間であり，その大半は10時間以内に流血中から消失し，組織に移行した好中球は組織内で2〜3日以内に死滅する[30]．故に，成熟好中球の寿命を鑑みれば，少なくとも3日間以上の血糖値管理を実施した場合，流血中および組織内の成熟好中球は高血糖に暴露されていないものにすべて置き変わっていることになる．そして，骨髄中での成熟過程では高血糖による悪影響を無視し得た場合，3日間以上の血糖値管理により好中球の防御機能はほぼ完全に回復するはずである．しかしながら，術前にHbA1c≧7％を示した患者群の場合，術中・術後の血糖値管理を実践しても術後感染性合併リスクを回避できないことが起こり得る事実は，感染防御能の低下に対して，好中球機能のみならず，短期の血糖値管理だけでは回復できないような複数の因子が関与している可能性を意味している．当然のことながら，長期間の高血糖状態から糖尿病性合併症が発現している場合，臓器予備の低下に起因する感染防御能の低下が加わっている．つまり，上述の研究結果は，血糖値の観点から感染防御能を査定するためには，定点観測としての血糖値のみならず，HbA1cなどを用いて長期間わたる血糖値の推移による影響も加味するべきことを示唆している．

3）結論：感染防御能に障害が発現する血糖閾値は180mg/dL

　私見として，**感染防御能を正常に維持するためには血糖値の上限を少なくとも180mg/dLに設定しておく必要がある**と考える．その根拠を改めて総括する．第1点として，感染防御能の主力である好中球が機能障害をきたさないためには，絶対的に血糖値の上限＜200mg/dLでなければならない．第2点としては，PN施行時の感染性合併症リスクを検討した結果では，血糖値が164ないし180mg/dLを超えると感染リスクが有意に増加する可能性が示唆された．第3点として，侵襲が加わる以前の血糖値推移と術後感染性合併症の因果関係について検証した研究においては，HbA1c 7％が感染リスク増加の閾値である可能性が示されており，HbA1c 7％は平均血糖値170mg/dLに相当する．以上の知見から整合性を求めると，感染防御能の観点からは，少なくとも血糖値＜180mg/dLとして血糖値管理を行うべきであるとの結論が得られる．

　一方，**目標血糖値域の下限値については，事実上，リスク・ベネフィットバランスの観点，すなわち，低血糖リスクの低減と治療効果の増強を勘案した結果として140 mg/dLに設定**されている[31]．

文献

1) August DA & Huhmann MB：A.S.P.E.N. clinical guidelines: nutrition support therapy during adult anticancer treatment and in hematopoietic cell transplantation. J Parenter Enteral Nutr, 33：472-500, 2009

2) Weimann A, et al：ESPEN Guidelines on Enteral Nutrition: Surgery including organ transplantation. Clin Nutr, 25：224-244, 2006

3) Braga M, et al：ESPEN Guidelines on Parenteral Nutrition: surgery. Clin Nutr, 28：378-386, 2009

4) Fearon KC, et al：Enhanced recovery after surgery: a consensus review of clinical care for patients undergoing colonic resection. Clin Nutr, 24：466-477, 2005

必読 5) 寺島秀夫：周術期栄養管理②－ERASプロトコル．実践に役立つ基礎と臨床の最新知見．「キーワードでわかる臨床栄養　改訂版」（大熊利忠，他／編），pp231-244，羊土社，2011
　→ ERASプロトコルの早分かり，お薦めできる解説書

6) Fukuzawa J, et al：Early postoperative oral feeding accelerates upper gastrointestinal anastomotic healing in the rat model. World J Surg, 31：1234-1239, 2007

7) Tadano S, et al：Early postoperative oral intake accelerates upper gastrointestinal anastomotic healing in the rat model. J Surg Res, 169：202-208, 2011

8) Terashima H, et al：Fast track program accelerates short-term recovery after transthoracic esophagectomy with extended lymphadenonectomy. Clin Nutr Suppl, 3：77-78, 2008

9) Suehiro T, et al：Accelerated rehabilitation with early postoperative oral feeding following gastrectomy. Hepatogastroenterology, 51：1852-1855, 2004

10) Hirano M, et al：Patient-controlled Dietary schedule improves clinical outcome after gastrectomy for gastric cancer. World J Surg, 29：853-857, 2005

11) Hur H, et al：Effects of early oral feeding on surgical outcomes and recovery after curative surgery for gastric cancer: pilot study results. World J Surg, 33：1454-1458, 2009

12) Kagedan DJ, et al：Enhanced recovery after pancreatic surgery: a systematic review of the evidence. HPB (Oxford), 2014 Apr 18.［Epub ahead of print］

13) Waldhausen JH & Schirmer BD：The effect of ambulation on recovery from postoperative ileus. Ann

Surg, 212：671-677, 1990

14) 寺島秀夫, 他：高度外科侵襲下のエネルギー基質動態に関する検討－呼気ガス分析法による解析. 日外会誌, 94：1-12, 1993

15) Drover JW, et al：Perioperative use of arginine-supplemented diets: a systematic review of the evidence. J Am Coll Surg, 212：385-99, 399.e1, 2011

16) Burden S, et al：Pre-operative nutrition support in patients undergoing gastrointestinal surgery. Cochrane Database Syst Rev, 11：CD008879, 2012

17) Mizock BA：Immunonutrition and critical illness: an update. Nutrition, 26：701-707, 2010

18) 寺島秀夫, 他：侵襲下の血糖値と感染防御～Tight Glycemic Controlのみで十分なのか～. 外科と代謝・栄養, 45：199-210, 2011

19) Turina M, et al：Acute hyperglycemia and the innate immune system: clinical, cellular, and molecular aspects. Crit Care Med, 33：1624-1633, 2005

20) McManus LM, et al：Agonist-dependent failure of neutrophil function in diabetes correlates with extent of hyperglycemia. J. Leukoc.Bio, 70：395-404, 2001

21) Nielson CP & Hindson DA：Inhibition of polymorphonuclear leukocyte respiratory burst by elevated glucose concentrations in vitro. Diabetes, 38：1031-1035, 1989

22) Cheung NW, et al：Hyperglycemia is associated with adverse outcomes in patients receiving total parenteral nutrition. Diabetes Care, 28：2367-2371, 2005

23) Lin LY, et al：Hyperglycemia correlates with outcomes in patients receiving total parenteral nutrition. Am J Med Sci, 333：261-265, 2007 ★
　→ 総症例数457人, 表2参照

24) Sarkisian S, et al：Parenteral nutrition-associated hyperglycemia in noncritically ill inpatients is associated with higher mortality. Can J Gastroenterol, 24：453-457, 2010

25) Pasquel FJ, et al：Hyperglycemia during total parenteral nutrition: an important marker of poor outcome and mortality in hospitalized patients. Diabetes Care, 33：739-741, 2010 ★
　→ 総症例数276人, 表2参照

26) Dronge AS, et al：Long-term glycemic control and postoperative infectious complications. Arch Surg, 141：375-80 ; discussion 380, 2006 ★
　→ 総症例数490人, 本文参照

27) Halkos ME, et al：Elevated preoperative hemoglobin A1c level is predictive of adverse events after coronary artery bypass surgery. J Thorac Cardiovasc Surg, 136：631-640, 2008 ★
　→ 総症例数3,089人, 本文参照

28) Rohlfing CL, et al：Defining the relationship between plasma glucose and HbA(1c): analysis of glucose profiles and HbA(1c) in the Diabetes Control and Complications Trial. Diabetes Care, 25：275-278, 2002

29) The Diabetes Control and Complications Trial Research Group：The effect of intensive treatment of diabetes on the development and progression of long-term complications in insulin-dependent diabetes mellitus. N Engl J Med, 329：977-986, 1993

30) 北川誠一：好中球の動態と機能. 「内科学第9版」(杉本恒明, 他／編), pp1564-1565, 朝倉書店, 2007

31) 寺島秀夫, 他：集中治療患者の推奨血糖管理. 救急・集中治療, 24：648-652, 2012

第4章 特殊な栄養療法

2. ICU管理が必要な術後栄養管理の実際

寺島秀夫

Point

- 栄養投与は原則的に経腸栄養単独として行う
- 経腸栄養はICU入室後24〜48時間以内に開始する（早期経腸栄養）
- 経腸栄養チューブ先端の留置部位は胃または小腸どちらでも可である
- 経腸栄養は投与速度20〜30 mL/時として開始し，適応状態をみながら増量する
- 急性期の経腸栄養投与法としてtrophic feedingは有用であり一考に値する
- 第7病日の時点においても経腸的に十分な栄養を摂取できておらず，かつ，その状態がさらに7日間以上続くと予測される場合に静脈栄養を開始する
- エネルギー投与量は表に基づいて設定することを推奨する
- 栄養剤の選択として推奨できるものはなく，標準的な組成で可である
- 血糖値管理は目標域140〜180（200未満）mg/dLとして厳密に行う
- 最新の見解として，適正化された静脈栄養であれば，早期投与は安全かつ有益である可能性が示されている

はじめに

　本稿では，術後にICU管理が必要となる患者（重症患者）に対する栄養管理を米国静脈経腸学会・集中治療医学会（SCCM/ASPEN）および欧州静脈経腸栄養学会（ESPEN）よって策定されたガイドライン3編[1〜3]に基づいて術後栄養管理の標準的な考え方と実践方法を提示し，さらに今後の方向性についても言及する．両ガイドラインの推奨の強さ（Grade）については**第3章-5の表1，2**を参照していただきたい．

❶ 経腸栄養単独の有用性：overfeeding 回避に有効

1990年代半ば以降，重症患者ほど早期経腸栄養（enteral nutrition：EN，ICU入室後24ないし48時間以内）を施行するべきとの考え方が世界を席巻し，現在も，侵襲下の早期ENは標準治療として広く受容されている．ただし，早期ENのエビデンスが決して十分ではないこと（SCCM/ASPEN，ESPENともGrade C）[1, 2]を認識しておかなければならない．

重要ポイントとして，**ENはoverfeedingを防ぐうえで最も確実かつ容易な栄養管理法**である．諸家の観察研究によれば，EN単独で栄養投与を行った場合，初期には大多数の重症患者における平均的な投与量は，算定されたエネルギー必要量〔予測または実測の安静時エネルギー消費量（resting energy expenditure：REE）〕の49〜70％に過ぎないことが報告されている[4〜6]．EPaNIC study[7][LRCT]でも，後期PN（parenteral nutrition：静脈栄養）群では，EN単独で管理を行った結果，第7病日の時点で実際のエネルギー投与量が目標量の50％に留まっていた．この事実は，EN単独で栄養投与を行う限り，REEを超えるエネルギー量が投与される危険性がないばかりか（外因性エネルギー供給量＜REEを担保），多くともREE予測値の70％以下（一般的目標量25 kcal/kg/日の場合17.5 kcal/kg/日相当）に留まることを示唆している．一方，基礎疾患（重症化の原因）からの回復がENの順調な増量を可能にすることから[8]，問題なく投与量を増加できている状況でも，EN単独の栄養投与であれば，overfeedingによる有害事象が発現するリスクは低減されていることになる．EN単独の栄養管理ではその初期段階でunderfeedingに陥る可能性があるが，underfeedingの状態が7〜10日間または14日間以内であれば許容範囲と考えられている〔ただし重症病態に陥る以前にタンパク質・エネルギー欠乏（protein energy malnutrition：PEM）カロリー栄養不良を合併せず健常な状態であった場合に限る〕[1]．

❷ 経腸栄養チューブ先端の留置部位：胃 vs 小腸，最新の見解

SCCM/ASPENガイドライン[1]では胃，小腸（幽門後）どちらも可としており，表現は違うものの，同様にESPENガイドライン[2]でも胃と空腸を比較すると有効性に有意差はないとしている（Grade C）．ただし，同ガイドラインでは，誤嚥のリスクが高い場合，または胃内への栄養投与には適応できないこと（不耐性）が明らかとなった場合に，栄養チューブの先端を小腸内（幽門後）に変更することを推奨している（Grade C）．具体的には，胃内残留物をEN開始後から4〜5時間ごとに評価し，連続2回の測定で胃内残留量＞200 mLとなる場合，不耐性と判断する．

2013年に発表されたシステマティック・レビュー[9]において，小腸内投与は胃内に比して肺炎リスク（リスク比0.7，p＝0.004）を減少させるが，死亡率，ICU滞在期間，人

工呼吸器管理期間といった重要なアウトカムの改善には繋がらないことが示されている．しかしながら，但し書きとして，この結果は複数の因子（肺炎の定義が統一されていない，バイアス，個々の研究のサンプルサイズが小さいなど）によって制限を受けているので，この点を留意して解釈すべき旨が付記されている．したがって，確定的な結論を出すには時期尚早であり，現時点では，SCCM/ASPENガイドライン[1]に準拠した対応が実践的と考えられる．

③ 経腸栄養剤の投与速度：trophic feedingという新たなオプション

栄養剤（原液）の投与速度は重症患者の場合20〜30 mL/時から開始することが一般的である．その後，4〜5時間ごとに胃腸不耐症（逆流，嘔吐，便秘，下痢，誤飲，腹満など）を評価して順応と判断できれば，一般的に100 mL/時を上限として25 mL/時ずつ漸増する．

最近，急性肺損傷（acute lung injury：ALI）の重症患者を対象にしてtrophic feeding（定義：EN投与速度10〜30 mL/時）の有用性が相次いで発表された[10, 11] [LRCT]．その2件の研究において，trophic feeding（実際の投与量がそれぞれ投与目標量の約16％，25％相当）が行われた患者群の場合，エネルギーバランス（実際の投与量－投与目標量）の累積はそれぞれ－6,500 kcal（5日間），－7,200 kcal（6日間）となっていたが，full feeding（実際の投与量が投与目標量の約75％，80％）を受けた患者群と比較して，28日間において人工呼吸器から離脱した状態で生存した日数（ventilator free days：VFD），死亡率，新規の感染発生率いずれにおいても有意差は認められなかった．すなわち，trophic feedingとfull feedingの効果は同等であることが示唆された．注目すべきは，trophic feedingの方がENに付随する胃腸不耐症の発生が有意に少なかったことである．重要なポイントとして，両研究の対象患者は，body mass index（BMI，それぞれ平均29，30 kg/m^2）を鑑みると，急性期に十分な内因性エネルギーを供給できる予備能を有していた．重症病態に陥る直前の栄養状態が重度の低栄養状態でなければ，急性期（重症化から4〜5日間前後）において，trophic feedingは栄養療法として効果を発揮し，かつ患者の負担・不快感が少ないことから一考に値する．

ちなみに，2012年版の「Surviving Sepsis Campaignガイドライン」[12]ははじめて重症敗血症患者の栄養療法について言及することになった．最初の1週間は，エネルギー投与目標量の強制的な投与を避け，むしろ少量（例えば500 kcal/日程度まで）とし，可能であれば増量することを推奨しており，trophic feeding（上限500 kcal/日，1 kcal/mLの場合21 mL/時の投与速度）がより優れた栄養治療戦略である可能性が高いと付記している．

❹ 実践的なエネルギー投与目標量の設定

1) ストレス係数を用いたエネルギー必要量の算定方法は使用するべきではない

　基礎エネルギー消費量（basal energy expenditure：BEE）にストレス係数と活動係数を乗じて目標エネルギー量を算定する方法は，科学的に不適切であり，**overfeedingの危険性を増加させるため，利用するべきではない**[13〜15]．その理由は，第1に，侵襲下の栄養療法が標準化された現代においては，計測されたストレス係数が不可避に誤差を含んでしまうからである．生体が栄養を摂取するとエネルギー消費量が増加する現象，すなわち，特異動的作用（specific dynamic action：SDA）が必然的に加わる．故に，栄養療法が行われている条件下でREEが測定された場合，単純にREEをBEEで除算しただけでは，侵襲のみが純粋に誘導した代謝亢進の程度をストレス係数として抽出できない．特に強制栄養によりoverfeedingになっている場合，SDAによるエネルギー消費量は大きく増加する．第2に，この算定法では内因性エネルギー供給を全く考慮せず無視しているため，体内では必然的にoverfeedingとして作用することになり，各種の有害事象を惹起して逆効果となることは必至である．

2) 間接熱量測定法を用いてもエネルギー投与目標量を算定することはできない

　間接熱量測定法を用いれば，エネルギー投与目標量，つまり，外因性エネルギー供給量の上限を求めることは少なくとも可能である[16]．その理由は，overfeedingを回避するためには，「外因性エネルギー供給量の上限＜実測REE」の条件が不可欠であるからである．しかし，間接熱量測定法では内因性エネルギー供給量を測定することができないため，適切な外因性エネルギー供給量の算定は不可能である．なぜなら，侵襲下におけるエネルギー供給の基本原理（**第3章-6図1参照**）として，内因性エネルギー供給の状態が把握できなければ，必然的に外因性エネルギー供給量を決定できないのである．

3) 実践的な対応

　上述の諸問題を踏まえると，過度のunderfeedingならびにoverfeedingを回避可能なエネルギー投与目標量を設定した指針が代替案となる[16,17]．エネルギー投与目標量を筆者の理論に基づいた指針として表に示した．根拠の詳細については，紙面の関係上，文献16を参照していただきたい．

a) 重症化の極期や臓器障害が進行しつつある場合

　投与上限値の設定がきわめて重要である．その理由は，**このような病態下ではover-**

表 ● 重症患者に対するエネルギー投与の指針

	必要最低限度	エネルギー投与の上限
急性期の極期	6〜9 kcal/kg/日	15 kcal/kg/日
一般的な急性期	6〜9 kcal/kg/日	20〜25 kcal/kg/日
回復期	25〜30 kcal/kg/日	
慢性期に移行	6〜9 kcal/kg/日	25（〜30）kcal/kg/日

feedingがunderfeedingよりも短期間ではるかに重篤な有害事象を惹起するため，**栄養管理の第1義はoverfeedingの回避となる**からである．最も確実な戦略は，外因性エネルギー供給量を絞ってunderfeedingをめざすことである．underfeedingは，臓器障害が発現しつつある場合またはすでに併発している場合に必要とされる"適度な飢餓状態"を達成するうえでも必須条件となる．以上の見地に観察研究の結果を加味して投与目標量の上限値を15 kcal/kg/日に設定した．実を言えば，第33回ESPEN総会（2011年）のHot Topicsにおいて，EPaNIC studyの未発表データとして，早期PN群においてもエネルギー投与目標量の33.3％以下が投与されたサブグループではベストアウトカムが得られていたことが公表された．目標量の33.3％とは，その上限値が8〜12 kcal/kg/日の範囲であり，≦15 kcal/kg/日であることに注目していただきたい．また，「Surviving Sepsis Campaignガイドライン」[12]では，重症敗血症の最初の一週間において目標量の60〜70％投与が優れた栄養治療戦略となる可能性を解説しているが，一般的な目標量である25 kcal/kg/日の60％は15 kcal/kg/日に相当することも補足しておきたい．

　下限値の設定であるが，飢餓に起因する異化反応（糖新生に新たな前駆体を供給）を抑制するためにはグルコース2 g/kg/日の投与が最低限必要であること[3]を踏まえ，これに観察研究の結果を加味して，必要最小限度として保証されるべきエネルギー投与量としては6〜9 kcal/kg/日を基準値にした．

b) 一般的な急性期の場合

　極期ではない場合には，ESPENガイドライン[2]に準拠して20〜25 kcal/kg/日を投与目標量の上限値にしている．この上限値の幅は，健常成人の年齢別BEEの幅[18]に相当する．BEEを上限値にした投与法では，論理的に「外因性エネルギー供給量＜BEE＜REE」となり，「外因性エネルギー供給量＜REE」を間違いなく達成でき，overfeedingを回避するうえでの最低必要条件を満たしているのである．

c) 回復期の場合

　回復期に移行するタイミングの把握には，CRPを用いたアセスメントが有用である．CRPが着実に減少傾向を示すということは，侵襲の原因疾患が改善した結果，ストレスホルモンとともに炎症性サイトカインが減少していることを反映しており，代謝動態全体が異化から同化へと切り替わりつつあることを意味する．経験値として，CRPが3〜5 mg/dLま

で低下してくると肝臓でのアルブミン（Alb）合成が優位となり，Albが増加しはじめるとともに，全身的にも異化期から同化期に移行したことがみて取れる[19]．まさにCRPが3 mg/dL前後まで低下した時期が，栄養投与を強化しながら身体機能のリハビリテーションを開始し，それまでの消耗を一気に回復させるタイミングである．

d) 慢性期の場合

重症病態が10日間以上遷延する場合，エネルギー投与量を増加させ，主として脂肪組織となるが，内因性エネルギー供給源の貯蔵量を増加させておく必要性が生じる．この場合，血糖値管理は必須であり，overfeedingに起因する代謝性有害事象の発生に注意しながらエネルギー投与を増量することが重要である．代謝性有害事象を制御する観点からは上限値を25 kcal/kg/日とすることに妥当性があるが，生体が許容できる状態（臓器障害を合併していない，感染症の急性増悪がない）にあれば，一時的に30 kcal/kg/日程度まで増量することも可能と考えられる．亜急性期から慢性期では，病状を見計らって栄養投与量を増加して生体を支え続け，原因疾患の治療に全力で取り組むしかない．

⑤ 栄養剤の選択：十分なエビデンスに裏付けられた推奨はなし

1） タンパク質投与量の問題

第3章-6で論述したように，重症患者に対するタンパク質投与量が新たな論争となりつつある．Autophagy障害の観点からは，少なくとも超急性期および臓器障害が発現しつつある場合，タンパク質投与量（標準：1.0〜1.5 g/kg/日）の減量が正解と推論すべきであろう．EPaNIC studyの事後解析[20]のみならず，下段において提示するREDOXS study[21] [LRCT]によっても，タンパク質投与が生体に過量として作用した場合の有害性が明らかにされた．現時点では，英国のThe National Institute for Health and Clinical Excellence（NICE）ガイドライン[22]の考え方に準拠してICU入室後の48時間までは標準投与量の半量以下（≦0.5〜0.75 g/kg/日）を投与し，状態の改善とともに増量することをお薦めしたい．このNICEガイドラインは，2006年の時点で重症病態の超急性期にはタンパク質投与の制限を勧説しており，その先見性は賞賛に値する．

2） 脂質投与の問題

脂質投与に関しては，PNとして投与する場合に警告としての推奨事項が存在する．SCCM/ASPENガイドライン[1]では，ICU入室後1週間以内にPNを実施する場合には大豆油（soybean oil：SO）脂肪乳剤を投与しないことを推奨している（Grade D）．SO脂肪乳剤には，製剤学的特性から高脂血症の惹起，感染性合併症の増加（網内系機能抑制，真菌増殖の促進），ω-6系脂肪酸による炎症反応の増悪といった問題が指摘されている[23, 24]．

ω-6系脂肪酸に対してω-3系脂肪酸は抗炎症・消炎作用を有するため，海外では魚油を加えてω-3系脂肪酸を強化した製剤が市販されている[23]．しかしながら，日本ではこのような脂肪乳剤は使用できない現状がある．急性期にエネルギー投与の目的でSO脂肪乳剤をあえて投与する必要性がないことを鑑みれば，リスクが推定される以上，重症化した最初の1週間はSO脂肪乳剤の投与を見合わせるべきとの推奨事項に一理ある．しかし，鎮静剤としてプロポフォールが使用されると，製剤によっては不可避にSO脂肪乳剤が投与されることになるので，推奨事項の順守をめざす場合には注意が必要である．なお，ICUでの治療が1週間を超え，かつPNによる栄養管理を余儀なくされる場合，必須脂肪酸を補給する観点からもSO脂肪乳剤の投与が不可欠である（投与量1 g/kg/日まで，投与速度0.1 g/kg/時以下[23]）．

3）Pharmaconutrientの問題

近年，用語の再編が行われ，免疫のみならず生体の多様な機能を修飾する薬理効果を有する栄養素を包括したpharmaconutrientの呼称が確立された結果，そのなかにimmune nutrient（免疫能を調整する作用をもつ栄養素）が含まれることになった．

a) SCCM/ASPENとESPENガイドラインの見解

2009年以前の研究結果に基づいて策定された両ガイドライン[1, 25]は，待機的に高度侵襲手術を受けて術後にICU管理が必要となる場合，術前同様に免疫調整栄養剤の使用を推奨している（Grade A）．しかし，これはICU入室後に合併症なく経過するケースを対象としており，合併症が発現した場合，その病態に応じて重症患者のカテゴリーが待機的手術後からほかに変更となる．以下，ほかのカテゴリーにおいて推奨されるpharmaconutrientを総括しておく[26]．

一般的な重症患者の場合，ESPENは何1つ推奨しておらず，これに対し，SCCM/ASPENではアルギニンとグルタミンは有効である可能性，抗酸化物質は有効としている．

敗血症患者の場合，アルギニンの位置付けは重症度の違いによって異なる．ESPENでは，中等度までならアルギニンは有効であるが，重症時は有害としている．SCCM/ASPENも，アルギニンについてほぼ同様の見解を示しており，加えて抗酸化物質を有効としている．

ALIを合併した患者の場合，両学会とも，ω-3系脂肪酸（EPA，DHA）および抗酸化物質を有効（Grade A）としている（SCCM/ASPENはGLAを追加）．

以上の推奨はいずれも経腸投与に関するものである．一方，PNを施行する場合に言及されているpharmaconutrientはグルタミンのみである．ESPENはアミノ酸製剤の中にL-グルタミン（0.2〜0.4 g/kg/日）が含まれていることを推奨し（Grade A），SCCM/ASPENもグルタミンの補充を考慮するべき（Grade C）としている．

b) 最新の見解

以上の推奨事項は，2009年以降に公表された質の高い多施設RCTによって否定的結果

を相ついで突きつけられており，混迷を深めている．すなわち，現在，十分なエビデンスを有し，かつ広くコンセサスが得られているpharmaconutrientは存在しないと判断せざるを得ない．以下，その論拠を提示する．

①アルギニン

アルギニンには，生体のサイトカイン環境次第で有益にも有害にも作用する特性がある．Th1サイトカインが優位で，炎症反応が高度な場合，一酸化窒素（nitric oxide：NO）合成酵素（NO synthase：NOS）の1つであるiNOS（inducible type：誘導型）によってアルギニンからNOの過剰産生が誘導される危険性があると考えられている[27]．その大量に産生されたNOには，酸化ストレス増強，過度の血管拡張による低血圧を惹起することから，重症敗血症患者においては，アルギニンを強化した免疫強化栄養剤の投与が死亡率を増加させる可能性が指摘されるようになった．その後，重症患者全般においてアルギニンには負のイメージが付きまとっている．その端的な例として，2012年の時点においても，術後ICU管理となる場合，アルギニン強化免疫強化栄養剤の術前投与に対して懸念が呈されている[28]．

②グルタミン

グルタミン投与の効果に対しては，SIGNET trial[29] [LRCT]とREDOXS study[21] [LRCT]が立て続けに異論を唱えることになった．2011年に報告されたSIGNET trial[29] [LRCT]は，48時間以上にわたり消化管機能不全からPNが必要となる502人の重症患者を対象にして，グルタミンとセレン投与（静注）の効果を検討する2×2要因試験として実施された．その結果，グルタミン投与（20.2 g/日）が感染予防と死亡率低減に効果を発揮しないことが判明した（セレンは5日以上投与された場合に新たな感染症の発生を減少させた）．

そして，2013年，REDOXS study[21] [LRCT]が，多臓器不全を合併した重症患者（解析対象の実数1,218人）に対するグルタミンと抗酸化剤の効果（2×2要因試験）を発表した．期待に反して，高容量のグルタミン投与（0.35 g/kg/日静注＋30 g経腸投与）は効果がないばかりか，死亡率が増加する強い傾向（補正後オッズ比1.28，$p = 0.05$，有意水準$p < 0.044$）を示した．抗酸化剤（セレン，亜鉛，βカロチン，ビタミンE，ビタミンC）の投与にも，治療効果（臓器不全の改善，感染症の低減）が認められなかった．論説を担当したVan den Bergheは3つの重要な論点を提示した[30]．第1に，本研究が質の高い研究であることから，非常に重篤な重症患者に対するグルタミン補充療法がアウトカムを改善するという従来の仮説を棄却できるとした．第2に，重症病態の急性期にグルタミンが減少することが有益なストレス応答であるとしたら，そのような適応に介入することが有害となる可能性を指摘した．第3の論点は死亡率増加の原因であるが，推論を行ううえでEPaNIC studyの事後解析[20]を引き合いに出した．同研究では早期PNによってアウトカムが不良となった原因が大量の栄養投与（グルコースよりもアミノ酸の投与量が悪影響を及ぼす）であったように，REDOXS studyでも高用量のグルタミン投与によって全体としてアミノ酸の大量投与が行われた（一口メモ参照）ことになり，アミノ酸ないし代謝

産物が直接的または間接的な作用として毒性を発揮した可能性を推定した．

> **一口メモ REDOXS studyにおけるアミノ酸投与量**
>
> REDOXS studyでは，Canadian clinical practice guidelines for nutrition support in mechanically ventilated, critically ill adult patients（CCPG）に準じて栄養管理が行われたと説明されている．このCCPGでは，実を言えば，エネルギーとタンパク質の投与量に関しては，十分なエビデンスがないとの理由から記載がなく，本研究においても正確なタンパク質投与量は不明である．グルタミンがジペプチド（アラニルグルタミン 0.5 g/kg/日静注＋アラニルグルタミン＋グリシングルタミン 42.5 g/日経腸投与）の形態での投与された結果，アミノ酸の総投与量はグルタミン投与量の記述よりも多くなった（体重80 kgの場合，3種のアミノ酸が計82.5 g/日）．Van den Bergheが「アミノ酸の大量投与が行われた」と断定した背景には[30]，ICUでの標準的なタンパク質投与（1.5 g/kg/日→体重80 kgで120 g/日）が行われていたことが前提になっていると考えられる．つまり，体重80 kgの患者を想定した場合，タンパク質120 g/日に加えて，上述のアミノ酸量（82.5 g/日）が投与されることになる．

③ω-3系脂肪酸（EPA，DHA），GLA，抗酸化物質

これらはALIの治療において強く推奨されていたが，2011年，その効果を全面的に否定する研究[31, 32]　[32：LRCT]　が相次いで発表された．1件目の研究においては，これら3種のpharmaconutrientが強化された特殊経腸栄養剤が投与された試験群（61人）と通常の栄養剤（脂質は総エネルギーの30％，ω-6/ω-3は5.8：1）が投与された対照群（71人）が比較検討された．その結果，肺機能（ガス交換）の改善，新たな臓器不全および感染性合併症の発生に関して両群間で有意差が全く認められなかった[31]．2件目はOMEGA studyと呼ばれるもので，n-3サプリメント（EPA，DAH，GLAを含み抗酸化物質を増量，計240 kcal/120 mL×2回/日）がボーラス投与されるn-3群とControlサプリメント（EPA，DAH，GLAを含まず抗酸化物質の増量なし，計237 kcal/120 mL×2回/日）がボーラス投与される対照群が比較検討された[32]　[LRCT]．第1回目の中間解析（n-3群143人，対照群129人）において，n-3群では，対照群に対し，VFD，ICU退室後の生存日数，肺以外の臓器不全を合併せずに生存した日数のいずれもが有意に短く，さらに補正後60日死亡率が増加する傾向（26.6 vs 17.6％，p＝0.11）が認められ，n-3サプリメントが有害である可能性が示された（試験中止）．

なお，時を同じくして2011年に，INTERSEPT study[33]が，臓器障害を併発していない初期の敗血症患者に対してω-3系脂肪酸，GLA，抗酸化物資が強化された特殊経腸栄養剤を投与すると，重症敗血症，ショック，臓器不全への進展を抑える効果があることを報告した．しかし，その信憑性に対して重大な疑惑が提起された[34, 35]．例えば，12施設から多施設共同試験を銘打ちながら，実質的に単一施設であった実態（対象患者106人のうち約100人までが筆頭著者の施設から参加）が剔抉された．さらに，Sequential Organ Failure Assessment（SOFA：連続臓器不全評価）と血清乳酸値を鑑みると，試験参加時に循環動態不全・組織血流低下（重度敗血症の徴候）をすでに合併していた患者が含まれていた可能性が指摘されている．故に，本稿ではINTERSEPT Studyをエビデンスとして

採用しない方針とした．

❻ 厳密な血糖値管理が不可欠

　現在，重症患者に対して厳密な血糖値管理を行うコンセプトはTGC（tight glycemic control）の呼称にほぼ統一化されている．TGCとは，速効性インスリンの持続静脈内投与を開始した後，1〜4時間ごとに血糖値測定を反復しながら投与量の調整を行って目標血糖値域を維持する治療法である．現在のコンセンサスは，2001年にVan den Bergheらにより報告された強化インスリン療法（intensive insulin therapy：IIT）[36] [LRCT] に端を発しており，数々のIIT追試結果から合理的妥協点を見出すことによって確立された．TGCの理論ならびにコンセンサス形成に至る経緯については自著[37, 38]を参照していただきたい．
　2009年に公表された米国臨床内分泌学会・糖尿病学会ガイドライン[39]では，「重症患者全般に対して，血糖値180 mg/dLを閾値としてインスリン療法を開始し，目標血糖値域を140〜180 mg/dLにすること」を推奨している．そして，2011年に公表された米国内科学会ガイドライン[40]では，「重症患者（外科系および内科系ICUともに）に対して，目標血糖値域を140〜200 mg/dLの範囲に設定すること」を推奨している．病態別のガイドラインとして，2009年，米国胸部外科学会は，糖尿病の有無に関係なく，「心臓手術患者の周術期（術前・術中・術後）は血糖値≦180 mg/dLとして血糖管理を実施すること」ならびに「ICU治療期間が3日以上必要な心臓手術患者の場合には血糖値≦150 mg/dLを維持すること」を推奨している[41]．以上を踏まえると，現在のコンセンサスとして，TGCの目標血糖値域は「140〜180 mg/dLまたは140〜200 mg/d」となる．

❼ 重症患者急性期におけるPNの位置付け

Pro

1）補助的PNの積極的活用：ESPENガイドライン

　ENが禁忌ないし不耐性な状態で3日以内に通常の栄養摂取ができないと予期される場合，またはEN開始2日後に栄養投与量が目標に達していない場合，補助的PNを開始する．このように，ESPENガイドラインは，その特徴としてPNにENを積極的に補助する役割をもたせている．2006年のENガイドライン[2]は，重度の栄養障害を合併した患者に対しては，確固たるエビデンスがないとの但し書きを加えたうえで，25〜30 kcal/kg/日まで増量して投与するべきとし，ENではこの目標を達成できないならば補助的PNを投与すべきこと（Grade C）を推奨している．2009年のPNガイドライン[3]では，補助的

PNの役割がさらに強化されることなった．ENが禁忌ないし不耐性な場合で3日以内に通常の栄養摂取ができないと予期されるすべての患者に対して24〜48時間以内にPNを開始すること（Grade C），ならびにEN開始から2日後に栄養投与量が目標に達していない患者すべてに対して補助的PNが考慮されるべきこと（Grade C）を勧告している．特筆すべき事項として，エネルギーバランスにおける負の累積を低減するために，REEの実測値と同等のエネルギー量をできる限り投与するべき（Grade B）と勧説している．間接熱量測定法の利用を推奨しており，利用不可の場合は25 kcal/kg/日として投与を開始した後に2〜3日かけて増量するように補足説明している．

2）早期PNは原則的に禁忌：SCCM/ASPENガイドライン

ENが実施できない場合，重症化から第5〜7病日の期間ではPNを投与するべきではない．同ガイドライン[1]では，ENの投与目標量，すなわちエネルギー必要量は，単純に25〜30 kcal/kg/日ないし各種の予測式を用いた算出により，または，間接熱量計を用いた実測値に基づいて設定できる可能性（Grade E）を解説している．その特徴として，ICU入室後最初の7日間に早期ENが不可ないし利用できない場合，発症前の栄養状態に問題がなければ，栄養療法を施行しないこと（Grade C）が明記されている（筆者注：この場合，輸液管理のみとなる）．そして，7日間を過ぎてもENが利用できない場合に限って，PNを開始するべきとしている（Grade E）．同様に，大きな侵襲が加わる上部消化管手術（食道切除，胃切除，膵臓切除など）においても，ENが実施できない場合，PNを手術直後に開始するべきではなく，術後5〜7病日間は投与しないことが推奨されている（Grade B）．このように重症病態に陥ってから最初1週間以内はPNを導入しない根拠として，感染合併症の有意に増加すること並びに合併症全体が増加する傾向をあげている．特に術後の場合，5〜7日間未満のPNは効果が期待できないばかりか，リスクを増大させる可能性があるので，PNはその実施期間が7日間以上と予測される場合に限って開始されるべきとしている（Grade B）．ただし，PEMをすでに合併している重症患者の場合，ENを実施できないのであれば，可及的早期にPNを開始すること（Grade C）を推奨している．

PNの効果を最大化するために，PNを受けるすべての患者においてpermissive underfeedingが少なくとも最初は考慮される必要があり，エネルギー必要量（単純に25 kcal/kg/日として計算，推定式から算出ないし間接熱量測定法によって実測したREE）が決定されたら，その80％量から供給を開始することを勧説している（推奨度C）．なお，ENが導入され増量できようになったら，overfeedingによる合併症を防ぐために，PNを適宜減量するべきことが付記されている．

3）最新の見解：結論はPN適正化による安定性と有益性

重要ポイントとして，両ガイドラインとも，エネルギー投与量の設定に関する基本コン

セプトは通底しており,「エネルギー投与目標量（エネルギー必要量）＝REE」と定めている. したがって, 争点の核心を「重症患者の急性期（ICU入室後3日目）にREE相当を目標量としてエネルギー投与を開始することの是非」として捉えることが正解である.

論争の勝敗を決するべく, EPaNIC study[7] [LRCT] が実施され, 2011年に公表された（第3章-2参照). EPaNIC studyは, 研究デザインに複数の欠陥が内包していたことから, その結果を一般化するべきではないとの論評が提起された[42〜45]. 最大の欠陥は, エネルギー投与目標量の設定が不適切であったこと（エネルギー投与目標量＝REEの推定値）に尽きる. 早期PN群では, 絶対的な強制栄養法であるPNの特性によって目標量が着実に投与された結果, overfeedingの状態に陥り, 各種の代謝性有害事象（overfeedingに続発する高血糖はIITにより隠蔽）が惹起された可能性が指摘された. 言い換えれば, 有害性の真因は, "PN vs EN"の問題ではなく, overfeedingであったわけである（第3章-6参照). 同時に, この真相は, 両学会に通底する基本コンセプト, つまり,「エネルギー投与目標量（エネルギー必要量）＝REE」の考え方を根本から覆す破壊力を秘めている. なぜなら, この基本コンセプトを厳守した場合, overfeedingは必発となるからである.

重症患者急性期のPNが代謝性有害事象を惹起する否かは, 論理的にも, そして, EPaNIC studyの事後解析[20]が立証したごとく, 栄養投与量次第である（第3章-6参照). 換言すれば, overfeedingをきたさないように最適化されたPNは安全に投与可能なのである. 前述のごとく, 実際, EPaNIC studyの早期PN群において, エネルギー投与目標量の33.3％以下が投与されたサブグループの場合, ベストアウトカムが得られていた. この真理は, 2013年に公表されたEarly PN trial[46] [LRCT] によっても実証されることになった. すなわち, Early PN trialは, overfeedingとならないPNであれば, ①有害事象が発現することはなく安全であること, ②飢餓による骨格筋（ならびに体脂肪）の消耗を防いで人工呼吸器管理期間の短縮と生活の質（QOL）の早期改善に寄与する可能性, の2点を立証することになった. 最新の見解として, 重症患者の急性期において適正化されたPNは安全であると判断を下すことが可能であり, 今後, PNの活用をめざして行くべきであろう.

文献

1) Martindale RG, et al：Guidelines for the provision and assessment of nutrition support therapy in the adult critically ill patient: Society of Critical Care Medicine and American Society for Parenteral and Enteral Nutrition: Executive Summary. Crit Care Med, 37：1757-1761, 2009
2) Kreymann KG, et al：ESPEN Guidelines on Enteral Nutrition: Intensive care. Clin Nutr, 25：210-223, 2006
3) Singer P, et al：ESPEN Guidelines on Parenteral Nutrition: intensive care. Clin Nutr, 28：387-400, 2009
4) De Jonghe B, et al：A prospective survey of nutritional support practices in intensive care unit patients: what is prescribed? What is delivered? Crit Care Med, 29：8-12, 2001
5) Heyland DK, et al：Nutrition support in the critical care setting: current practice in Canadian ICUs—

opportunities for improvement? J Parenter Enteral Nutr, 27：74-83, 2003 ★
→ カナダ全土のICUを対象にした横断調査（総症例数702人）．ICU入室後最初の12日間において，実際の栄養投与量は，処方量（エネルギー，タンパク質）の平均58％に過ぎないことが示された

6) Rice TW, et al：Variation in enteral nutrition delivery in mechanically ventilated patients. Nutrition, 21：786-792, 2005

7) Casaer MP, et al：Early versus late parenteral nutrition in critically ill adults. N Engl J Med, 365：506-517, 2011 ★★★
→ 総症例数4,640人

8) Alberda C, et al：The relationship between nutritional intake and clinical outcomes in critically ill patients: results of an international multicenter observational study. Intensive Care Med, 35：1728-1737, 2009 ★
→ 重症患者2,772人をBMIにより層別化してエネルギーとタンパク質の投与量とアウトカムの関係を検討したところ，BMI＜25または≧35の重症患者では1,000 kcal/日の増量またはタンパク質30 g/日の増量が60日死亡の低減に関与することが示唆されたが，この結果には「栄養を摂取する能力の低下は死亡率の増加に関係があり，一方，基礎疾患の回復がより良い摂取を可能にする」という事実が影響を及ぼしている可能性が考察されている

9) Alhazzani W, et al：Small bowel feeding and risk of pneumonia in adult critically ill patients: a systematic review and meta-analysis of randomized trials. Crit Care, 17：R127, 2013

10) Rice TW, et al：Randomized trial of initial trophic versus full-energy enteral nutrition in mechanically ventilated patients with acute respiratory failure. Crit Care Med, 39：967-974, 2011 ★★★
→ 総症例数200人，詳細は本文を参照

11) National Heart, Lung, and Blood Institute Acute Respiratory Distress Syndrome (ARDS) Clinical Trials Network, et al: Initial trophic vs full enteral feeding in patients with acute lung injury: the EDEN randomized trial. JAMA, 307：795-803, 2012 ★★★
→ 総症例数1,072人，詳細は本文を参照

12) Dellinger RP, et al：Surviving sepsis campaign: international guidelines for management of severe sepsis and septic shock: 2012. Crit Care Med, 41：580-637, 2013

13) Mehta NM & Duggan CP：Nutritional deficiencies during critical illness. Pediatr Clin North Am, 56：1143-1160, 2009

14) 井上善文：必要エネルギー量の算定−ストレス係数・活動係数は考慮すべきか？−．静脈経腸栄養, 25：573-579, 2010

必読 15) 寺島秀夫：栄養輸液のうそ・ほんと−ストレス係数と血糖管理について．内科, 109：265-272, 2012
→ ストレス係数早分かり，その起源，本質，内在する欠陥が明快に論説された総説

必読 16) 寺島秀夫：侵襲下の内因性エネルギー供給を考慮した理論的エネルギー投与法の提言．INTENSIVIST, 3：423-433, 2011
→ 間接熱量測定法実用性と限界についても論説を行っており，その活用法として簡便な代謝動態の判定方法が提言されている

17) 寺島秀夫：侵襲急性期におけるエネルギー投与のパラダイムシフト−内因性エネルギー供給を考慮した理論的エネルギー投与法の提言−．日集中治医誌, 20：359-367, 2013

18) 厚生労働省：「日本人の食事摂取基準(2010年版)」（http://www.mhlw.go.jp/shingi/2009/05/dl/s0529-4e.pdf）

19) 寺島秀夫，他：侵襲下の栄養療法は未完である：栄養療法の本質，効果と限界．INTENSIVIST, 3：373-397, 2011

20) Casaer MP, et al：Role of disease and macronutrient dose in the randomized controlled EPaNIC trial: a post hoc analysis. Am J Respir Crit Care Med, 187：247-255, 2013

21) Heyland D, et al：A randomized trial of glutamine and antioxidants in critically ill patients. N Engl J Med, 368：1489-1497, 2013 ★★★
→ 総症例数1,223人，本文参照

必読 22) 「Nutrition Support In Adults」（National Institute for Health and Clinical Excellence eds）London: NICE; 2006. P. 82.（http://guidance.nice.org.uk/CG32/Guidance/pdf/English）
→ 英国のガイドラインであり，ASPENとESPENの二強に挟まれて目立たない存在であったが，卓見と評すべき内容である

23) 小山 諭：エネルギー源としての脂肪乳剤投与．INTENSIVIST, 3：502-511, 2011

24) 深柄和彦：脂肪乳剤の問題点．静脈経腸栄養, 28：909-913, 2013

25) Weimann A, et al：ESPEN Guidelines on Enteral Nutrition: Surgery including organ transplantation. Clin Nutr, 25：224-244, 2006

26) Mizock BA：Immunonutrition and critical illness: an update. Nutrition, 26：701-707, 2010

27) Santora R & Kozar RA：Molecular mechanisms of pharmaconutrients. J Surg Res, 161：288-294, 2010

28) Burden S, et al：Pre-operative nutrition support in patients undergoing gastrointestinal surgery. Cochrane Database Syst Rev, 11：CD008879, 2012

29) Scottish Intensive care Glutamine or seleNium Evaluative Trial Trials Group, et al：Randomised trial of glutamine, selenium, or both, to supplement parenteral nutrition for critically ill patients. BMJ, 342：d1542, 2011 ★★★
 → 総症例数502人，本文参照

30) Van den Berghe G：Low glutamine levels during critical illness--adaptive or maladaptive? N Engl J Med, 368：1549-1550, 2013

31) Grau-Carmona T, et al：Effect of an enteral diet enriched with eicosapentaenoic acid, gamma-linolenic acid and anti-oxidants on the outcome of mechanically ventilated, critically ill, septic patients. Clin Nutr, 30:578-584, 2011 ★★
 → 総症例数132人，本文参照

32) Rice TW, et al：Enteral omega-3 fatty acid, gamma-linolenic acid, and antioxidant supplementation in acute lung injury. JAMA, 306：1574-1581, 2011 ★★★
 → 総症例数272人，本文参照

33) Pontes-Arruda A, et al：Enteral nutrition with eicosapentaenoic acid, γ-linolenic acid and antioxidants in the early treatment of sepsis：results from a multicenter, prospective, randomized, double-blinded, controlled study：the INTERSEPT study. Crit Care, 15:R144, 2011 ★★
 → 総症例数106人，本文参照

34) Machado FR：Fish oil and sepsis: we still need more trials. Crit Care, 15：449; author reply 449, 2011

35) Machado FR, et al：INTERSEPT study: we still need more clarity. Crit Care, 16：416, 2012

36) Van den Berghe G, et al: Intensive insulin therapy in critically ill patients. N Engl J Med, 345：1359-1367, 2001 ★★★
 → 外科系成人重症患者1,548人を対象とし，強化インスリン療法（80～110mg/dLの血糖値域で管理）の有効性が初めて報告された

必読 37) 寺島秀夫：強化インスリン療法の歴史：その真相を読み解く．救急・集中治療, 24：629-647, 2012
 → 精緻な考証に基づいて強化インスリン療法の真相を読み解いており，同時に重症患者に対するインスリン療法の理論とメカニズムが解説されている

38) 寺島秀夫, 他：集中治療患者の推奨血糖管理．救急・集中治療, 24：648-652, 2012

39) Moghissi ES, et al：American Association of Clinical Endocrinologists and American Diabetes Association consensus statement on inpatient glycemic control. Diabetes Care, 32：1119-1131, 2009

40) Qaseem A, et al：Use of intensive insulin therapy for the management of glycemic control in hospitalized patients: a clinical practice guideline from the American College of Physicians. Ann Intern Med, 154：260-267, 2011

41) Lazar HL, et al：The Society of Thoracic Surgeons practice guideline series: Blood glucose management during adult cardiac surgery. Ann Thorac Surg, 87：663-669, 2009

42) 寺島秀夫：旧来のドグマを打ち破る思考回路の駆動力．INTENSIVIST, 3：545-547, 2011

43) Felbinger TW, et al：Early or late parenteral nutrition in critically ill adults. N Engl J Med, 365:1839, 2011

44) O'Leary MJ, et al：Early or late parenteral nutrition in critically ill adults. N Engl J Med, 365：1839-1840, 2011

45) Bistrian BR：Early or late parenteral nutrition in critically ill adults. N Engl J Med, 365：1840, 2011

46) Doig GS, et al：Early parenteral nutrition in critically ill patients with short-term relative contraindications to early enteral nutrition: a randomized controlled trial. JAMA, 309：2130-2138, 2013 ★★★
 → 総症例数1,358人，本文参照

第4章 特殊な栄養療法

3. 急性呼吸不全の栄養管理

志馬伸朗

Point

- 炭水化物量を抑えた高脂肪栄養剤(プルモケア®)をあえて使う根拠はない
- EPA, DHA, GLA, 抗酸化物質含有栄養剤(オキシーパ®)を使用してもよい. 投与開始タイミングは早期がよさそうである
- 経静脈的脂肪乳剤をあえて使う根拠はない
- 栄養不良がない場合, 急性期(おおむね<7日以内)に, 投与経路にかかわりなく多くのエネルギーを投与する必要はない

はじめに

本稿では, **急性呼吸不全患者の急性期における栄養管理**について, 現在までに得られているエビデンスを抽出し, 個々の研究への批判的吟味も加えながら, 診療を行ううえでのポイントについてまとめた. とりわけ, EPA, DHA, GLA, 抗酸化物質の是非については議論が続いており, PRO-CONとして賛否両論を記載した.

1 炭水化物量を抑えた高脂肪栄養剤(プルモケア®)

高脂肪栄養剤(プルモケア®)は, 既存の経腸栄養剤に比べ, 炭水化物含有量が少なく脂質含有量が多い(28%)という特徴がある. 糖質に比べ脂質代謝の呼吸商は低いため動脈血炭酸ガス分圧の上昇を防ぎ, また1.5 kcal/mLと高エネルギーであることから水分負荷を回避できる. したがって理論的には, 呼吸不全患者に対して標準栄養剤に代えて使用する価値がある. 人工呼吸を要する急性呼吸不全患者20名を対象としたRCTでは, 高脂肪低糖質製剤の投与群で人工呼吸時間を約2.5日短縮できたと報告している[1]. しかし,

その臨床効果は十分検討されてきたとはいえず，米国ガイドラインでもその使用は推奨されていない[2]．さらに，プルモケア®は，ω-6系脂肪酸を多く含む．これに対し，抗炎症効果を有するω-3系脂肪酸が薬理的により有用であるとの考えが出てきた．

❷ EPA，DHA，GLA，抗酸化物質含有呼吸不全用栄養剤（オキシーパ®）

　魚油に含まれる多価不飽和脂肪酸は，ω-3系脂肪酸（主としてEPA）であり，大豆油やコーン油の主成分であるω-6系脂肪酸と異なる．ω-3系脂肪酸を多く摂取すると，細胞膜リン脂質を基質としたホスホリパーゼA2によるアラキドン酸カスケードの代謝過程において，炎症惹起性の低く抗血小板凝集作用を持つ抗炎症性エイコサノイド群（PGE_3，TXA_3，LTB_5）産生が増加し，結果として炎症反応の制御が可能と考えられる（図）．同様にGLAも，より炎症惹起性の低いPGE_1に変換される．ラット動物実験モデルでは，EPAあるいはEPAとGLAを5％含んだ食餌により，対照群（リノール酸食餌群）に比べ，マクロファージ細胞膜のアラキドン酸（AA）が20％程度減少し，抗炎症性エイコサノイドの産生が相対的に上昇する[3]．EPAにはこのほかに，自然免疫受容体（TLRs）を介した免疫調節作用があることも知られている[4]．

　EPAとGLAをそれぞれ20％ずつ含有し，抗酸化物質を添加した経腸栄養剤がオキシーパ®である．日本では2007年より販売開始され，臨床使用されてきた．しかし，本製剤あるいはEPA，DHA，GLA，抗酸化物質サプリメントの投与効果に関しては未だ賛否両論がある．以下にPRO-CONとして双方の主張を記載する．

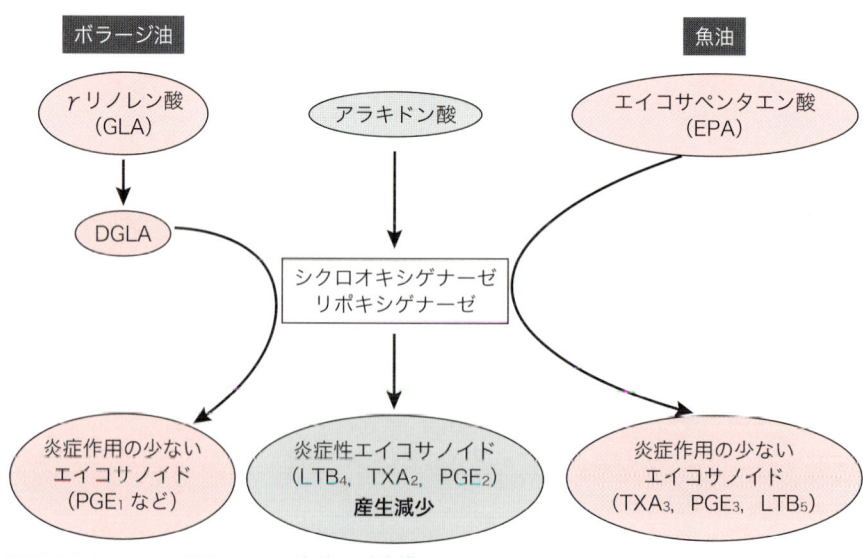

図　EPA＋GLA投与による炎症反応制御

1) EPA，DHA，GLA，抗酸化物質は無意味であるばかりか，予後を悪くする可能性がある

2014年Zhu，Nieらは，急性呼吸促迫症候群（acute respiratory distress syndrome：ARDS）患者に対する経腸EPA，DHA，GLA，抗酸化物質投与の効果を，7つのRCTをメタ解析することにより評価した[5]．合計で955名が対象となった．EPA，DHA，GLA，抗酸化物質投与群で，酸素化は有意に改善したが〔weighted mean difference（加重平均の差：WMD）45.14，95％CI 16.77～73.51，人工呼吸フリー日数2.47日，95％CI －2.85～7.79〕，28日死亡率（相対リスク比 0.90，95％CI 0.68～1.18）に有意差を認めなかった．本論文では，後に紹介するPontes-Arrudaらによる先行メタ解析[6]との違いについて言及している．先行メタ解析で用いられた研究は比較的小規模で研究参加施設数の少ない3研究のみである．また，対照群にプルモケア®（総エネルギーやタンパク質量，脂質量がオキシーパ®と同等でω-6系脂肪酸を多く含有する）が用いられており，死亡率が12.5～54.0％と比較的高い．これに対して本解析では対照群に脂質含有量の多くない通常栄養剤が使用されているものを含んでおり，これらの死亡率は13.2～20.4％と低い．つまり，プルモケア®の害を証明しているに過ぎないという考察である．

さらに，最も患者数の多い**OMEGA study**（n＝272）単独では，EPA，DHA，GLA，抗酸化物質の使用が生命予後を悪化させる可能性を示唆している（相対リスク比 1.59，95％CI 0.92～2.75）[7] [LRCT]（**表**）．本研究は，急性肺損傷（acute lung injury：ALI）患者を対象に米国ARDSネットワークが企図した，44病院での二重盲検RCTである．介入群にはEPA，DHA，GLA，抗酸化物質サプリメントが1日2回ボーラス投与（投与時間の記載はなし）された．栄養投与介入は21日間，呼吸サポート離脱48時間，あるいは抜管のいずれかの最も早い時期まで継続された．結果として，測定可能患者での血中EPA濃度は有意に上昇していたものの，血中サイトカイン濃度に有意差はなく，酸素化能も同等であった．また，人工呼吸器フリー日数は介入群で14.0日と，コントロール群17.2日に比べ有意に少なかった．本研究は，中途解析により，継続の益無しとして中止の判断に至った[7] [LRCT]．

2011年にスペインのGrau-Carmonaらは，ALIあるいはARDS基準を満たす敗血症患者を対象に，コントロール群として標準経腸栄養剤（アイソカル®）を使用し，オキシーパ®の有用性を多施設132患者を対象に評価した（**表1**）．前者で炭水化物が多く，後者で脂質が多い差異がある．しかし群間で酸素化能や臓器障害程度に差はなく，死亡率もコントロール群16％に対しオキシーパ®群18％と同等であった．本研究もまた，無益性により中止となった[8]．

以上，**現時点で得られる質の高いエビデンスを鑑みると，EPA，DHA，GLA，抗酸化物質製剤の使用を推奨する根拠は見当たらない．**

表 ● ALI/ARDS患者を対象に行われたEPA，GLA，DHA，抗酸化剤投与のRCT比較

著者と発表年	対象	介入	介入前 APACHE Ⅱ	28日死亡率	VAP発生率	ICU滞在期間	人工呼吸期間
		介入群 対照群	介入群 対照群	介入群 対照群	介入群 対照群	介入群 対照群	介入群 対照群
Gadek 1999[9]	ARDS	オキシーパ® プルモケア®	NR	11/70（16%） 19/76（25%）	NR	11±0.9 14.8±1.3	9.6±0.9 13.2±1.4
Singer 2006[10]	ALI/ ARDS	オキシーパ® プルモケア®	22.6±6.9 22.6±6.7	14/46（30%） 26/49（50%）	NR	13.5±11.8 15.6±11.8	12.1±11.3 14.7±12
Rice 2011[7]	ALI	魚油サプリメント サプリメントなし	93.8±24.9 91.8±29.3 （APACHEⅢ）	38/143（27%） 21/129（16%） （在院）	10/143（7%） 10/129（8%）	14.0±10.5 16.7±9.5 （IFD）	14.0±11.1 17.2±10.2 （VFD）
Grau-Carmona 2011[8]	ALI/ ARDS	オキシーパ® エンシュア® プラス	19（16-23） 19（16-24）	11/61（18%） 11/71（16%）	32/62（53%） 34/71（48%）	16（11-25） 18（10-30）	10（6-14） 9（6-18）
松田 2014[12]	ALI	オキシーパ® プルモケア®	20.5±6.6 16.6±7.4	3/37（9%） 2/21（10%）	NR	13.8±7.8 8.4±9.2 （IFD）	14.6±9.3 10.9±9.3 （VFD）

対象患者がALI/ARDSのものに限定した
APACHE：acute physiology and chronic health evaluation，VAP：ventilator-associated pneumonia（人工呼吸器関連肺炎）
NR：データ無し，IFD：ICUフリー日，VFD：人工呼吸器フリー日

Pro

2）EPA，DHA，GLA，抗酸化物質は，肺損傷の改善を通じ，患者予後改善に寄与しうる

　EPA，DHA，GLA，抗酸化物質投与により，ALI患者の酸素化が改善し，人工呼吸フリー日数が短縮し，死亡率も低下するという研究結果は，複数存在する．

　1999年Gadekらは，146名のARDS患者〔P/F（PaO$_2$/FIO$_2$）比100〜250 mmHg〕に対するオキシーパ®の効果を検証する多施設RCTを行った[9]（表1）．ARDS治療早期（24時間以内）に投与を開始し，最低投与エネルギー量（基礎代謝量の1.3倍の75%）を4〜7日間持続的に経管投与した．オキシーパ®群ではコントロール群（プルモケア®）に比べて血漿リン脂質中のDGLA，EPAの含有量，EPA/アラキドン酸（AA）比が有意に増加していた．また，BALF（bronchoalveolar lavage fluid：気管支肺胞洗浄液）中の炎症細胞数ならびに好中球数の有意な低下と肺毛細血管内皮透過性亢進の抑制，肺酸素化能の改善，人工呼吸器装着日数の短縮（10日vs 13日），ICU在室日数の短縮（11日vs 15日），新たな臓器不全の発生率低下も示された（10% vs 25%）．

　2006年Singerらは，95名のALI患者を対象として，単施設RCTによりオキシーパ®の効果を検証した[10]（表1）．この試験でもオキシーパ®投与早期（4〜7日目）の時点で肺酸素化能，コンプライアンスが改善し，人工呼吸期間も有意に短かった．

一方，'06年Pontes-Arrudaは165名のP/F比＜200の低酸素症で人工呼吸管理を受ける重症敗血症および敗血症性ショック患者に対するオキシーパ®の有用性を単施設RCTにより評価した[11]．ICU入室から6時間以内に投与を開始し，最低投与エネルギー量（基礎代謝量×1.3の75％）として，最低4日間投与した．本研究ではオキシーパ®投与により死亡率が52％から33％へと有意に減少した（相対リスク比0.63，95％CI 0.39～1.00）．

　これら3つのRCT（総患者数296名）はPontes-Arrudaによりメタ解析され[6]，オキシーパ®は，肺酸素化能の改善および新たな臓器不全発生率の低下（オッズ比0.17，95％CI 0.08～0.34）から，人工呼吸器装着日数の短縮〔標準化平均差（SMD），0.56±0.12，95％CI 0.32～0.79〕，ICU在室日数の短縮（SMD 0.51±0.12，95％CI 0.27～0.74），28日間死亡率の有意な軽減（オッズ比0.40，95％CI 0.24～0.68）を示した．

　松田らは，日本の多施設ICUにおいて，58名の人工呼吸を要する（P/F比＜300）重症敗血症/敗血症性ショック症例を対象としたRCTを敢行した．上記試験同様にオキシーパ®とプルモケア®での比較を行い，死亡率に差はないもののオキシーパ®群でICUフリー日数が有意に長いことを示した[12]（表1）．なお，これらの試験で投与された栄養剤の投与カロリーは1,600～1,700 kcal/日（25～30 kcal/kg/日）で，EPA投与量は5～7 g/日であった．

　OMEGA studyにおいて[7]，EPA，DHA，GLA，抗酸化物質投与が有効性を示さなかった理由として，これら物質がサプリメントとして1日2回のボーラス投与されていたことがあげられる．さらに，コントロール群でのタンパク投与量が介入群の5倍と解離が生じていたことも問題である．

　さらに，最近Pontes-Arrudaらは，115例の臓器不全を伴わない早期敗血症患者（感染症の＞60％は肺炎）に対して，オキシーパ®を早期投与（診断後約8時間で開始）した際の効果を，同エネルギー同窒素含量でω-6系脂肪酸を主に含有する栄養剤（Ensure Plus HN™［日本では未発売］）を対照としたRCTにより検討した[13]．結果として重症敗血症/敗血症性ショックへの進展率が低く，心不全，呼吸不全の新規発生率が低かった．EPA，DHA，GLA，抗酸化物質の抗炎症効果は，早期に投与されることで発揮される可能性を示している．

　以上を考慮すれば，**ALI/ARDS患者あるいはその発生が危惧される敗血症患者に対して，とりわけ早期よりオキシーパ®を投与することは有用なことが示唆される**．

❸ 経静脈的脂肪乳剤

　経静脈的脂肪乳剤には，効果的にエネルギー補給と必須脂肪酸の投与が行える利点がある．特に経腸栄養が十分に行えない場合，上記の経腸栄養剤同様に輸液/呼吸負荷を減じ

ながらエネルギーを維持しうる．しかし，日本で利用できる脂肪乳剤は長鎖脂肪酸（long chain triglyceride：LCT）製剤である．LCTを血管内に投与すると，組織マクロファージにより貪食され，炎症反応を惹起させる危険性がある．21名のARDS患者を対象として脂肪乳剤投与による肺への影響を評価したRCTでは，LCTを急速投与（20％製剤を60 mL/時で8時間）した場合，同濃度のLCT/MCT（medium chain triglyceride：中鎖脂肪酸）製剤に比べ，肺血管収縮から肺動脈圧上昇，酸素化の悪化を引き起こすとされた[14]．9名の急性膵炎に伴うARDS患者として，上記同様の脂肪乳剤をランダムに使用した際の生理学的指標を評価したクロスオーバー試験では，同様にLCT製剤使用時のみ肺動脈圧上昇，酸素化の悪化を認めた[15]．なお，現時点で日本にMCTを混合した脂肪単独乳剤は存在しない．ARDS患者の気管支肺胞洗浄液中のメディエータや細胞解析の詳細な検討では，LCT-MCT混合製剤であっても組織病態学的に脂肪塞栓類似病態を惹起し，肺内炎症の悪化，肺胞透過性の亢進やサーファクタント異常が生じることが示されている[16]．したがって，現時点では，**ARDSを含む急性呼吸不全患者への経静脈的脂肪乳剤の投与は控えるべきであろう**．なお，呼吸不全が長期/慢性化し，かつ長期にわたって経腸栄養が施行できない場合において，経静脈的脂肪乳剤をどこまで控えるべきかは不明である．

④ 投与エネルギー目標

　古典的には，重症患者に対して栄養補助を行えば，体タンパク質の崩壊を防ぎ，患者予後を改善しうるとの推測があった．しかし，重症患者全般において，**投与すべきエネルギー量設定や，急性期に目標の何％を補うべきかに関しては，さまざまな議論があるものの，現時点で明確な結論は得られていない．**

　2004年のKrishnanらによる187名のICU患者を対象とした前向きコホート研究では[17]，目標エネルギー（25 kcal/kg/日）の33〜65％の投与量群（9〜18 kcal/kg/日）では生存のオッズ比が1.22（95％CI 1.15〜1.29）と有意に高い一方で，≧66％の投与量群では生存オッズ比0.82（95％CI 0.70〜0.94）と有意に低かった．とりわけsimplified acute physiology score（SAPS）＞50の超重症患者群では高エネルギー投与による死亡への関連性が高かった[17]．近年相次いで報告されたICU患者を対象とする複数の大規模RCTにおいても，少なくとも入室早期（≒診断初期）7日間程度は過剰すぎないエネルギー補充で十分であることが示唆されている．

　2011年のEPaNIC studyは，ICU患者に対して最小限の経腸栄養に加えて早期より静脈栄養による栄養補充を行うことの有効性を評価した[18] [LRCT]．対照群では静脈栄養を併用せず，初期7日間のカロリーは15 kcal/kg/日以下に制限され，結果的に感染症発生率の低下や生存率の改善など良好な転帰を得た[18]．

　以上の知見はすべてICU患者を対象とした検討であるが，急性呼吸不全患者に外挿する

ことに大きな問題はないと考えられる．

　2012年のEDEN studyは，48時間以内に経腸栄養を開始する1,000名のALI患者を対象に，経腸栄養開始6日目まで少量経腸栄養〔trophic feeding（**一口メモ参照**），目標10〜20 cal/時〕を行った群と開始日から積極的にフルエネルギー（目標25〜30 kcal/kg/日）経腸栄養を行った群を比較したRCTである[19] [LRCT]．実際の投与エネルギーは約5 kcal/kg/日と16 kcal/kg/日であった．驚くべきことに，両群間で感染症発生率，人工呼吸フリー日数，60日死亡率は同等であった．さらに，少量栄養群で嘔吐，胃内容物の残存量増加，便秘，血糖値，インスリン投与量が少なかった．

> **一口メモ**
> **Trophic feeding**
> 該当するよい日本語がないが，"全身ではなく腸管のみを栄養する"という意味であり，おおむね10〜20 cal/時程度の最低限の経腸栄養持続投与をさす．

　2014年のINTACT studyは，78名のALI患者を，在院中を通じてプロトコールに基づいた積極的な経腸栄養（intensive medical nutrition therapy：IMNT）として推定エネルギー所要量の75％を投与する群と，標準ケアを行う群に分け，主要転帰を比較した[20]．平均して22〜27日の在院期間中，IMNT群ではエネルギーとして25 kcal/kg/日およびタンパク質量80 g/日，標準ケア群では16.6 kcal/kg/日および60 g/日が投与された．結果的に，IMNT群で有意に死亡率が高く（ハザード比2.65，95％CI 1.03〜6.84），そのために研究は中途で中止となった．

　ALI/ARDSを対象とした上記2研究は，少なめのエネルギー投与の有用性を支持するとともに，比較的生理的と考えられてきた**経管経腸栄養という手法そのものも静脈栄養と同様に人工的であり，相応の危険性やコストを含んだ手法である**ことを警告するものである．なお両研究ともに対象患者の平均BMIは30程度と，栄養不良がない患者群であることにも注目したい．

　以上より，**明らかな低栄養のない急性呼吸不全患者に対して，急性期に20 kcal/kg/日を超えるエネルギーを投与する意義は高くない**．とりわけエネルギー維持は現場での相当な努力が必要な行為であることを考慮すれば，経腸単独あるいは補完的静脈栄養による"十分なエネルギー投与"を積極的に考慮しなくてもよい，という考えで臨むことには相応の意義があると思われる．

まとめ

　今後，栄養剤の投与タイミング，投与量，ω-3系脂肪酸静注用製剤など，検討されるべき問題は少なくない．引き続き臨床試験に注目しながら，"**無理をしない**"栄養管理を

行うのがよいと考える．

現時点での急性呼吸不全患者の急性期における栄養管理に関する実践は，以下のようにまとめうる．

①オキシーパ®日1缶（≒10 mL/時），②診断当日より開始し，1週間程度維持する，③積極的な経静脈的エネルギー投与は避ける．

文献

1) al-Saady NM, et al：High fat, low carbohydrate, enteral feeding lowers PaCO2 and reduces the period of ventilation in artificially ventilated patients. Intensive Care Med, 15：290-295, 1989
2) McClave SA, et al：Guidelines for the Provision and Assessment of Nutrition Support Therapy in the Adult Critically Ill Patient: Society of Critical Care Medicine (SCCM) and American Society for Parenteral and Enteral Nutrition (A.S.P.E.N.). J Parenter Enteral Nutr, 33：277-316, 2009
3) Palombo JD, et al：Effect of short-term enteral feeding with eicosapentaenoic and gamma-linolenic acids on alveolar macrophage eicosanoid synthesis and bactericidal function in rats. Crit Care Med, 27：1908-1915, 1999
4) Wendel M, et al：Lipoproteins in inflammation and sepsis. II. Clinical aspects. Intensive Care Med, 33：25-35, 2007
5) Zhu D, et al：Enteral omega-3 fatty acid supplementation in adult patients with acute respiratory distress syndrome: a systematic review of randomized controlled trials with meta-analysis and trial sequential analysis. Intensive Care Med, 40：504-512, 2014
 → EPA, DHA, GLA, 抗酸化物質の有用性を評価した最新のメタ解析
6) Pontes-Arruda A, et al：The use of an inflammation-modulating diet in patients with acute lung injury or acute respiratory distress syndrome: a meta-analysis of outcome data. J Parenter Enteral Nutr, 32：596-605, 2008
7) Rice TW, et al：Enteral omega-3 fatty acid, gamma-linolenic acid, and antioxidant supplementation in acute lung injury. JAMA, 306：1574-1581, 2011 ★★★
 → EPA, DHA, GLA, 抗酸化物質の有効性を否定した大規模研究
8) Grau-Carmona T, et al：Effect of an enteral diet enriched with eicosapentaenoic acid, gamma-linolenic acid and anti-oxidants on the outcome of mechanically ventilated, critically ill, septic patients. Clin Nutr, 30：578-584, 2011 ★★
9) Gadek JE, et al：Effect of enteral feeding with eicosapentaenoic acid, gamma-linolenic acid, and antioxidants in patients with acute respiratory distress syndrome. Enteral Nutrition in ARDS Study Group. Crit Care Med, 27：1409-1420, 1999 ★★
10) Singer P, et al：Benefit of an enteral diet enriched with eicosapentaenoic acid and gamma-linolenic acid in ventilated patients with acute lung injury. Crit Care Med, 34：1033-1038, 2006 ★★
11) Pontes-Arruda A, et al：Effects of enteral feeding with eicosapentaenoic acid, gamma-linolenic acid, and antioxidants in mechanically ventilated patients with severe sepsis and septic shock. Crit Care Med, 34：2325-33, 2006. ★★
12) 松田兼一，他：重症敗血症/敗血症性ショック症例に対する免疫調節経腸栄養剤の有用性．日集中医誌，21：155-163, 2014 ★★
13) Pontes-Arruda A, et al：Investigating Enteral nutrition with eicosapentaenoic acid, γ-linolenic acid and antioxidants in the early treatment of sepsis：results from a multicenter, prospective, randomized, double-blinded, controlled study；the INTERSEPT study. Crit Care, 15：R144, 2011 ★★
 → 早期敗血症に対するEPA, DHA, GLA, 抗酸化物質早期投与が重症化を防ぐことを示唆した研究
14) Smirniotis V, et al：Long chain versus medium chain lipids in patients with ARDS: effects on pulmonary haemodynamics and gas exchange. Intensive Care Med, 24：1029-1033, 1998
15) Smyrniotis VE, et al：Long-chain versus medium-chain lipids in acute pancreatitis complicated by

acute respiratory distress syndrome: effects on pulmonary hemodynamics and gas exchange. Clin Nutr, 20 : 139-143, 2001

16) Lekka ME, et al : The impact of intravenous fat emulsion administration in acute lung injury. Am J Respir Crit Care Med, 169 : 638-644, 2004

17) Krishnan JA, et al : Caloric intake in medical ICU patients: consistency of care with guidelines and relationship to clinical outcomes. Chest, 124 : 297-305, 2003

18) Casaer MP, et al : Early versus late parenteral nutrition in critically ill adults. N Engl J Med, 365 : 506-517, 2011 ★★★

19) Rice TW, et al : Randomized trial of initial trophic versus full-energy enteral nutrition in mechanically ventilated patients with acute respiratory failure. Crit Care Med, 39 : 967-974, 2011 ★★★
　→ ARDS患者に対するtrophic feeding（最低限の経腸栄養剤持続投与）の妥当性を示した研究

20) Braunschweig CA, et al : Intensive Nutrition in Acute Lung Injury : A Clinical Trial (INTACT). J Parenter Enteral Nutr, 2014 Apr 9. [Epub ahead of print] ★★★
　→ ALI患者に対してプロトコルに基づく積極的経腸栄養の無益性を示した研究

第4章 特殊な栄養療法

4. 急性腎不全の栄養管理

田口瑞希，植西憲達

Point

- PEWは急性腎不全患者における独立した予後決定因子であり，その把握と対処が大切である
- 必要エネルギー量は20 kcal/kg/日以上で，25〜30 kcal/kg/日を超えない．タンパク質は1.5 g/kg/日（RRT施行中の患者は＋0.2 g/kg/日付加する）とする

はじめに

　AKI（acute kidney injury：急性腎不全）の患者は高血糖，高中性脂肪血症，体液過剰，電解質異常，酸塩基異常などの体液・代謝異常をきたしやすい．そのため栄養管理はAKIのない患者に比べて腎代替療法（renal replacement therapy：RRT）も加わることもあり複雑となる．近年AKI患者の栄養不良を定義するためにprotein energy wasting（PEW：タンパク質エネルギー欠乏）という概念が用いられる．PEWはタンパク質とエネルギーが枯渇している状態である．AKIでは①腎よりの炎症性サイトカインや酸化ストレスメディエーターの放出，②異化亢進，③腎代替療法による栄養喪失，④代謝性アシドーシス，⑤内分泌異常，⑥AKIを引き起こした疾患自体による代謝栄養異常などによりPEWが起こると考えられている．AKIにより起こる炎症が与える全身への影響は"腎を中心とした全身性炎症症候群（kidney-centered systemic inflammatory syndrome）"と近年呼ばれている．

　AKIにおける低栄養の頻度や予後に関しては，PEWを指標とした研究はまだない．しかし，別の栄養の指標であるSGA（subjective global assessment：主観的包括的アセスメント，**一口メモ参照**）を指標とした研究がある．

　1999年に行われたイタリアの急性期病院の腎ユニットに入院した309人のAKI患者を対象にした前向コホート研究において，SGAで重度の栄養障害ありと診断された患者は42％であり，院内死亡率が62％と栄養状態正常の患者（院内死亡率18％）よりも有意に

高かった．さらに，感染症，消化管出血，不整脈，心原性ショック，人工呼吸器使用の頻度も有意に高かった[1]．

AKIではこのような独特の栄養障害がしばしば起こり患者予後に影響を与えるため，その管理は非常に重要である．その診断・評価および管理についての質の高いエビデンスが不足しているのが現状ではあるが，主要なガイドライン（**一口メモ**参照）の推奨も含めて本稿で論じる．

> **一口メモ SGA**
> 特別な器具や装置を用いることなく，病歴，身体所見を組み合わせて行う栄養状態のスクリーニング法．

> **一口メモ 主要なガイドライン**
> SCCM/ASPEN（米国集中治療医学会および米国静脈経腸栄養学会）[2]とESPEN（欧州静脈経腸栄養学会）[3,4]がそれぞれ重症患者における栄養に関するガイドラインを発表している．

❶ AKIにおけるPEWの診断

現在のところ単独でPEWを診断できるパラメーターはない．そのため，AKIにおけるPEWの診断はいくつかのパラメーターを組み合わせて総合的に診断する．The international society of renal nutrition and metabolism（ISRNM：国際腎臓栄養代謝学会）のexpert panelはAKIもしくはCKD（chronic kidney disease：慢性腎臓病）の患者におけるPEMの診断基準を提案している[5]．この基準では血液生化学，体格，筋肉量，食事量の4つのカテゴリーのうち，3カテゴリー以上を満たした場合にPEWと診断される（**表1**）．

❷ 栄養投与の目標

AKI患者への栄養投与の目的は，除脂質体重の低下や蓄えられているタンパク質の消費を抑え，PEMに至るのを防ぐことである．適切な栄養投与を行うことにより，免疫機能を再確立し，炎症反応および酸化ストレスを減少させ，死亡率を減少させることが目標である．

表1 ● PEWの診断

	定義
血液生化学	血清アルブミン＜3.8 g/dL 血清プレアルブミン（トランスサイレチン）＜30 mg/dL（維持透析患者のみ） 血清コレステロール＜100 mg/dL
体格	BMI＜23 kg/m^2 体重減少（減量をせず）3カ月で5％，6カ月で10％ 体総脂肪率＜10％
筋肉量	筋肉量の減少　3カ月で5％，6カ月で10％ 上腕筋周囲径の減少（50パーセンタイルより10％の低下） クレアチニン産生量
食事量	食事療法をしない状況でタンパク質摂取量が0.8 g/kg/日未満が2カ月以上（維持透析患者），もしくは0.6 g/kg/日未満（ステージ2～5のCKD） 食事療法をしない状況でエネルギー摂取量が＜25 kcal/kg/日が少なくとも2カ月以上

文献5より引用

❸ AKI患者への栄養投与の時期と経路

　AKI患者への栄養投与の時期と経路に関しては，AKI特有の推奨はなくほかの重症患者と同様にICU入室24～48時間以内にEN（enteral nutrition：経腸栄養）を開始することが推奨される．ENだけでは十分な栄養を投与できない場合にはPN（parenteral nutrition：静脈栄養）も併用することを考慮するが，推奨開始時期に関してはSCCM/ASPENとESPENで異なり，SCCM/ASPENでは8日目以降に，ESPENではICU入室後48時間以内が推奨されている．重症患者におけるPNの開始時期を調べたベルギーの多施設RCTであるEPaNIC studyでは，早期群（ICU入室48時間以内にPN開始，n＝2,312）と後期群（ICU入室8日目にPN開始，n＝2,328）の比較において死亡率に差はなかったものの，早期開始群の方がICU滞在時間，感染症合併率の増加にくわえてRRTの期間が延長したという結果もある[6] [LRCT]．

❹ AKI患者の必要エネルギー量

【SCCM/ASPENでの推奨】
- 25～30 kcal/kg/日，肥満患者には間接熱量測定を推奨

【ESPENでの推奨】
- 20～25 kcal/kg/日を超えない

　必要エネルギー量はAKIのステージやRRTの有無によって変わる．しかし，どのステージのAKIでも少なくとも20 kcal/kg/日以上，25～30 kcal/kg/日を超えないエネルギー

量が必要といわれている[7]．

❺ AKI患者の必要タンパク質量

【SCCM/ASPENでの推奨】
- 1.2〜2.0 g/kg/日（RRT施行中の患者は最大2.5 g/kg/日まで投与する）

【ESPENでの推奨】
- 1.5 g/kg/日（RRT施行中の患者は＋0.2 g/kg/日付加する）

　タンパク質の異化亢進がAKIの特徴的な変化である．窒素バランスが負となり骨格筋が喪失し除脂肪体重が減少する．複数の観察研究（それぞれn＝10〜40人のAKI患者を対象）ではAKI患者におけるタンパク質異化率は1.4〜1.8 g/kg/日との報告がある[8〜10]．さらに分子量の小さいアミノ酸は1回の透析で10〜20 g喪失するといわれ，持続的腎代替療法（continuous renal replacement therapy：CRRT）では投与されたアミノ酸の10〜15％が失われる[11〜13]．正の窒素バランスを保つために必要なタンパク質必要量は1.5〜2.5 g/kg/日にもなるといわれている[7]．そのため，ESPENではAKIの患者で必要なタンパク質量は最低1.5 g/kg/日で，RRTを施行している患者では0.2 g/kg/日を付加することを推奨している．またSCCM/ASPENではRRT施行中の患者は最大2.5 g/kg/日までタンパク質を投与することを推奨している．

❻ AKI患者の必要脂質量

【SCCM/ASPENでの推奨】
- ICU入室後7日間ENが不能で，PNが必要な場合検討する
- PNでは脂質0.8〜1.2 g/kg/日（0.1 g/kg/時）．大豆脂肪乳剤は使用しない

【ESPENでの推奨】
- 長期ICU入室患者では投与を検討する
- PNでは0.7〜1.5 g/kg/日とし12〜24時間かけて投与する
- 非タンパク質エネルギーの1/3を脂肪とする

　脂肪酸の利用はAKIでも維持されており，ほかの重症疾患における推奨と変わりはない．多発外傷患者を対象としたRCTで大豆油ベース脂肪乳剤投与群が非投与群と比較して入院日数，ICU滞在期間，人工呼吸器必要期間が有意に延長し，肺炎やカテーテル関連敗血症が増加していることから，早期の大豆油ベースの脂肪乳剤はSCCM/ASPENでは推奨さ

れない[14]．日本では脂肪乳剤は大豆油ベースのもののみである．以上より早期には脂肪乳剤は使用すべきではなく，長期（約1週間）ENが不能な場合に，感染症，免疫能，呼吸状態などを考慮して検討するのがよいと推奨される．

❼ AKI患者の必要微量元素・ビタミン量

　　AKI患者にどれだけの微量元素，ビタミンが必要なのかは明らかになっていない．水溶性ビタミンはRRTにより失われる．ビタミンCに関してはRRTを行っていない患者には100 mg/日，RRTを行っている患者には200 mg/日を目安に投与する．それ以上の過剰投与は腎機能を悪化させる可能性がある[7]．脂溶性ビタミンであるビタミンAはAKI患者には蓄積しやすいため過剰投与には注意が必要である．亜鉛，セレン，銅，アルミニウムといった微量元素，その他のビタミンについてはRRTでの損失はあまりない．そのため，微量元素については通常の患者と同様の投与でよい[7]．

❽ 日本で使用可能な腎不全用栄養剤

1）経腸栄養剤

　　日本には腎不全用の経腸栄養剤はリーナレン®，レナウェル™など，数種類ある．それぞれの組成を表2に示す．一般的な経腸栄養剤に比べて，低タンパク質，低リン，低カリウム，低ナトリウムとなっている．腎不全患者の場合には水分制限もあることが多いので，1.5～2.0 kcal/mLと一般的な経腸栄養剤に比べて濃くなっている．製剤により含まれるタンパク質量が異なるが少量しか入っていないことに注意が必要である．単独ではAKIに必要なタンパク質量を補充することは困難であることを知っておく必要がある．また，AKI患者に対して腎不全用栄養剤を使用することが患者の予後に影響するかについては，検証されておらず未だ不明である．

表2 ● 腎不全用経腸栄養剤組成（125 mL/1パック中）

	リーナレン®LP	リーナレン®MP	レナウェル™A	レナウェル™3
エネルギー（kcal）	200	200	200	200
タンパク質（g）	2.0	7.0	0.75	3
脂質（g）	5.6	5.6	8.9	8.9
糖質（g）	35.0	30.0	29.3	27.0
K（mg）	60	60	20	20
浸透圧（mOsm/L）	720	730	390	340

2）腎不全用アミノ酸製剤

　日本にはネオアミュー®，キドミン®といった腎不全用アミノ酸製剤が数種類ある．AKI患者では先に述べたようにタンパク質の異化が亢進しており，さらに腎臓でのアミノ酸代謝が傷害され必須アミノ酸が低下し，非必須アミノ酸は高値を示しているといわれている．そのため，腎不全用アミノ酸製剤はE/N（必須アミノ酸/非必須アミノ酸）比を高くしている．

　E/N比を高くすることが本当にAKI患者の予後に影響を及ぼすかどうかについては，結論には至っていない．SCCM/ASPENガイドラインでは必須アミノ酸を確保するためにAKI患者であっても総合アミノ酸製剤の使用を推奨している．

❾ 処方例：AKI患者での栄養投与の実際（体重50 kgの患者の場合）

【AKIで体重50 kgの患者に必要な栄養】
- エネルギー：1,250 kcal/日（25 kcal/kg/日）
- タンパク質：75 g/日（1.5 kcal/kg/日）CRRT患者は85 g/日（＋0.2 kcal/kg/日）
- 水分量：患者の病態により調整

1）経腸栄養

　例えば，腎不全用経腸栄養剤のなかでも比較的タンパク質量の多いリーナレン®MPで十分なタンパク質量を補おうとすると，表3のようになる．

　しかし，これでは総エネルギーが40 kcal/kg/日とかなり多くなってしまう．そのため，表4の例1，例2のように腎不全用の経腸栄養剤に通常の経腸栄養剤を併用する．

　このように，経腸栄養剤でガイドライン通りに1日に必要なタンパク質量をまかなうことは結構難しい．例3のように腎不全用ではなく，一般用の経腸栄養剤を使用した方がタンパク質量は多く投与することができるが，そのぶん水分量やK量がふえることになる．患者の病態に合わせてうまく組み合わせて投与することが望ましい．不足したタンパク質を補うためには，メイプロテインなどのタンパク質補充用の栄養補助食品を追加することもある．

表3　リーナレン®MPのみの処方例

処方例
リーナレン®MP　朝3パック　昼3パック　夕4パック カロリー：2,000 kcal，タンパク質：70 g，脂質：56 g，糖質：298 g，水分量：1,250 mL，K：600 mg

表4 ● 現実的な処方例

処方例
例1
リーナレン®MP　朝2パック　昼2パック　夕2パック メディエフ®ソイ　朝1パック カロリー：1,500 kcal，タンパク質：57 g，脂質：42.0 g，水分量：1,050 mL，K：12.53 mEq
例2
リーナレン®MP　朝1パック　昼1パック　夕2パック メディエフ®ソイ　朝1パック　夕1パック カロリー：1,400 kcal，タンパク質：58 g，脂質：39.2 g，水分量：1,100 mL，K：14.82 mEq
例3
メディエフ®ソイ　朝1パック　昼1パック　夕2パック カロリー：1,200 kcal，タンパク質：60 g，脂質：33.6 g，水分量：1,200 mL，K：23.4 mEq

※メディエフ®ソイ（300 mL/1パック中の成分）
　カロリー：300 kcal，タンパク質：15 g，脂質：8.4 g，水分量：300 mL，K：5.85 mEq

表5 ● 静脈栄養の処方例1

処方例
70％グルコース液（350 mL）　　1袋 50％グルコース液（200 mL）　　1袋 キドミン®（200 mL）　　　　　　4袋 ビタジェクト®　　　　　　　　　1 A エレメンミック®　　　　　　　　1 A カロリー：1,380 kcal，タンパク質：57.64 g，水分量：1,350 mL

※ビタジェクト：総合ビタミン製剤，エレメンミック：微量元素製剤

表6 ● 静脈栄養の処方例2

処方例
70％グルコース液（350 mL）　　1袋 50％グルコース液（200 mL）　　1袋 アミゼット®（200 mL）　　　　　4袋 ビタジェクト®　　　　　　　　　1 A エレメンミック®　　　　　　　　1 A カロリー：1,380 kcal，タンパク質：80 g，水分量：1,350 mL

2）静脈栄養

　PN開始する際には目標エネルギーの半分程度から開始し，徐々に増やしていく．病態に合わせて，NaCl，KCl，Pなども必要量を投与していく．尿量やUN（urea nitrogen：尿素窒素），電解質の値，血糖値などを確認しながら目標のタンパク質量まで増やしていく（表5）．

　RRT患者の場合には，さらに必要なタンパク質量が増える（前述したようにESPENでは非RRT患者より＋0.2 g必要としている）．RRTを行っているため，非RRT患者に比べて水分，BUN（blood urea nitrogen：血液尿素窒素）のコントロールがCRRTにより可能であるため，腎不全用アミノ酸製剤ではなく，通常のアミノ酸製剤を使用する（表6）．

文献

1) Fiaccadori E, et al：Prevalence and clinical outcome associated with preexisting malnutrition in acute renal failure: a prospective cohort study. J Am Soc Nephrol, 10：581-593, 1999 ★
   → 309人のAKI患者を対象とした栄養状態と死亡率についての前向きコホート研究．入院時のSGA Class Cでさらに PEMに至った患者の死亡率は優位に高かった

2) McClave SA, et al.：Guidelines for the Provision and Assessment of Nutrition Support Therapy in the Adult Critically Ill Patient: Society of Critical Care Medicine (SCCM) and American Society for Parenteral and Enteral Nutrition (A.S.P.E.N.). J Parenter Enteral Nutr, 33：277-316, 2009
   → 2009年に発表されたSCCM/ASPENによる成人の重症患者の栄養についてのガイドライン

3) Kreymann KG, et al：ESPEN Guidelines on Enteral Nutrition: Intensive care. Clin Nutr, 25：210-223, 2006
   → 2006年に発表されたESPENによる集中治療における経管栄養に関するガイドライン

4) Bozzetti F & Forbes A：The ESPEN clinical practice Guidelines on Parenteral Nutrition: present status and perspectives for future research. Clin Nutr, 28：359-364, 2009
   → 2009年に発表されたESPENによるPNに関するガイドライン

5) Fouque D, et al：A proposed nomenclature and diagnostic criteria for protein-energy wasting in acute and chronic kidney disease. Kidney Int, 73：391-398, 2008
   → Expert panelによるAKI，CKD患者でのにおけるPEMの診断基準に関する推奨

6) Casaer MP, et al：Early versus late parenteral nutrition in critically ill adults. N Engl J Med, 365：506-517, 2011 ★★★
   → ESPENとSCCM/ASPENの推奨するPNの開始時期が異なることについて，どちらがより推奨されるのかを調べるためにベルギーで行われた前向きRCT．早期群2,312人，待機群2,328人を無作為に割り付けて死亡率，入院期間，人工呼吸器間，RRT期間などを比較した

7) [必読] Marry S, et al：Special Nutrition Challenges : Current Approach to Acute Kidney Injury. Nutrition in Clinical Practice, 29：56-62, 2014
   → 2014年におけるAKI患者の栄養についてのレビュー

8) Macias WL, et al：Impact of the nutritional regimen on protein catabolism and nitrogen balance in patients with acute renal failure. JPEN J Parenter Enteral Nutr, 20：56-62, 1996
   → 40人のAKI患者を対象に栄養がタンパク異化率や窒素バランスにどのような影響を及ぼすのかを調べた観察研究．タンパク質異化率は1.4±0.5 g/kg/日であった

9) Leblanc M, et al：Catabolism in critical illness: estimation from urea nitrogen appearance and creatinine production during continuous renal replacement therapy. Am J Kidney Dis, 32：444-453, 1998
   → ICU入室しAKIがありCRRTを施行した38人の患者が対象の観察研究．タンパク質異化率は1.75±0.82 g/kg/日であった

10) Fiaccadori E, et al：Effects of different energy intakes on nitrogen balance in patients with acute renal failure: a pilot study. Nephrol Dial Transplant, 20：1976-1980, 2005
    → 10人のTPN（total parenteral nutrition：中心静脈栄養）とRRTを受けているAKI患者が対象の観察研究．タンパク質異化率は平均1.37 g/kg/日であった

11) Mokrzycki MH & Kaplan AA：Protein losses in continuous renal replacement therapies. J Am Soc Nephrol, 7：2259-2263, 1996
    → CRRTにおける透析液や濾過液中へのタンパク質の喪失を測定した観察研究

12) Kihara M, et al：Amino acid losses and nitrogen balance during slow diurnal hemodialysis in critically ill patients with renal failure. Intensive Care Med, 23：110-113, 1997
    → 透析の必要な6人の重症患者での透析液流量30 mL/分の緩徐血液透析における透析液へのアミノ酸の喪失量をみた研究

13) Btaiche IF, et al：Amino Acid requirements in critically ill patients with acute kidney injury treated with continuous renal replacement therapy. Pharmacotherapy, 28：600-613, 2008
    → AKIを伴う重症患者でCRRT治療を受けたときのアミノ酸の必要量についてのレビュー

14) Battistella FD, et al：A prospective, randomized trial of intravenous fat emulsion administration in trauma victims requiring total parenteral nutrition. J Trauma, 43：52-58, 1997 ★★
    → TPNを受けている多発外傷患者で脂肪乳剤を10日間投与する群（n＝30）と脂肪乳剤を投与しない群（n＝27）を比較．入院，ICU期間，人工呼吸必要期間，感染症発生率，T cellの機能を比較した

第4章 特殊な栄養療法

5. 糖尿病，耐糖能異常の栄養管理

井上茂亮

Point

- ICU患者では高血糖や血糖変動が生じることが多い
- 糖尿病や耐糖能異常を有する患者では，糖尿病用経腸栄養剤（炭水化物含量の減量，一価不飽和脂肪酸の強化，食物繊維の添加）を考慮する
- 196mg/dL以上の高血糖を呈する重症敗血症患者に対して経静脈的インスリン持続投与を行う
- 血糖値のコントロールを行う際には，目標血糖値は144〜196 mg/dLとし，血糖値を80〜110mg/dLに維持する強化インスリン療法は行わない

はじめに

ICUで集中治療が必要とされる重症患者は高度のストレスにさらされるため，糖尿病の既往の有無にかかわらず，耐糖能異常を呈することが多い．このためICUでの厳密な栄養・血糖管理が重要であり，高血糖や血糖値の変動と中長期的なアウトカムとの関係も近年注目されている．本稿では，糖尿病がある患者や耐糖能異常のある患者の侵襲時の生体反応の特徴，栄養および血糖管理のポイントを解説する．

症例

年齢・性別：62歳女性
主 訴：左大腿部痛
現病歴：数日前より誘因なく左大腿から下腿にかけて発赤と腫脹を認めた．その後疼痛が出現していたが放置していた．本日になり痛みが増強し歩行困難となり，家族により救急要請され，搬送されて来た．
来院時バイタルサイン：意識レベル GCS 4-4-6，呼吸数 30/分，脈拍 135/分，血圧 128/63mmHg，SpO_2 94％（room air），体温 38.1℃

> 来院時身体所見：左鼠径部〜足関節まで発赤・腫脹・圧痛あり．
> 既往歴：Ⅱ型糖尿病．7年前に指摘され近医にて経口糖尿病薬にて血糖管理されていたが，3年前に自己中断していた．
> 来院時検査所見：白血球19,900/μL，血糖値318mg/dL，CRP 32.6mg/dL，HbA1c 13.2％
> 下肢造影CT：左鼠径部〜足関節の皮下に気腫を伴う低吸収域を認めた．
> 診　断：左大腿部ガス壊疽
> 入院後経過：緊急デブリードマン術施行．左大腿内側の恥骨部から膝窩までの壊疽巣を広範に切除後，ICUに入院し，集中治療管理となった．

❶ 糖尿病がある患者や耐糖能異常のある患者での栄養の特徴と注意点

　ICUの重症患者では，侵襲や感染に伴いグルカゴンや成長ホルモンなどの抗インスリンホルモンの産生が増加し，高血糖が持続する[1]．また感染に伴う発熱や下痢により循環血液量が減少し高血糖に至る可能性がある．糖尿病はインスリンの分泌・作用の不足，およびグルコースの利用障害が原因で起こる高血糖症状を主とした代謝疾患である．糖尿病を有する患者が侵襲や感染をきっかけにICU管理となる場合，さらなるインスリンホルモンの増加と循環血液量の低下をきたし，著明な高血糖やケトアシドーシスが引き起こされる．また不用意な栄養投与と不適切な糖尿病治療薬の投与にて高血糖後の低血糖を伴う血糖変動も近年注目された病態であり，ICU患者の予後に関係しているという報告もある[2]．

　遷延する高血糖や血糖値変動は免疫機能低下を引き起こすことから，2次感染症発生率の上昇や創傷治癒遅延，タンパク質の異化亢進に伴う筋力低下とリハビリテーションの遅れを引き起こし，死亡率の上昇などの予後の悪化と関連することが報告されている[3,4] [4：LRCT]．このため，いかに適切な血糖値を維持するかがICUにおける重症患者にとって重要である（図）．

❷ 栄養管理のポイント

　糖尿病および耐糖能異常を有する患者に対する栄養管理の最大の目的は，血糖値をできるだけ正常値付近にコントロールして高血糖に伴う症状や代謝性合併症を予防することである．必要エネルギー量は現体重からではなく標準体重をもとに算出するが，感染症や外傷，熱傷，手術などの侵襲に応じてエネルギー量を調整する．

　3大栄養素のなかでも炭水化物の摂取量は糖尿病および耐糖能異常を有する重症患者にとって特に重要である．炭水化物は種類や形態よりも総量が重要であり，総エネルギー量

```
          ┌──────────────┐
          │  侵襲・感染・   │
          │  糖尿病の既往  │
          └──────┬───────┘
         ┌───────┴────────┐
         ▼                ▼
   ┌──────────┐     ┌──────────┐
   │抗インスリン│     │  ショック  │
   │ホルモン   │     │循環血液量 │
   │の増加    │     │の低下    │
   └────┬─────┘     └────┬─────┘
        └────────┬───────┘
                 ▼
          ┌──────────┐
          │  高血糖   │
          │血糖値の変動│
          └─────┬────┘
```

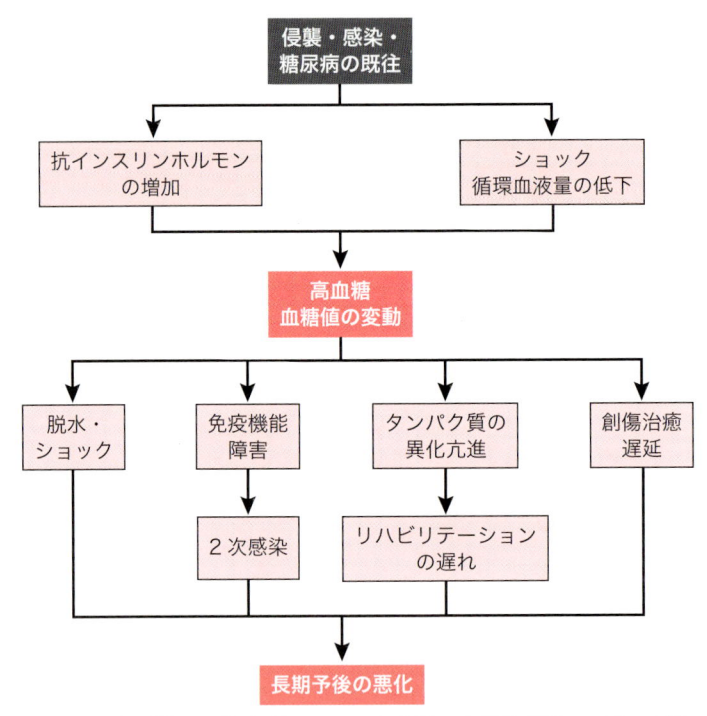

図 糖尿病耐糖尿異常患者における高血糖，血糖値変動のメカニズムとその影響

の55〜65％が推奨されている[5]．炭水化物は中枢神経系のエネルギー源として需要であり，高血糖予防のための炭水化物の摂取制限を行う場合でも，糖質として最低130g/日を確保することが望ましい[6]．

❸ 糖尿病用経腸栄養剤の特徴

糖尿病ならびに耐糖能の異常がある患者に対して栄養投与を行う場合には，糖尿病用経腸栄養剤の投与を考慮する（表1）．糖尿病用経腸栄養剤の特徴は，炭水化物含量の減量，一価不飽和脂肪酸（mono-unsaturated fatty acid：MUFA）の強化，食物繊維の添加であり，経腸栄養投与直後の血糖値上昇抑制効果や長期的投与後の脂質代謝に対する効果があるといわれている．

1）炭水化物含量の減量

炭水化物の投与量は血糖値と密接に関連している．たとえ投与エネルギーが過小でも，炭水化物含量の多い栄養剤は高TG（triglyceride：トリグリセリド）血症をきたし，HDL

表1　糖尿病ならびに耐糖能異常患者の栄養管理

栄養管理
糖尿病用経腸栄養剤を考慮
● 炭水化物含量の減量
● 一価不飽和脂肪酸の強化
● 食物繊維の添加

（high density lipoprotein：高比重リポタンパク質）コレステロールを減少させ，高血糖や血清インスリン値の上昇をきたす[7]．また高炭水化物の経腸栄養剤の投与により高度な血糖値の上昇，インスリン分泌の増加が認められることが報告されているため[8]，炭水化物含量の減量が適切な血糖コントロールに重要であると考えられる．

また近年，炭水化物として通常含有されているグルコースやデキストリンに替わり，パラチノース®が高率に含有されている糖尿病用経腸栄養剤が発売されている．パラチノース®はグルコースとフルクトースがα-1, 6結合した還元性の二糖類であり，スクロースに比較し吸収速度は1/5であり，通常の経腸栄養剤と比較し，血糖値・インスリン分泌の上昇が低いと考えられている．江木らは食道がん術後のICU患者8名の無作為クロスオーバー試験にて，パラチノース®を高含有した経腸栄養剤が，通常の経腸栄養剤と比較して，有意に最大血糖値・平均血糖値が低下していたことを報告している[9]．

また天然の代用甘味料として知られているキシリトールはスクロースと同程度の甘みをもつもののエネルギーが4割低い．さらにスクロースより吸収速度が遅いため，血糖値の急上昇や，それに対するインスリンの反応を引き起こしにくいと考えられる．しかしながら，高カロリー輸液が必要とされた糖尿病の患者138名を対象とした無作為比較対象試験にて，グルコース・フルクトース・キシリトールが2：1：1で配合された輸液にて栄養管理された群の平均血糖値およびインスリン必要量は，通常のグルコース含有高カロリー輸液にて管理された群と同程度であり[10]，その血糖値調節効果は明らかにされていない．

2）MUFAの強化

オリーブ油などの多く含まれるオレイン酸などのMUFAは長期投与により脂質代謝，とくに動脈硬化にかかわるコレステロール代謝などを改善する．Gargらは糖尿病患者42名の多施設無作為クロスオーバー試験にて，6カ月間の高MUFA経腸栄養食が血清TG値，LDL（low density lipoprotein：低比重リポタンパク質）コレステロールを低下させたことを報告し[11]，血糖コントロールにおける有用性が注目されている．

3）食物繊維の添加

適切な食物繊維摂取はインスリン感受性とインスリン分泌能を改善する．食物繊維の主な構成成分はスターチ以外のセルロース，β-グルカン，ヘミセルロース，ペクチンといった多糖類とリグニンなどの非多糖類である．Chandaliaらは，Ⅱ型糖尿病患者13名の無作為クロスオーバー試験にて，食物繊維を50g/日含む高食物繊維食が血糖値，血中インスリン値，LDLコレステロールを低下させることを報告した[12]．

❹ 糖尿病患者用栄養剤を使用する意義はあるか？

近年経腸栄養で上記の高MUFA，低炭水化物に設定した糖尿病用経腸栄養剤が発売され，標準栄養剤との比較試験が報告されている．Eliaらは，784名の糖尿病患者を含む23本の研究から成るメタ解析にて，糖尿病用経腸栄養剤投与は生存率の改善効果は差がなかったものの，食後血糖の低下，血糖値のピーク値の低下，投与インスリンの減量を報告した[13]．また神経学的疾患による嚥下障害にて経管栄養を施行中の78名の糖尿病患者を対象に行ったRCTで，糖尿病用経腸栄養剤の投与により投与の前後において1日あたり6単位のインスリンの減量，空腹時血糖28.6mg/dLの減少，HbA1cの0.8％の減少を認めた[14]．

このように糖尿病用栄養剤は食後血糖やインスリンの必要量など短期的なアウトカムを改善するようだが，中長期予後を改善したという報告はない．現状では日，米，欧のガイドラインにおいても臨床上のメリットを示すにはおよばず[15〜18]，今後ICUにおける糖尿病患者における糖尿病用栄養剤とその長期予後に関するさらなる質の高いエビデンスの蓄積が望まれる．

❺ 血糖管理のポイント

重症患者における血糖管理についてはさまざまな研究がなされており，集中治療でもこの15年で大きく変化した領域である．2001年 Van den Burgheらは外科系ICU入院患者で目標値を80〜110mg/dLとした強化インスリン療法が目標値180〜200mg/dLとする従来法と比較して，有意に死亡率が低いことを報告した[4]．しかし'09年，ICU患者における血糖管理の目標値を検証したRCTのなかでも最大規模の研究であるNICE-SUGAR studyにおいて，強化インスリン療法は90日死亡率を増加させたという結果となった[19] [LRCT]．最近のさまざまなガイドラインで，血糖値180mg/dL以上でインスリンプロトコルを開始することや144〜180mg/dLを目標血糖値とすることの根拠は，NICE-

表2 ● 糖尿病ならびに耐糖能異常患者の栄養管理

血糖管理
● 目標血糖値 144～196 mg/dL
● 196 mg/dL 以上の高血糖では経静脈的インスリン持続投与

SUGAR studyに由来している.

このNICE-SUGAR studyのサブグループ解析では，強化インスリン療法が死亡率に与える影響は，非糖尿病患者と糖尿病患者の間で有意差はなかった[19][LRCT]．したがって，糖尿病患者であっても強化インスリン療法の使用は推奨できない．

またHbA1c 8％前後の心筋梗塞後患者620名を対象とし，目標血糖値198 mg/dL未満とする血糖管理とインスリンを使用しない管理方法を比較検討した多施設RCTであるDIGAMI studyでは[3]，目標血糖値198 mg/dL未満とする血糖管理を行うことは，インスリンを使用しない場合と比較して死亡率を有意に低下させ（平均フォローアップ期間：3.4年，44％ vs 33％），血糖管理による死亡の相対危険度は0.67（95％ CI 0.51～0.81）であった．日頃より高血糖状態に暴露されている糖尿病患者の至適血糖値は非糖尿病患者より高く，また糖尿病患者の低血糖の発生率が高い可能性がある．このため私案ではあるが，糖尿病患者および耐糖能異常を有する患者では，144～180mg/dLよりやや高めの198 mg/dL未満を目標としてもよいと思われる（表2）．

❻ インスリンの使用量がどの程度であれば投与エネルギーを下げることができるか？ その根拠は？

投与エネルギー量を制限すれば高血糖を回避でき，インスリン使用量が減少することが報告されているものの[20, 21][LRCT]，どの程度の血糖・インスリン投与量になれば，投与エネルギーを減じてもよいかは明らかではない．投与エネルギーとインスリン使用量に関するさらなるエビデンスが発信されることが望まれている．

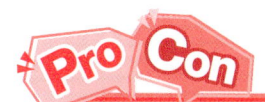

Pro Con 論点のまとめ

糖尿病用経腸栄養剤を投与すべきか？

【Pro】
● 糖尿病用経腸栄養剤は食後血糖の低下，血糖値のピーク値の低下，投与インスリンの減量をきたす

【Con】
- 糖尿病用経腸栄養剤は中長期予後を改善したという報告はない．どの程度のインスリン投与量になれば，投与エネルギーを減じてもよいかは明らかではない

文献

1) Egi M, et al：Blood glucose concentration and outcome of critical illness: the impact of diabetes. Crit Care Med, 36：2249-2255, 2008

2) Egi M, et al：Variability of blood glucose concentration and short-term mortality in critically ill patients. Anesthesiology, 105：244-252, 2006 ★
   → 「血糖値のゆれ」に初めて注目した論文．絶対値ではなく，「血糖の変動」がICUおよび院内死亡の予測因子

3) Malmberg K, et al：Glycometabolic state at admission: important risk marker of mortality in conventionally treated patients with diabetes mellitus and acute myocardial infarction: long-term results from the Diabetes and Insulin-Glucose Infusion in Acute Myocardial Infarction (DIGAMI) study. Circulation, 99：2626-2632, 1999 ★★

必読 4) van den Berghe G, et al：Intensive insulin therapy in critically ill patients. N Engl J Med, 345：1359-1367, 2001 ★★★
   → 強化インスリン療法のさきがけとなった大規模RCT

5) Anderson JW, et al：Carbohydrate and fiber recommendations for individuals with diabetes: a quantitative assessment and meta-analysis of the evidence. J Am Coll Nutr, 23：5-17, 2004

6) Institute of Medicine of the national academies：「Energy, Carbohydrate, Fiber, Fat, Fatty Acids, Choresterol, Protein, and Ammino Acides」(http://www.nal.usda.gov/fnic/DRI/DRI_Energy/energy_full_report.pdf)

7) Reaven GM：The role of insulin resistance and hyperinsulinemia in coronary heart disease. Metabolism, 41：16-19, 1992

8) 早川麻理子，他：健常人における低炭水化物・高一価不飽和脂肪酸経腸栄養製剤の糖質，脂質代謝に対する効果．外科と代謝・栄養, 36：325-334, 2002

9) Egi M, et al：Safer glycemic control using isomaltulose-based enteral formula: a pilot randomized crossover trial. J Crit Care, 25：90-96, 2010

10) Valero MA, et al：Evaluation of nonglucose carbohydrates in parenteral nutrition for diabetic patients. Eur J Clin Nutr, 55：1111-1116, 2001

11) Garg A, et al：Effects of varying carbohydrate content of diet in patients with non-insulin-dependent diabetes mellitus. JAMA, 271：1421-1428, 1994

12) Chandalia M, et al：Beneficial effects of high dietary fiber intake in patients with type 2 diabetes mellitus. N Engl J Med, 342：1392-1398, 2000

13) Elia M, et al：Enteral nutritional support and use of diabetes-specific formulas for patients with diabetes: a systematic review and meta-analysis. Diabetes Care, 28：2267-2279, 2005

14) Pohl M, et al：Glycaemic control in type II diabetic tube-fed patients with a new enteral formula low in carbohydrates and high in monounsaturated fatty acids: a randomised controlled trial. Eur J Clin Nutr, 59：1221-1232, 2005 ★★

15) Lochs H, et al：Introductory to the ESPEN Guidelines on Enteral Nutrition: Terminology, definitions and general topics. Clin Nutr, 25：180-186, 2006
   → 欧州静脈経腸栄養学会（ESPEN）ガイドライン

16) Yokoyama J, et al：Effects of high-monounsaturated fatty acid enteral formula versus high-carbohydrate enteral formula on plasma glucose concentration and insulin secretion in healthy individuals and diabetic patients. J Int Med Res, 36：137-146, 2008

17) 「静脈経腸栄養ガイドライン第2版」（日本静脈経腸栄養学会／編），南江堂，2006

18) Force ABoDatCGT：Guidelines for the use of parenteral and enteral nutrition in adult and pediatric patients. J Parenter Enteral Nutr, 26：1SA-138SA, 2002
   → 米国静脈経腸栄養学会（ASPEN）ガイドライン

必読 19) Finfer S, et al：Intensive versus conventional glucose control in critically ill patients. N Engl J Med, 360：1283-1297, 2009 ★★★
　　→ 強化インスリン療法を覆した大規模RCT．多くのガイドラインでICU患者の目標血糖値を144〜180mg/dLが推奨されている由来となった論文

20) Casaer MP, et al：Early versus late parenteral nutrition in critically ill adults. N Engl J Med, 365：506-517, 2011 ★★★
　　→ ICU入室後48時間以内に開始した早期経静脈栄養に比べて，8日目以降に開始する後期経静脈栄養は，ICU滞在期間が短縮し，感染症合併率が低い

必読 21) Doig GS, et al：Early parenteral nutrition in critically ill patients with short-term relative contraindications to early enteral nutrition: a randomized controlled trial. JAMA, 309：2130-2138, 2013 ★★★
　　→ ICU入室後24時間以内に開始する早期経静脈栄養はICU滞在期間，在院日数，60日後死亡率を改善しない

第4章 特殊な栄養療法

6. 肝不全，肝機能障害の栄養管理

苛原隆之，佐藤格夫，邑田 悟，川嶋秀治

Point

- 肝不全，肝機能障害は代謝異常をきたしやすく積極的な栄養管理が必要である
- 劇症肝炎では糖質を中心に十分な量のエネルギー投与を行う
- 肝硬変では分枝鎖アミノ酸製剤や夜間就寝前軽食（LES）を活用した栄養管理を行う
- 脂肪肝・NASHでは肥満・生活習慣病に準じた栄養・運動療法を行う

はじめに

　肝臓は全身の代謝をつかさどる重要臓器であり，その機能障害や機能不全によって代謝異常を生じると**栄養障害も急速に進行**するため，積極的な栄養管理が必要である．肝不全および肝機能障害は，急性のものと慢性のものとに大別される．急性肝不全の代表は**劇症肝炎**，慢性肝不全の代表は**肝硬変**であり，それぞれに栄養代謝学的な特徴がある．本稿ではそれぞれについて，栄養管理のポイントを述べる．また近年増加傾向にある**脂肪肝・非アルコール性脂肪性肝炎**（non-alcoholic steatohepatitis：NASH）についても言及する．

1 劇症肝炎の栄養管理

1）病態

　劇症肝炎は「初発症状発現後8週間以内に高度の肝機能異常に基づいて昏睡Ⅱ度以上の肝性脳症をきたし，プロトロンビン時間が40％以下を示すもの」と定義されている．成因としてウイルス性・自己免疫性・薬剤性などがあり，血漿交換や肝移植を含めた高度な

集中治療が必要となる．

2）栄養代謝学的特徴

劇症肝炎では高度な侵襲状態にあり，**エネルギー代謝は亢進**している．糖質の利用が著しく低下し，タンパク質異化は亢進している．またアミノ酸代謝異常が特徴的で，血中アミノ酸濃度は3～4倍に上昇する．特に芳香族アミノ酸（aromatic amino acid：AAA）濃度が増加して相対的に分枝鎖アミノ酸（branched chain amino acid：BCAA）濃度が低下するため，**Fischer 比（BCAA/AAA 比）は著明に低下**する．尿素回路が十分に機能しないためアンモニア代謝も低下し，高アンモニア血症から肝性脳症をきたしやすい．

3）栄養管理のポイント

劇症肝炎の急性期は，間接熱量測定法やHarris-Benedictの式から算出されたエネルギー消費量の**1.2～1.5倍程度**の，**糖質を中心**とした十分な量の中心静脈栄養（total parenteral nutrition：TPN）を行うが，可能であれば経管的な経腸栄養も行う．**BCAA輸液**（アミノレバン®，モリヘパミン®）の投与は，急性肝不全の予後改善効果が明らかでなく，また尿素回路が障害された状態では血中アンモニア濃度や脳浮腫の増悪の危険性もあり，原則として使用しないとされている．しかし肝性脳症から覚醒し肝予備能が改善するなど急性期を脱したら，糖質にBCAA輸液を加えて投与し，回復期には**肝不全用経腸栄養剤**（アミノレバン®EN，ヘパンED®）の経口投与を開始する．

> ● 投与例
> ①急性期は，5～50％グルコース液で1,200～1,600 kcal/日として，全身管理を優先
> ②急性期を脱したら，上記にBCAA輸液（アミノレバン®，モリヘパミン®）200 mL/日，または肝不全用経腸栄養剤（アミノレバン®EN，ヘパンED®）1包/日を追加し，徐々に増量
> ③回復期は，低タンパク質食（1,200 kcal/日，タンパク質30 g/日）に肝不全用経腸栄養剤（アミノレバン®EN，ヘパンED®）を2～3包/日併用

❷ 肝硬変の栄養管理

1）病態

肝硬変は慢性肝障害の終末像であり，肝組織の高度な線維化とびまん性の再生結節が形成された状態である．原因は肝炎ウイルス（C型が最も多く，次にB型），アルコール，自己免疫性などである．黄疸・腹水などの肝不全症状の有無により代償期もしくは非代償期

に分けられる．重症度判定としては，肝性脳症，腹水，血清ビリルビン，血清アルブミン，プロトロンビン時間を点数化したChild-Pugh分類が広く用いられている．

2) 栄養代謝学的特徴

　　肝硬変は**タンパク質エネルギー欠乏（protein energy malnutrition：PEM）**に陥りやすく，栄養学的リスクが高い．すなわち，エネルギー消費量や糖質・脂質・タンパク質代謝だけでなく，ビタミン・電解質・微量元素も含めた**幅広い代謝異常**が生じることが特徴である．エネルギー消費量は増加するが，肝グリコーゲン貯蔵量が減少しているため，内因性のタンパク質や脂質の分解により補うことになる．したがって間接熱量測定法による非タンパク質呼吸商（non-protein respiratory quotient：npRQ）は低値を示し，**早朝空腹時には容易に飢餓に類似した状態**になることも特徴的である．アミノ酸代謝異常によりFischer比やBCAA/チロシン比（branched chain amino acid tyrosine ratio：BTR）は低下し，「**アミノ酸インバランス**」と呼ばれる状態になる．劇症肝炎同様，高アンモニア血症から肝性脳症もきたしやすい．また，肝のタンパク質合成能低下により低アルブミン血症もきたす．

3) 栄養管理のポイント

　　PEMに対し，まずは詳細な栄養評価が必要である．その際，体重をもとにした指標は腹水や浮腫の影響を受けるため，上腕周囲径（arm circumference：AC）や間接熱量測定法，生体電気インピーダンス法（bioelectrical impedance analysis：BIA），血清アルブミン濃度などを参考にする．

　　栄養アセスメントによりPEMがあると診断される場合には，国内外のガイドライン[1~5]で示されている基準をもとに栄養管理を行う．代表的なものを**表1**，**表2**，**図**に示す．

　　これらの基準に共通する点は，「**適切な栄養アセスメント**」，「**十分な量のエネルギー投与**」，「**不要なタンパク質制限は行わない**」，「**肝不全用経腸栄養剤および夜間就寝前軽食（late evening snack：LES）の活用**」，「**微量栄養素のモニタリング**」である．

　　投与エネルギーは通常の1.2～1.3倍程度を投与する．肝性脳症でなければタンパク質制限は不要であり，1.2 g/kg/日を目安に十分量のタンパク質を投与する．栄養サポートとして肝不全用経腸栄養剤（アミノレバン®EN，ヘパンED®）や**BCAA顆粒**（リーバクト®）を投与する．これらのBCAA製剤は，肝硬変患者の低アルブミン血症および無イベント（＝静脈瘤破裂や肝がん発生を伴わない）生存率，QOLを改善することが示されている[6, 7][6：LRCT]．

　　栄養剤の使い分けは，肝性脳症発症時や食事摂取不良時は肝不全用経腸栄養剤を投与し，食事摂取良好だが低アルブミン血症（3.5 g/dL以下）を示す場合にはBCAA顆粒を投与する．早朝空腹時の飢餓類似状態に対しては，1日の摂取エネルギーを分割して食事回

表1 ● ESPENガイドラインにおけるPEMの栄養管理

1. 一般的事項

- 主観的包括的評価（subjective global assessment：SGA）や身体計測といったベッドサイドでの単純な方法により低栄養リスクの評価を行う（Grade C, Number：2.1）
- BIAにより定量的に低栄養を評価するが，腹水患者では限界がある（Grade B, Number：2.1）
- 推奨エネルギー投与量：35〜40 kcal/kg/日（Grade C, Number：2.3）
- 推奨タンパク質投与量：1.2〜1.5 g/kg/日（Grade C, Number：2.3）

2. 適応

- 適切な栄養指導によっても経口的に必要エネルギーを摂取できない場合は経腸栄養の適応である（Grade A, Number：2.2）

3. 経路

- 適量の食事が経口摂取できない場合は，経口的な経腸栄養剤投与（Grade C）もしくはチューブによる栄養投与〔食道静脈瘤があっても（Grade A）〕を行う（Number：2.3）
- 胃瘻（PEG）の造設は合併症のリスクが高く，推奨されない（Grade C, Number：2.3）

4. 栄養組成

- 一般的なタンパク質組成が推奨される（Grade C, Number：2.3）
- 腹水患者では高タンパク質・高エネルギーの組成を考慮する（Grade C, Number：2.3）
- 経腸栄養中に肝性脳症を発症した場合はBCAAを強化した組成を使用する（Grade A, Number：2.3）
- 経口BCAA製剤の補充は進行した肝硬変の予後を改善する（Grade B, Number：2.3）

5. 予後

- 経腸栄養は栄養状態と肝機能を改善し，合併症を減らし生存期間を延長するため推奨される（Grade A, Number：2.4）

Grade：推奨度，Number：ガイドライン内の参照すべき章番号
文献3より引用

表2 ● 第7回日本病態栄養学会年次総会コンセンサスにおけるPEMの栄養管理

1. エネルギー必要量

食事摂取基準*を目安にする
耐糖能異常のある場合：25〜30 kcal/kg（標準体重）/日

2. タンパク質必要量

タンパク不耐症がない場合**：1.0〜1.5 g/kg/日
タンパク不耐症がある場合：低タンパク質食（0.5〜0.7 g/kg/日）＋肝不全用経腸栄養剤

3. 脂質必要量

エネルギー比：20〜25％

4. 食塩

腹水，浮腫（既往歴も含む）がある場合：5〜7g/日

5. 分割食（4〜6回/日）あるいは夜食（約200 kcal相当）***

*　：日本人の食事摂取基準（厚生労働省，2010）
**　：低アルブミン3.5 g/dL以下，Fischer比1.8以下，BTR0.0以下の場合にはBCAA顆粒を投与することがある．
***：肥満例では夜食を給与する場合には，1日の食事総量を変化させないか減量する必要がある．また，痩せ例では，夜食も含めて1日の食事総量の増加を検討する．夜食などはバランス食であることが望ましい．

文献4より引用

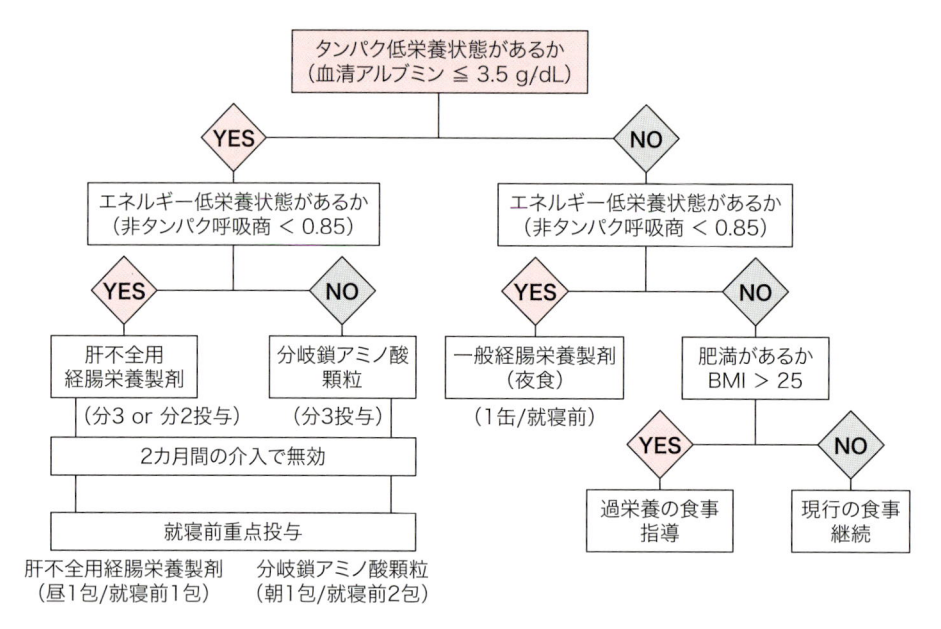

```
                    タンパク低栄養状態があるか
                    （血清アルブミン ≦ 3.5 g/dL）
                   ┌──────┴──────┐
                  YES            NO
                   │              │
         エネルギー低栄養状態があるか   エネルギー低栄養状態があるか
         （非タンパク呼吸商 < 0.85）   （非タンパク呼吸商 < 0.85）
           ┌────┴────┐           ┌────┴────┐
          YES        NO         YES         NO
           │          │          │           │
        肝不全用    分岐鎖アミノ酸  一般経腸栄養製剤  肥満があるか
        経腸栄養製剤   顆粒         （夜食）     BMI > 25
        (分3 or 分2投与) (分3投与)  （1缶/就寝前）  ┌───┴───┐
           │          │                        YES     NO
           └────┬─────┘                         │       │
          2カ月間の介入で無効                  過栄養の食事  現行の食事
                │                               指導      継続
           就寝前重点投与
        肝不全用経腸栄養製剤  分岐鎖アミノ酸顆粒
        (昼1包/就寝前1包)   (朝1包/就寝前2包)
```

図 肝硬変診療ガイドライン
文献5より引用

数を増やし，**200 kcal 程度**を LES として摂取することが有用であり，前述の肝不全用経腸栄養剤を使用するのも有用といわれている．BCAA 輸液（アミノレバン®，モリヘパミン®）は肝性脳症をきたした場合にのみ使用するが，その効果は肝予備能に左右され，覚醒効果も肝の重症度によって異なり，生存率の改善には寄与しないとされている．一方，微量栄養素のアセスメントも重要であり，ビタミン B_1 や亜鉛・セレンなどの欠乏に注意する．

> ●投与例
> ①食事摂取良好時は，通常食（1,500～1,800 kcal/日，タンパク質 60 g/日）を1日4～6回に分割し，BCAA 顆粒（リーバクト®）3包を追加
> ②食事摂取不良時は，通常食1日4～6回分割に，肝不全用経腸栄養剤（アミノレバン®EN，ヘパン ED®）2～3包/日を併用（うち1包は LES として投与）して必要エネルギーを確保
> ③肝性脳症発症時は，糖質中心の静脈栄養もしくは経腸栄養に，肝不全用経腸栄養剤（アミノレバン®EN，ヘパン ED®）2～3包/日または BCAA 輸液（アミノレバン®，モリヘパミン®）200～500 mL/日を追加

❸ 脂肪肝・NASH

1）病態

脂肪肝は肝臓に脂肪が蓄積した状態であり，アルコール性脂肪肝と非アルコール性脂肪肝（non-alcoholic fatty liver disease：NAFLD）に分けられる．NAFLDの大半は単純性脂肪肝であるが，一部は肝硬変や肝がんへ進行することがあり，NASHと呼ばれ注目されている．いずれも肥満やメタボリックシンドローム患者の増加を背景に増加している疾患である．

2）栄養代謝学的特徴

脂肪肝は栄養過多，運動不足を契機に発症することから，肥満や糖尿病などと同様にインスリン抵抗性による糖代謝異常を呈しやすい．一方NASHは**鉄代謝との関連**が指摘されており，肝に鉄が過剰に蓄積し，血清フェリチンが高値を示すことがある．

3）栄養管理のポイント

脂肪肝に対しては，**肥満・メタボリックシンドロームに準じた**栄養療法，運動療法が基本となる．飲酒も，肝硬変への進展や肝がん発生の危険因子となるため，原則として禁止する．一方NASHに対しては，**除鉄療法**が試みられる．すなわち瀉血により鉄を除去するとともに，鉄制限食を併用する．

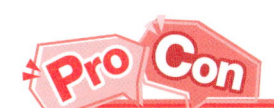

Pro Con 論点のまとめ

肝硬変に対するBCAA製剤の使用に関する賛成論・反対論

【Pro】
- 肝性脳症に対しては意識の覚醒効果が認められている
- 無イベント（＝静脈瘤破裂や肝がん発生を伴わない）生存率やQOL，低アルブミン血症の改善にも効果がある
- 肝不全用経腸栄養剤はLESとしても有用である

【Con】
- 急性肝不全では予後改善効果が明らかでなく，原則として使用しない
- 慢性肝不全でも，肝性脳症を合併していなければ使用しない

◆ 文献

1) 「静脈経腸栄養ガイドライン 第3版」（日本静脈経腸栄養学会/編），照林社，2014
2) Sobotka et al：Basics in clinical nutrition, Fourth edition. GALEN, 2011.
3) Plauth.M.et al：ESPEN Guidelines on Enteral Nutrition：Liver disease. Clin Nutr 25：285-294, 2006.
4) 渡辺明治, 他：第7回日本病態栄養学会年次総会コンセンサス（2003）. 栄養-評価と治療, 20：181-196, 2003
5) 「肝硬変診療ガイドライン」（日本消化器病学会/編），南江堂，2010
6) Muto Y, et al：Effects of oral branched-chain amino acid granules on event-free survival in patients with liver cirrhosis. Clin Gastroenterol Hepatol, 3：705-713, 2005 ★★★★
   → 89施設，646人の肝硬変患者について行った多施設共同RCT
7) Nakaya Y, et al：BCAA-enriched snack improves nutritional state of cirrhosis. Nutrition, 23：113-120, 2007 ★★
   → 16施設，48人の肝硬変患者について行った多施設共同RCT

第4章 特殊な栄養療法

7. 重症急性膵炎の栄養管理
重症急性膵炎の経腸栄養療法施行には既成概念の打破が必要である

染谷一貴,真弓俊彦

Point
- 重症急性膵炎での発症48～72時間以内の経腸栄養療法は予後を改善する
- 重症急性膵炎でも発症早期の経腸栄養は可能である
- 経腸栄養での最も望ましい組成は明らかではない
- 早期より経腸栄養を施行するという強い意志が必要である

はじめに

　急性膵炎は年間推定受療数が約6万人にも及ぶ,common diseaseである.その多くが軽症ですみやかに軽快する一方,重症急性膵炎は死亡率が10～20％と高く,ICU管理が必要な疾患である.重症急性膵炎においては,以前は絶飲食が基本で経口摂取や経腸栄養は禁忌とされ,中心静脈栄養が『常識』であった.しかし,発症から48～72時間以内の早期からの経腸栄養療法は,中心静脈栄養と比較し,感染合併症発生率の低下,死亡率低下と関連することが質の高い研究により証明された.重症急性膵炎治療において栄養管理は,エビデンスレベルの高い有数の治療法であることが認識されているが,施行に関する困難やコツもある.ここでは,以下の症例をもとに重症急性膵炎における経腸栄養療法のポイントについて概説する.

症例
　48歳男性.1日5合程度の飲酒をする大酒家である.
　来院2日前に大量飲酒があり,来院前日より心窩部痛・嘔気が出現し持続することから当院救急搬送となった.心窩部を中心とした圧痛,血中リパーゼ,アミラーゼ値上昇,腹部造影CTにて膵周囲から腎下極に及ぶ腹水貯留を認め急性膵炎と診断した.厚生労働省重症度判定基準では,予後因子スコア5点,造影CT Grade 2点であり,予後因子およびCT Gradeとも

に重症の判定であった．重症急性膵炎と診断し，同日ICU入室となり絶飲食管理とされた．レペタン®の持続注射で翌日には心窩部痛は軽快し，中心静脈栄養が開始された．入院5日目には血清リパーゼ，アミラーゼ値は健常値範囲内に低下し，入院7日目より成分栄養剤による経腸栄養療法が開始となった．

① 急性膵炎の病態と重症度判定基準・Pancreatitis Bundle

急性膵炎は，アルコールや総胆管結石などによる膵液排泄障害などの何らかの機序により，トリプシノーゲンがトリプシンに変換される．ついで，ほかのさまざまな酵素やサイトカインなどのメディエーターが連続的・漸増的に活性化され，重症急性膵炎では炎症が膵周囲のみならず全身に波及することが急性膵炎の病態である．

急性膵炎では重症度に応じた治療が必要であり，診断時には重症度を判定する．急性膵炎の重症度判定は，日本では「厚生労働省急性膵炎重症度判定基準（2008）」を用いることが多く，予後因子スコアおよび造影CT Gradeにより判定を行い，予後因子スコア3点以上，または，造影CT Grade2点以上を重症と判定する[1]（表1）．重症例は現在でも死亡

表1 ● 急性膵炎の重症度判定基準

A 予後因子（予後因子は各1点）	B 造影CT Grade		
① Base Excess ≦ －3mEq/L，またはショック（収縮期血圧≦80mmHg）	① 炎症の膵外進展度 　前腎傍腔 　結腸間膜根部 　腎下極以遠		0点 1点 2点
② PaO$_2$ ≦60Torr（room air），または呼吸不全（人工呼吸器管理が必要）			
③ BUN≧40mg/dL（またはCr≧2mg/dL），または乏尿（輸血後も1日尿量が400mL以下）	② 膵の造影不良域 　各区域に限局している場合 　または，膵の周囲のみの場合 　2つの区域にかかる場合 　2つの区域全体を占める 　またはそれ以上の場合		0点 1点 2点
④ LDH≧基準値上限の2倍			
⑤ 血小板≦10万/mm³			
⑥ 総Ca値≦7.5mg/dL			
⑦ CRP≧15mg/dl	膵を便宜的に3つの区域（膵頭部，膵体部，膵尾部）に分け，判定する		
⑧ SIRS診断基準における陽性項目数≧3 　1．体温＞38℃または＜36℃ 　2．脈拍数＞90回/分 　3．呼吸数＞20回/分またはPaCO$_2$＜32Torr 　4．白血球数＞12,000/mm³ もしくは＜4,000/mm³ または＞10％の幼若球出現	①② スコア合計		
	1点以下	：	Grade 1
	2点	：	Grade 2
⑨ 年齢≧70歳	3点以上	：	Grade 3
重症の判定：A 予後因子が3点以上　または　B CT Grade 2以上			

Base Excess：塩基過剰，BUN：blood urea nitrogen（血液尿素窒素），LDH：lactate dehydrogenase（乳酸脱水素酵素），SIRS：systemic inflammatory response syndrome（全身性炎症反応症候群）
文献1より引用

率10〜20％の重篤な疾患であり，早期からの治療介入に重点をおき，重症例を早期に検出し治療に結びつけることが重要である．「急性膵炎診療ガイドライン2010」においても，急性膵炎の診断後，すみやかに重症度判定を行い，重症例ではICUなどでの呼吸循環管理と綿密なモニタリングが推奨されていて，対応できない場合には，対応可能な施設への搬送が推奨されている[2]．ただし，初期には軽症でも，急速に重症化する症例もあり，診断時だけではなく，診断後24時間以内，24〜48時間以内でも重症度を再評価することが必要である．

さらに，日本では世界に先駆け，急性膵炎の診断時に行うべき検査・治療項目についてまとめた「Pancreatitis Bundles」を発表し[3]，ガイドラインにも採用されている[2]（表2）．これは，急性膵炎診断時にすべき事項（Bundles）であり，これらを遵守することにより，予後の改善が期待される．

以上より，急性膵炎初期診療のポイントは，急性膵炎の診断時に，重症度評価を行い，Pancreatitis Bundlesを遵守することである．

❷ 重症急性膵炎での発症早期からの経腸栄養療法

先述の症例のように重症急性膵炎においては，経腸栄養の施行による病状悪化を心配し

表2 ● Pancreatitis Bundle

1.	急性膵炎診断時，診断から24時間以内，および，24〜48時間の各々の時間帯で，厚生労働省重症度判定基準を用いて重症度を繰り返し評価する
2.	重症急性膵炎では診断後3時間以内に，適切な施設への搬送を検討する
3.	急性膵炎では，診断後3時間以内に，病歴，血液検査，画像検査などを用いて，膵炎の成因を鑑別する
4.	胆石性膵炎のうち，胆管炎合併例，黄疸の出現または増悪などの胆道通過障害の遷延を疑う症例には，早期のERC＋ESの施行を検討する
5.	重症急性膵炎の治療を行う施設では，造影可能な重症急性膵炎症例では，初療後3時間以内に，造影CTを行い，膵不染域や病変の広がり等を検討し，造影CT Gradeによる重症度判定を行う
6.	急性膵炎では，発症後48時間以内は，十分は輸液とモニタリングを行い，平均血圧：拡張期血圧＋（収縮期血圧－拡張期血圧）/ 3：65mmHg以上，尿量 0.5mL/kg/時以上を維持する
7.	急性膵炎では疼痛のコントロールを行う
8.	重症急性膵炎では24時間以内に広域スペクトラムの抗菌薬を予防的に投与する
9.	重症急性膵炎では，重症膵炎と診断後可及的速やかに（2日以内に）公費負担の申請書類を患者の代諾者に渡す
10.	胆石性膵炎で胆嚢結石を有する場合には，膵炎沈静化後，胆嚢摘出術を行う

ERC：endoscopic retrograde cholangiography（内視鏡的逆行性胆道造影），ES：endoscopic sphincterotomy（内視鏡的乳頭括約筋切開術）
文献2より引用

表3 重症急性膵炎における早期経腸栄養療法のメタ解析

報告者	文献	対象	症例数 (EN：TPN)	結果
Maxim S. Petrov	Arch Surg (2008)[4]	重症	202 (95：107)	EN群はTPN群と比較し，感染合併症，膵感染症，死亡率が低い
Maxim S. Petrov	Br J Nutr (2010)[5]	重症	172 (82：92)	EN群はTPN群と比較し，有意に感染合併率および死亡率が低い
Fengming Yi	Intern Med (2012)[6]	重症	381 (184：197)	EN群はTPN群と比較し，死亡率，感染合併率，臓器不全率，手術率が低い
Jie-Yao Li	PLoS ONE (2013)[7]	重症	775	入院48時間以内のEN導入は晩期EN群およびTPN群と比較し，感染合併，カテーテル関連敗血症，膵感染，高血糖，入院日数，死亡率が低い

EN：enteral nutrition（経腸栄養），TPN：total parenteral nutrition（中心静脈栄養法）

て，絶飲食での中心静脈栄養を行うことが少なくない．また，腹部症状や血液検査結果などを参考にして，経腸栄養開始を開始するということは当然のように感じられるかもしれない．しかし，本当にこれらの診療は真に正しいのであろうか？実はこれらのほとんどが経験的に行われている治療方法であり，質の高いエビデンスに基づいた治療法ではないことを認識するべきである．

　重症急性膵炎に限定して海外で行われた数百人から千人規模のRCTのメタ解析により，経腸栄養が発症48〜72時間以内の早期から可能で，重症急性膵炎においても早期の経腸栄養は，感染症合併率，膵感染罹患，死亡率の減少に寄与することが明らかになった[4〜7]（表3）．日本のガイドラインでも重症例であっても発症早期から経腸栄養を積極的に行うことが推奨されており，2013年に米国より発表された，IAP/APAとAmerican College of Gastroenterology（米国消化器病学会）の急性膵炎ガイドラインにおいても，重症急性膵炎に対する早期経腸栄養療法は「Strong agreement」および「Strong recommendation」の評価とされている[8, 9]．

　以上より，近年，重症急性膵炎において，発症48〜72時間以内の経腸栄養療法は，合併症および予後を改善する治療法であり，急性膵炎において質の高いエビデンスにより支持されている唯一の治療法である．

❸ 経腸栄養療法の適応・禁忌および開始基準

　上述の通り経腸栄養は，発症後なるべく早期に開始することが望ましい．しかしながら，重症急性膵炎では，一見腸管は麻痺し，腸蠕動音も低下し，胃液の排出量も多いままであ

ることが多い．そのため，従来のようにこれらを経腸栄養の中止基準としていては，いつまでたっても施行は困難である[10]．したがって，禁忌のない限り施行することを躊躇せず，経腸栄養を開始する．経腸栄養施行可能な状態とは，①血行動態が安定している，②高度の腸管麻痺がない，③腸管穿孔がない，④腸管壊死がない状態であり，これらをバイタルサイン，身体診察などや血液検査・画像所見などの客観的指標を総合して確認できれば経腸栄養を開始する．腸蠕動や排ガスなどの腸管運動の確認は必要ない．腸蠕動音を聴取できず，イレウスを疑わせる画像であった場合にも経空腸的経腸栄養開始や，チューブからのガストログラフィン®投与により腸蠕動を認めることも少なくなく，まず，実施してみることである．もちろん，施行後の慎重な経過観察は必須である．

❹ 経腸栄養剤の開始と投与量，使用製剤

経腸栄養開始可能であれば発症48〜72時間以内に経腸栄養を開始する．開始方法や使用製剤・投与量などに関しては，日本・海外における確立されたエビデンスはなく，日本の急性膵炎診療ガイドラインにおいても投与量・製剤についての詳細な推奨やコメントはない[2]．これまでの最新の知見と経験より妥当と思われる推奨を行う．

重症急性膵炎における必要エネルギー量は健常者よりも高く，安静時エネルギー消費量（resting energy expenditure：REE）は基礎代謝量（basal energy expenditure：BEE）の1.2〜2.0倍の代謝亢進とされているが，急性膵炎発症時には，内因性エネルギー供給があることから，外部からの目標栄養供給は基礎代謝量の1.2〜1.5倍程度で十分と考えている．初期には腸管からの感染対策としての意味合いもあり，少量投与（240kcal/日程度）でも早期から開始することが重要である．その後は，腹部症状や腸管蠕動を観察しながら，徐々に目標エネルギーまで増量を行う．

経腸栄養剤の種類に関しては，経験的に膵外分泌刺激を生じにくい脂肪成分の少ない成分栄養剤を用いることが多い．しかし，近年では，20のRCTを評価した約千名のメタ解析で，成分栄養剤と高分子栄養剤での経腸栄養施行に合併症や死亡率に差がなかったことが報告されていることから，栄養剤の種類にこだわる必要はないと考えている[11]．

❺ 投与経路

急性膵炎では，経腸栄養の投与経路としては，経腸栄養チューブを透視下あるいは内視鏡誘導下にTreitz靱帯を超えた空腸に留置して行うことが一般的である．膵臓からの直接的な炎症の波及や全身的なサイトカインストームにより胃十二指腸の蠕動が低下することが理由である．しかし，最近では，胃管による栄養群でも空腸管と同程度の臨床効果が望

めるとの報告もあり，3つのRCTにおける157名の比較研究において，安全に施行可能と報告されており，胃管による経腸栄養療法も選択肢としてあげられる[12]．

これらを参考に投与経路を検討すると，重症度判定後早期より，透視下もしくは内視鏡誘導下にて空腸へ栄養チューブを挿入し経空腸的に経腸栄養を開始することが望ましい．しかし，何らかの理由で空腸へのチューブ挿入が困難な場合には，胃管から経腸栄養を開始する選択も可能であるが，胃内容排泄遅延がないか慎重にモニターする．

❻ 早期に経腸栄養を施行するという意識が必要である

上述のように，経腸栄養の開始は，発症より48～72時間以内の開始が望ましいことが多くのRCTやメタ解析により明らかである．しかし，実際にはこの期間内での施行率は驚くほど低いのが現状で，2003年度と'07年度の急性膵炎全国疫学調査では，急性膵炎における経腸栄養そのものの施行率でさえ10％程度であった[13, 14]．また，救命救急センターで，早期経腸栄養開始のモチベーションを高めて望んだ多施設共同前向き症例集積研究でも，重症膵炎における7日以内の経腸栄養の開始例は半数以下であった[15]．

ではなぜ早期に施行できていないのか？前述の調査，研究や日本栄養療法推進協議会のNST稼働施設へわれわれが行ったアンケート結果から，早期経腸栄養施行の中断や開始遷延として，蠕動音の消失，胃液排出量の増大，腹満などの存在，膵酵素の高値，腹痛，イレウスなどが原因としてあげられ，また，経腸栄養開始基準がNST施設でも92％の施設で設定されていないことが明らかになった[16]．一般には，腸管蠕動音の消失などの前述の所見は経腸栄養を中止する，または開始できない所見とされているが，急性膵炎では，これらの所見にかかわりなく，経腸栄養を開始することが大切である[10]．経腸栄養開始時の240～500mL/日程度の経腸栄養による負荷は，1日の消化液の分泌量と比較すれば取るに足らない量である．重症急性膵炎における早期からの経腸栄養の施行には，今までの常識を打破し，まず，開始してみることが必要で，その後の経過を慎重にモニタリングする．前述の症例においても，重症との判断後より直ちに経腸栄養療法施行を施行するべきであり，症状や検査結果の改善を待ってからの施行では経腸栄養療法による効果を活かすことはできない．

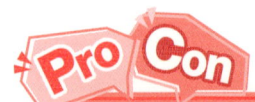

論点のまとめ

重症急性膵炎における経腸栄養療法の賛成論・反対論

【Pro】
- 重症急性膵炎患者において，質の高い研究で合併症発生率や死亡率の改善が示されたものは，発症48～72時間以内に開始された経腸栄養のみであり，早期に経腸栄養を開始するべきである

- 重症急性膵炎における経腸栄養は，空腸への栄養チューブを留置することが一般的であるが，胃管による栄養でも施行可能かもしれない

【Con】
- 最適な栄養剤の種類や投与量に関しては明らかではない

文献

1) 武田和憲，他：急性膵炎重症度判定基準最終改定案の検証．厚生労働科学研究費補助金難治性膵疾患克服研究事業難治性膵疾患に関する調査研究，平成19年度総括・分担研究報告書2008：29-33, 2008

必読 2) 「急性膵炎診療ガイドライン2010（第3版）」（急性膵炎診療ガイドライン2010改定出版委員会，他／編），金原出版，2009
→ 日本における急性膵炎の診療指針

必読 3) Mayumi T, et al：Pancreatitis bundles. J Hepatobiliary Pancreat Sci, 17：87-89, 2010
→ 世界に先駆け，日本において急性膵炎におけるBundle導入を行った

4) Petrov MS et al：Enteral nutrition and the risk of mortality and infectious complications in patients with severe acute pancreatitis：a meta-analysis of randomized trials. Arch Surg, 143（11）：111-117, 2008
・メタ解析

5) Petrov MS & Whelan K：Comparison of complications attributable to enteral and parenteral nutrition in predicted severe acute pancreatitis：a systematic review and meta-analysis. Br J Nutr, 103：1287-1295, 2010
→ メタ解析

6) Yi F, et al：Meta-analysis：total parenteral nutrition versus total enteral nutrition in predicted severe acute pancreatitis. Intern Med, 51：523-530, 2012
→ メタ解析

7) Li JY, et al：Enteral nutrition within 48 hours of admission improves clinical outcomes of acute pancreatitis by reducing complications：a meta-analysis. PLoS One, 8：e64926, 2013
→ メタ解析

8) Working Group IAP/APA Acute Pancreatitis Guidelines：IAP/APA evidence-based guidelines for the management of acute pancreatitis. Pancreatology, 13（4 Suppl 2）：31-15, 2013
→ 重症急性膵炎における経腸栄養をGrade1B/Strong Agreementと評価

9) Tenner S, et al：American College of Gastroenterology guideline：management of acute pancreatitis. Am J Gastroenterol, 108（9）：1400-1416, 2013
→ 重症急性膵炎における経腸栄養をStrong recommendation/high quality of evidenceと評価

10) 真弓俊彦，他：Letter to the Editor：「重症急性膵炎における経腸栄養-他施設共同前向症例集積研究-」を拝読して．日救医会誌, 23：427-428, 2012

11) Petrov MS, et al：Systematic review and meta-analysis of enteral nutrition formulations in acute pancreatitis. Br J Surg, 96：1243-1252, 2009
→ メタ解析：急性膵炎における成分栄養と高分子栄養剤との治療成績の比較

12) Chang YS, et al：Nasogastric or nasojejunal feeding in predicted severe acute pancreatitis：a meta-analysis. Crit Care, 17：R118, 2013
→ メタ解析：経鼻胃管栄養と経鼻空腸栄養との治療成績の比較

13) 竹山宜典，他：重症急性膵炎における消化管除菌，経腸栄養の方法と開始時期の検討と治療指針の作成．難治性膵疾患に関する調査研究 平成17年度総括・分担研究報告書, 50-53, 2006

14) 竹山宜典，他：急性膵炎の栄養と腸管対策に関する指針．厚生労働科学研究費補助金難治性膵疾患克服研究事業難治性膵疾患に関する調査研究，平成20年度総括・分担研究報告書, 60-63, 2009

15) 荒田慎寿，他：重症急性膵炎における経腸栄養 -多施設共同前向き症例集積研究-．日救急医会誌, 23：233-241, 2012

16) 竹山宜典，他：急性膵炎における腸管対策としての治療指針の見直しと啓蒙：急性膵炎における経腸栄養の実態に関するアンケート調査．厚生労働科学研究費補助金難治性膵疾患克服研究事業難治性膵疾患に関する調査研究，平成25年度総括・分担研究報告書2013; in press.

第4章 特殊な栄養療法

8. 熱傷の栄養管理

白井邦博

Point
- 重症熱傷では過剰で持続する代謝（異化）亢進状態が起こる
- 可能な限り早期から経腸栄養を開始する
- 栄養評価とモニタリングを継続的に行う
- 栄養管理プロトコールを作成して遵守する

はじめに

　熱傷は，原因や深度，面積，曝露時間によって侵襲の程度に違いはあるが，広範囲に渡る場合や気道熱傷合併例など重症例では，生体に対して最大の侵襲を及ぼす．過剰な代謝亢進状態が長時間持続するため，その代謝要求に対する栄養療法は重要となる．ここでは，熱傷の代謝状態と栄養管理について解説する．

1 熱傷の代謝（異化）亢進の病態

　熱傷受傷後は，カテコラミン（正常の10〜20倍）やコルチコイド，炎症性サイトカイン（正常の2,000倍）によって，著しい代謝異常を生じる．受傷後2〜3日のebb phaseは，代謝を抑制して，血管透過性亢進による循環不全と組織酸素代謝の低下を起こす．その後，代謝（異化）亢進やrefilling（再充満）を認めるflow phaseへと移行する．さらに，日々の創処置や手術，感染症などの侵襲が加わることで，この病態は，数カ月から1年に及ぶことがある[1]．代謝とエネルギー消費の亢進が遷延すると，感染症の増加，創傷治癒の遷延，入院の長期化，身体機能の低下，死亡率の上昇が生じる．この病態の制御には，早期の創閉鎖が重要だが，適切な栄養管理には，過剰な代謝反応の制御や予後を改善

する役割がある[2, 3].

❷ 熱傷の栄養管理

1）栄養評価

　栄養療法開始前に，栄養障害やリスクを同定する必要があるが，最適な指標はない．このため，年齢や病歴，入院前の食事摂取と栄養状態，併存疾患と内服薬，熱傷の範囲や重症度，体重変化，消化管機能を総合的に評価する．さらに，前述した病態のため，栄養療法開始後も評価（モニタリング）は継続して行う．

2）栄養ルートと開始時期

　重症患者に対する栄養ガイドラインでは，消化管が機能していれば，静脈栄養よりも経腸栄養が好ましく，さらに発症24時間もしくは24〜48時間以内の早期経腸栄養を推奨している[4〜6].
　重症熱傷の栄養療法についてESPENでは，RCTは少ないが経腸栄養を強く推奨している[7]．また開始時間については，大規模研究は少ないものの，24時間以内の経腸栄養の有効性が報告されている[8〜10]．さらに各ガイドラインでも，12時間以内など，重症熱傷に対して可能な限り早期の開始を推奨している[7, 11, 12]．しかし熱傷初期では，大量輸液や昇圧薬を投与することがあるが，それに対してエビデンスのある報告はない．なお，循環動態不安定な人工呼吸中の重症患者を対象とした検討では，早期の経腸栄養は晩期に比して，死亡率改善の有効性が示唆されている[13]．一方，ASPENでは，大量輸液や高用量の昇圧薬の投与を行っている場合は，循環動態の安定後に経腸栄養を考慮するように奨めている[5]．

3）目標投与エネルギー量（表1）

　近年，重症患者の急性期の投与エネルギー量は，underfeedingが奨められている[5, 6]．そして目標投与エネルギー量は，25〜30 kcal/kg/日が推奨されているが[4〜6]，この推奨量では熱傷ではunderfeedingになることがある．よって，間接熱量計の測定値が最も有用であるが，高価なことや，長時間の測定は困難なことから，1日30分程度の測定を数回行うことが多い．このため，推定式を使うことが現実的である．Harris-Benedictの式は最も有名だが，ストレス係数を掛けるとoverfeedingになることがある．熱傷ではCurreriの式が有名だが，こちらもoverfeedingになることがある．ESPEN[7]は重症熱傷に対して，成人はTorontoの式，小児はSchofieldの式を奨めているが，日本人に適しているか検討が必要である．

表1 ● 目標投与エネルギー量の推定式

① SCCM/ASPEN，ESPENの推奨量
25～30 kcal/kg（理想体重）
② Harris-Benedict（HB）の式
男性＝66.47＋（13.75×kg）＋（5.0×cm）－（6.76×年齢） 女性＝655.1＋（9.56×kg）＋（1.85×cm）－（4.68×年齢） 活動係数　　：ベット上安静：1.1，歩行可能：1.3 ストレス係数：1.2～2.0（＜20％TBSA：1.5，20～40％TBSA：1.6，＞40％TBSA：1.7）
③ Curreriの式
（25kcal×kg）＋（40×％TBSA）
④ Torontoの式
－4343＋（10.5×％TBSA）＋（0.23×caloric intake, kcals）＋（0.84×HBから推定したREE） ＋（114×体温）－（4.5×傷害日数）
⑤ Schofieldの式
3～10歳：　　男性＝（19.6×kg）＋（1.033×cm）＋414.9 　　　　　　　女性＝（16.97×kg）＋（1.618×cm）＋371.2 10～18歳：　男性＝（16.25×kg）＋（1.372×cm）＋515.5 　　　　　　　女性＝（8.365×kg）＋（4.65×cm）＋200

％TBSA：％ total body surface area（熱傷面積／総体表面積），REE：resting energy expenditure（安静時エネルギー消費量）

4）3大栄養素

a）タンパク質

　重症熱傷では，著しいタンパク質異化によって1日に150 g以上のタンパク質が喪失する．このため，十分なタンパク質補充が必要だが，適正量を示す研究は少ない．ESPEN[7]では，成人は1.5～2 g/kg/日，小児では1.5～3 g/kg/日が必要量と示されているが，その根拠を示す質の高い研究はない．ただし，これ以上のタンパク質量の投与が，体タンパク質合成や予後に有益性を示す報告はない．

b）脂質

　脂質は，構造の違いで特徴があるため注意を要する．このうちω-6系脂肪酸は炎症を惹起するため，急性期の静脈投与は控えて，7～10日以降で0.5～1 g/kg/日がよい．また，鎮静薬のプロポフォールは1.1 kcal/mLのカロリーなので注意を要する．メタ解析[14]で，高脂質は肺炎と死亡率が高いことが示されていることより，総脂質量は目標投与エネルギーの35％未満が推奨される[7]．しかし最近，抗炎症や免疫調節作用を有するω-3系脂肪酸を多く含有した（脂肪エネルギー比40～50％）製剤もあるので，さらなる研究が待たれる．ただし，現時点では，日本の脂肪乳剤単剤はω-6系脂肪製剤しか市販されていない．

c) 炭水化物

炭水化物は，エネルギーの中心的役割を果たす．前述したメタ解析[14]からも，目標投与エネルギーの55〜60％の炭水化物の投与が推奨されている[7]．しかし高血糖は，心・呼吸・腎機能障害，創傷治癒の遅延，代謝亢進，活性酸素や炎症物質産生，免疫機能低下を引き起こすため，医原性高血糖に注意を要する．また，経静脈投与では5 mg/kg/分以下の速度で，7 g/kg/日を超えないことが重要である．

d) 血糖コントロール

高血糖は，熱傷の予後を悪化させる危険因子である．ESPEN[7]では，重症熱傷の血糖コントロールとして，8 mmol/L（≒150 mg/dL）でインスリンの使用を推奨している（Grade D）．また，最近のレビューでも，目標血糖値が130〜150 mg/dLの有益性と安全性を示唆する報告がある[15]．しかし，いずれも小規模の研究をもとにしていることを考慮すべきである．さらに最近，重症患者に対して，180 mg/dL以上でインスリン治療を開始することが推奨されている[16]．このため，重症熱傷に対する至適目標血糖値のさらなる検証が必要である．

5）栄養補助療法

グルタミンやアルギニン，微量元素，核酸は，免疫調整栄養剤として重症患者に使用されることがある．ここでは，熱傷に対する効果が示されている栄養素[17]について述べる．

a）グルタミン

グルタミンは，免疫細胞や腸管粘膜細胞のエネルギー基質であり，創傷治癒促進，抗酸化作用を有する必須アミノ酸である．熱傷でその需要は増大し，血中や組織中のグルタミン濃度の減少は予後不良を示唆する[18]．これに対して，グルタミンの補充を強化することで，死亡率や感染率の減少，入院期間の短縮を示唆する報告がある[19〜21]．しかし，いずれも小規模の研究であり，至適な投与量や投与経路も示されていない．

b）微量元素

熱傷では微量元素は減少するが，特に亜鉛とセレン，銅には抗酸化作用や創傷治癒，タンパク質合成作用があり，侵襲時に重要な役割を果たすため補充が必要である[22, 23]．至適量のエビデンスはないが，セレン500 μgと銅4 mg，亜鉛40 mgの3週間投与の効果を示す報告がある[23]．ただし，亜鉛と銅は消化管の吸収過程で拮抗するため，過剰な投与は避ける．

c）ビタミンC製剤

ビタミンCは，抗酸化作用や組織修復作用があるため，熱傷に対して0.5〜1.5 g/日の投与が行われている[24]．また，高用量ビタミンC（66 mg/kg/時）の24時間投与が，死亡率に差はないものの，輸液量の減少や尿量増加，人工呼吸器装着期間の短縮に有効であ

るとの報告もある[25, 26].

d) その他の製剤

アルギニンや成長ホルモン，オキサンドロロン（タンパク質同化ステロイド），β遮断薬などの報告があるが，現時点では臨床診療に推奨されていない．

❸ 当施設の栄養管理プロトコールと栄養療法の実際

栄養管理プロトコールを作成・遵守することで，適切な栄養療法の施行と予後の改善効果が得られる[27]．ここでは，当施設のプロトコールを紹介する（表2）．

1）栄養投与ルートと開始時期

栄養評価後に，消化管が使用可能で循環動態が安定しているなら，胃管から経腸栄養を24〜48時間以内に開始する．受傷早期の循環動態が不安定な時期は，必要最低限のエネルギー量（400 kcal程度）を経静脈的に投与する．次に，6〜8時間ごとに胃管を吸引して，その逆流量や排便の状況で，六君子湯（2.5 g/回，1日3回）と大建中湯（2.5〜3 g/回，1日3回）を胃管から投与している．幽門後の栄養チューブ留置の適応は，胃蠕動不良が疑われ，胃管から造影剤投与の数時間後に腹部X線で造影剤の胃内残存を認めた場合

表2 ● 当施設の栄養管理

①栄養状態の評価
②血行動態安定で腸管使用可能：入院後24〜48時間以内に経胃（＜300 mL/日） 不可能なら経十二指腸または経空腸
③投与薬剤：六君子湯，大建中湯，ビオスリー®またはヤクルトBL， ラクツロース（頓用），プロマック®，食物繊維，グルタミン
④目標投与エネルギー（標準/理想体重）：25〜30 kcal/kg/日＋αkcal
⑤栄養剤：栄養組成で単独，症例によっては複数種を組み合わせる ● 栄養基質：タンパク質1.5〜2 g/kg，脂質20〜55％，炭水化物30〜55％ ● 広範囲熱傷→急性期は免疫調整栄養剤（最大2週間），回復期は標準栄養剤
⑥栄養投与実施（栄養モニタリング） ● 基本は24時間持続投与，投与量は10〜20 mL/時から開始 ● 可能であれば20〜50 mL/時ずつ徐々に増量 ● 1週間目は目標エネルギーの60〜80％（ガイドラインは50〜65％以上を推奨） ● 7〜10日後で目標エネルギーに達しない→静脈栄養で不足量を補う ● 回復期で目標エネルギーに達したら，間欠的投与に変更
⑦血糖値＞180 mg/dL（糖尿病＞200 mg/dL）でインスリン持続静注開始
⑧高カロリー輸液療法の適応：発症7日以降で経腸不可能例

や，また経腸栄養開始後に 300 mL 以上の逆流，栄養剤が増量できない場合としている．

2）目標投与エネルギー量

　7〜10日後の目標投与エネルギー量は 25〜30 kcal/理想体重 kg/日として，病態や病期，データに応じて量を追加する．また，急性期は 24 時間持続投与で行い，7〜10 日を目標に徐々に増量していく．10 日を超えても目標エネルギー量に達しない場合は，静脈栄養で補完する．

3）血糖コントロール

　血糖値は，動脈血ガス分析装置で測定し，急性期は可能な限りではあるが，頻回（安定するまで 1〜2 時間ごと，安定後は 4 時間ごと）に行う．180（糖尿病例は 200）mg/dL を超えたら，インスリン持続静注を行う．また，処置や手術，CT など移動が必要な検査の際は，経腸栄養を中止するので，必ず前（中）後で血糖値を測定して，低血糖に注意する．

4）経腸栄養剤の種類

　消化態や半消化態栄養剤，免疫調整栄養剤など，栄養剤別での有効性を示す報告はない．

　最近当施設では，急性期の栄養剤としてペプタメン®を使用することがある．この栄養剤は，消化態で乳清ペプチドのため消化吸収されやすく，抗炎症作用のω-3系脂肪酸と，カルニチン非依存の中鎖脂肪酸を多く含有する．また，侵襲期の ARDS（acute respiratory distress syndrome：急性呼吸促迫症候群）合併例ではオキシーパ®を投与する場合もある．ただし，重症度や病態，病期に応じて，適切な栄養剤を単剤もしくは複数剤，選択することが重要である．

5）補助栄養剤

　最近の経腸栄養剤は，先に述べた微量元素を比較的多く含む製品があるので，組成をチェックして選ぶことが必要である．また，静脈栄養を使用する際は，必ず微量元素製剤を輸液内に添加する．さらにこれら栄養剤に加えて，グルタミン 0.3 g/kg/日を経管から投与するが，当施設ではマーズレン®S（L-グルタミン 990 mg/1 g 中）を使用している．また，亜鉛を含有しているプロマック®（亜鉛 17 mg/75 mg 中）で，34 mg の亜鉛を補充する．

　ビタミン C は，通常 1〜2 g/日を投与するが，熱傷面積 30％以上の重症例では，初期輸液量を減らす目的として，受傷早期から 66 mg/kg/時を 24 時間で投与することがある．

```
┌─────────────────────────────────────────────────────────┐
│ 栄養モニタリングに適した指標はないので総合的に評価する      │
│ (呼吸循環動態, 身体所見, 排便回数や量と性状, 検査所見,     │
│  腹部X線, 体重)                                          │
└─────────────────────────────────────────────────────────┘
```

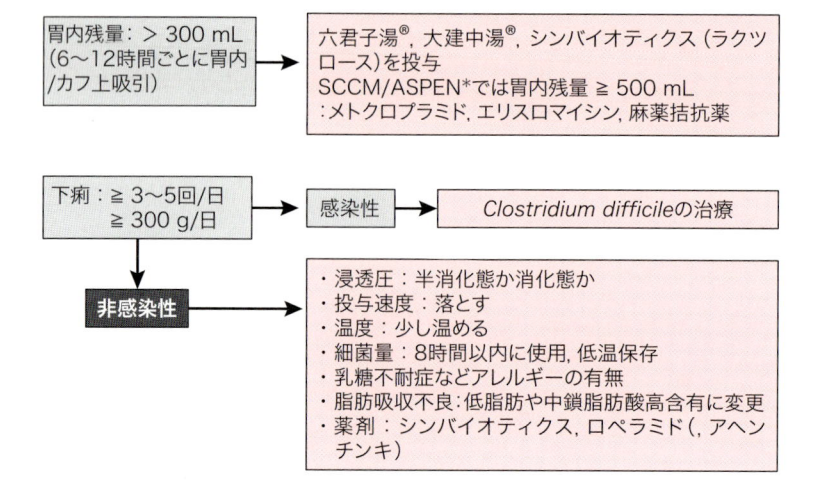

┌───────────────────┐   ┌──────────────────────────────────────┐
│ 胃内残量：＞ 300 mL │ ──→ │ 六君子湯®, 大建中湯®, シンバイオティクス │
│ (6〜12時間ごとに胃内 │   │ (ラクツロース) を投与   │
│ /カフ上吸引)   │   │ SCCM/ASPEN*では胃内残量 ≧ 500 mL   │
└───────────────────┘   │ :メトクロプラミド, エリスロマイシン,   │
                           │ 麻薬拮抗薬   │
                           └──────────────────────────────────────┘

┌───────────────────┐   ┌────────┐   ┌─────────────────────────────┐
│ 下痢：≧ 3〜5回/日   │ ──→ │ 感染性 │ ──→ │ Clostridium difficileの治療 │
│   ≧ 300 g/日   │   └────────┘   └─────────────────────────────┘
└───────────────────┘
           │
           ↓
        ┌────────┐   ・浸透圧：半消化態か消化態か
        │非感染性│ ──→ ・投与速度：落とす
        └────────┘   ・温度：少し温める
                         ・細菌量：8時間以内に使用, 低温保存
                         ・乳糖不耐症などアレルギーの有無
                         ・脂肪吸収不良：低脂肪や中鎖脂肪酸高含有に変更
                         ・薬剤：シンバイオティクス, ロペラミド (, アヘン
                           チンキ)

図　栄養管理中のモニタリングと排便管理
＊文献5を参照

6) 栄養管理モニタリングと排便管理 (図)

　　栄養管理の最適なモニタリングはないが, 当施設では呼吸循環動態や身体所見, 排便回数や量と性状, X線, 体重変化などを総合的に判断している. また排便異常がある場合は, 下痢・便秘にかかわらずシンバイオティクス (ヤクルト BL：3 g, ガラクトオリゴ糖液：10〜15 g, サンファイバー：10〜15 g) を行っている. 便秘は, 大建中湯に加えて, ラクツロースや下剤を使用している. 下痢では, 図に示す下痢管理として, 感染性 (*Clostridium difficile*) と非感染性に分けてアプローチする. 臀部や大腿部など, 便汚染されやすい部位に熱傷創部を有する場合は, 排便ドレナージチューブを直腸に挿入して管理している.

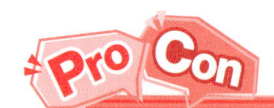

Pro Con 論点のまとめ

熱傷における栄養管理の賛成論・反対論

【Pro】
熱傷に対して24時間以内の経腸栄養は有用である.
- RCTやコホート研究で, 予後を改善する根拠はあるが, 悪化を示すデータはない
- 各ガイドラインで推奨されている

【Con】
熱傷に対する経腸栄養の開始時期に根拠はない.
- 小規模のRCTや質の低いコホート研究が多い

- 重症度が高いほど，循環動態が不安定で合併症を併発しやすいため，早期に行うことが困難であるため検証が必要である

文献

1) Rodriguez NA, et al：Nutrition in burns: Galveston contributions. J Parenter Enteral Nutr, 35：704-714, 2011
2) Dominioni L, et al：Enteral feeding in burn hypermetabolism: nutritional and metabolic effects of different levels of calorie and protein intake. J Parenter Enteral Nutr, 9：269-279, 1985
3) Hart DW, et al：Effects of early excision and aggressive enteral feeding on hypermetabolism, catabolism, and sepsis after severe burn. J Trauma, 54：755-61; discussion 761-4, 2003
　→ 46例，コホート研究
必読 4) Kreymann KG, et al：ESPEN Guidelines on Enteral Nutrition: Intensive care. Clin Nutr, 25：210-223, 2006
必読 5) McClave SA, et al：Guidelines for the Provision and Assessment of Nutrition Support Therapy in the Adult Critically Ill Patient: Society of Critical Care Medicine (SCCM) and American Society for Parenteral and Enteral Nutrition (A.S.P.E.N.). J Parenter Enteral Nutr, 33：277-316, 2009
必読 6) Dhaliwal R, et al：The Canadian critical care nutrition guidelines in 2013: an update on current recommendations and implementation strategies. Nutr Clin Pract, 29：29-43, 2014
必読 7) Rousseau AF, et al：ESPEN endorsed recommendations: nutritional therapy in major burns. Clin Nutr, 32：497-502, 2013
8) Wasiak J, et al：Early versus delayed enteral nutrition support for burn injuries. Cochrane Database Syst Rev, 19：CD005489, 2006
9) Wasiak J, et al：Early versus late enteral nutritional support in adults with burn injury: a systematic review. J Hum Nutr Diet, 20：75-83, 2007
10) Mosier MJ, et al：Early enteral nutrition in burns: compliance with guidelines and associated outcomes in a multicenter study. J Burn Care Res, 32：104-109, 2011
　→ 153例，多施設観察研究
11) Jacobs DG, et al：EAST Practice Management Guidelines Workgroup. Practice management guidelines for nutritional support of the trauma patient. J Trauma, 57：660-678, 2004
12) Saffle JR：Evidence-Based Guidelines Group ABA. Practice Guidelines for Burn Care. J Burn Care Rehabil, 22：59S-66S, 2001
13) Khalid I, et al：Early enteral nutrition and outcomes of critically ill patients treated with vasopressors and mechanical ventilation. Am J Crit Care, 19：261-268, 2010
　→ 1,174例，コホート研究
14) Masters B, et al：High-carbohydrate, high-protein, low-fat versus low-carbohydrate, high-protein, high-fat enteral feeds for burns. Cochrane Database Syst Rev, 18：CD006122, 2012
15) Jeschke MG：Clinical review: Glucose control in severely burned patients – current best practice. Crit Care, 17：232, 2013
必読 16) Marik PE & Preiser JC：Toward understanding tight glycemic control in the ICU: a systematic review and metaanalysis. Chest, 137：544-551, 2010
必読 17) Gibran NS, et al：American Burn Association consensus statements. J Burn Care Res, 34：361-385, 2013
18) Parry-Billings M, et al：Does glutamine contribute to immunosuppression after major burns? Lancet, 336：523-525, 1990
19) Garrel D, et al：Decreased mortality and infectious morbidity in adult burn patients given enteral glutamine supplements: a prospective, controlled, randomized clinical trial. Crit Care Med, 31：2444-2449, 2003 ★★★
　→ 41例，RCT

20) Zhou YP, et al：The effect of supplemental enteral glutamine on plasma levels, gut function, and outcome in severe burns: a randomized, double-blind, controlled clinical trial. J Parenter Enteral Nutr, 27：241-245, 2003 ★★
　→ 40例，RCT

21) Peng X, et al：Effects of enteral supplementation with glutamine granules on intestinal mucosal barrier function in severe burned patients. Burns, 30：135-139, 2004 ★★
　→ 48例，RCT

22) Berger MM & Shenkin A：Trace element requirements in critically ill burned patients. J Trace Elem Med Biol, 21 Suppl 1：44-48, 2007

23) Nordlund MJ, et al：Micronutrients after burn injury: a review. J Burn Care Res, 35：121-133, 2014

24) Dylewski DF & Froman DM：Vitamin C supplementation in the patient with burns and renal failure. J Burn Care Rehabil, 13：378-380, 1992

25) Tanaka H, et al：Reduction of resuscitation fluid volumes in severely burned patients using ascorbic acid administration: a randomized, prospective study. Arch Surg, 135：326-331, 2000 ★★
　→ 37例，RCT

26) Kahn SA, et al：Resuscitation after severe burn injury using high-dose ascorbic acid: a retrospective review. J Burn Care Res, 32：110-117, 2011
　→ 33例，症例対照研究

必読 27) Martin CM, et al：Multicentre, cluster-randomized clinical trial of algorithms for critical-care enteral and parenteral therapy（ACCEPT）. CMAJ, 170：197-204, 2004

第4章　特殊な栄養療法

9. 栄養療法施行時の電解質異常の補正

柴田純平，西田　修

Point

- 病態の改善に必要な治療や栄養を優先して，その後電解質異常があれば補正を行う
- 見た目の電解質濃度にとらわれず，まずは体内水分量や酸塩基平衡，血清アルブミン濃度を補正する
- 補正は控えめに行い，頻回に血清濃度のチェックをくり返しながら補正量を変更する

はじめに

　近年，経腸的，経静脈的にもさまざまな栄養製剤が発売され，一定の電解質の補充ができるようになって，簡便にある程度のバランスで投与することは可能となった（表1）．しかし，実際には1つの製剤のみでは投与量が不足することもあり，複数の製剤を組み合わせなければならないこともある．ここでは重症患者における栄養療法施行時の電解質異常とその補正について述べる．

表1　当院ICUで良く使用される経腸栄養剤と電解質量

	ペプタメン®AF	オキシーパ®	ライフロン®-QL	メディエフ®ソイ	レナウェル™A/3
ナトリウム (mg/kcal)	80	87	120	220	30
カリウム (mg/kcal)	155	131	76	150	10
カルシウム (mg/kcal)	67	71	41.3	67	5
マグネシウム (mg/kcal)	21	21	12.7	28	1.5
リン (mg/kcal)	57	67	61.5	70	10

① 重症患者の栄養療法施行時の電解質異常と補正の考え方

　重症患者で問題となるのは，複数の因子が複雑に絡み合っていることが多いという点である．栄養療法施行時にも電解質だけはなく，その他の因子についても総合的に考慮しなければならない．原疾患の治療に必要な薬剤や手技によって電解質異常が出現する場合や免疫強化を目的として栄養療法を施行している場合などは，致死的な重症電解質異常がない限り，どちらの治療を優先させるべきかを考慮する．
　電解質異常に関与する因子については以下に解説する．

1) 免疫調整栄養療法

　重症病態に対してペプタメン®，オキシーパ®などの免疫調整を目的とした経腸栄養剤が使用される場合がある．これらの栄養剤は電解質制限されていないため，腎機能障害がある症例では電解質異常が出やすい．免疫調整栄養療法を行うべき病態であれば，例えば高カリウム血症などの電解質異常の出現は許容し，補正しながら使用する．必要であれば血液浄化療法を併用する．

2) 血液浄化療法

　血液浄化療法が施行されている場合も，電解質不足となりがちである．病態に合わせた栄養療法を行い，血液浄化療法で出現した電解質異常をその都度補正することが必要である．血液浄化中はナトリウム，カリウム，カルシウムだけでなくマグネシウム，リンのチェックも必ず行う．

3) 心不全

　心不全では交感神経系，レニン-アンギオテンシン-アルドステロン系，バゾプレシン分泌が活性化されるためナトリウムと水分の保持が促進される傾向にある．しかしその程度により，検査数値上の血清ナトリウム濃度はさまざまな形で出現するため，体内水分量の適切な評価を行ったのちにナトリウム補正を行う必要がある．また，集中治療が必要な心不全患者の場合，カテコラミンやβ遮断薬，利尿薬などが使用され，血清電解質濃度に影響を与えるため，こまめなチェックが必要である．

4) 急性肝不全

　急性肝不全では，末梢血管抵抗が低下するため，対抗するためにレニン-アンギオテンシン-アルドステロン系やバゾプレシン分泌が活性化される．同時に交感神経系の亢進が起こるため，体内水分量保持の方向に動き，尿量の低下が起きる．また，グリコーゲンの

急速な枯渇が起きることにより，低血糖など代謝異常をきたすことも多く，結果的に代謝性アシドーシスなどの酸塩基平衡異常もきたす．このため，電解質異常がしばしば観察される．尿量低下時は，希釈性に低ナトリウム血症などがみられるが，その後交感神経緊張によるカテコラミン分泌により低カリウム血症がみられる．また利尿薬使用により排泄過多になるため，ナトリウム，カリウムだけでなくマグネシウム，リンなどの値も低くなる傾向がある．急性肝不全に対しては血漿交換や血液浄化が行われることもあり，電解質の変化には注意が必要となる．

5）急性膵炎

急性膵炎では，激しい局所炎症と血中に逸脱した膵酵素やサイトカインによる全身炎症のために，サードスペースへの水分と電解質の漏出が起こることによる電解質異常がみられる．「急性膵炎診療ガイドライン（2010）[1)]」では重症度に血清カルシウム値が含まれているように低カルシウム血症はよく観察される．血管透過性亢進による血清アルブミンの低下が非イオン化カルシウム量の低下の原因と考えられる．イオン化カルシウム値が変化しているかは実際に測定しなければわからないため，血清カルシウムの補正はイオン化カルシウム値に合わせて行う．その他にも血管透過性亢進や高血糖に伴う低ナトリウム血症，高度循環不全による代謝性アシドーシスや急性腎不全に伴う高カリウム血症などが観察される．

6）術後管理

手術侵襲によって下垂体や副腎のホルモン分泌が促進され，炎症性サイトカインなどが大量に分泌されることにより血管透過性が亢進し，サードスペースへの水分・電解質喪失やアルブミン喪失，ドレーン排泄増加がみられる．また炎症による発熱により発汗も増加するため，循環血液量が減少する．そのため，体内水分量と電解質の異常が起こる．その程度は，喪失したものの量や，補充されたものによって変わってくる．体液喪失が多い場合，その性状に伴う電解質異常が起こることが多い．例えば下部消化管からの排液はカリウムが多く含まれており，血清カリウム値の低下をみることがある．

血管透過性の亢進とは別に，炎症や手術そのものによって一時的に臓器機能が低下することがある．心機能や腎機能の低下は体内水分量と電解質排出に影響を与えるため，異常値がみられやすい．

いずれにしても病態をよく観察し，体内水分量や電解質異常の原因を考慮した補正が必要となる．

2 それぞれの電解質異常

1) ナトリウム

a) 血清ナトリウム濃度異常の疫学

　　ICU入室患者では，血清ナトリウム濃度の異常が約25％で観察される．高ナトリウム血症，低ナトリウム血症はともに独立した予後不良因子であることが報告されている[2]．フランスの12施設のICU入室24時間以降に高ナトリウム血症を呈した患者8,000名の解析では，院内死亡率が33％であり，正常患者の18.1％と比較して約2倍であった．高ナトリウム血症が重症であるほど死亡率は高い[3]．また，入院中の低ナトリウム血症の患者は正常の患者と比較して約2倍の死亡率があることが報告されている[2]．多くは脳障害によるものと考えられており，適切な治療が必要となる[4]．

b) 血清ナトリウム濃度異常の考え方

　　血清ナトリウム濃度＝ナトリウムイオン量/水分量であることを考慮すると，血清ナトリウム濃度は患者の体内水分量が大きく影響を与える．見た目の血清ナトリウム濃度に惑わされないことが重要である．血清ナトリウム濃度の補正では，高ナトリウム血症であっても，低ナトリウム血症であっても，まず体内水分量の推定が必要である．

　　通常，血清ナトリウム濃度が高くなると血漿浸透圧が上昇してADH（antidiuretic hormone：抗利尿ホルモン）の分泌が刺激される．ADHは集合管に作用して水の再吸収を促進しそれを是正する．それでも血清ナトリウム濃度が上昇している状況では血漿浸透圧上昇により細胞内から細胞外に水の移動が起こり，脱水状態となっていることが考えられる．

　　しかし，心不全など一部の重症病態においては，腎血流量低下によるナトリウム排泄低下と再吸収増加によりナトリウムは貯留傾向となる．尿量低下と水分再吸収増加のために見た目は低ナトリウム血症となっていることもあるが，体内のナトリウム量は多くなっている可能性もある．

c) 高ナトリウム血症の治療（図1）

　　体内水分量の欠乏がある場合とない場合で分けて考える．基本的には脱水状態であることが多く，まずはその補充を考慮する．経腸栄養チューブもしくは胃瘻や腸瘻がある場合は，そこから水分を負荷する．不可能な場合，経静脈的に低張液（5％グルコース液など）から開始する．ただし，脱水にナトリウム欠乏も伴う場合は，生理食塩水から開始して，低張液（0.45％食塩水など）に切り替える．

　　脱水がない場合はナトリウム過剰が原因である．尿量を確保して腎からナトリウム排泄をさせるが，利尿薬を使用して積極的に排泄を促すのも1つの方法である．尿量の増加に伴う水分喪失に注意する．

　　高ナトリウム血症を急性に行った場合，血漿浸透圧は低下し，中枢神経細胞の浮腫を引き起こし，痙攣発作や神経学的障害のリスクが生じる．発症まで短時間であれば，ある程

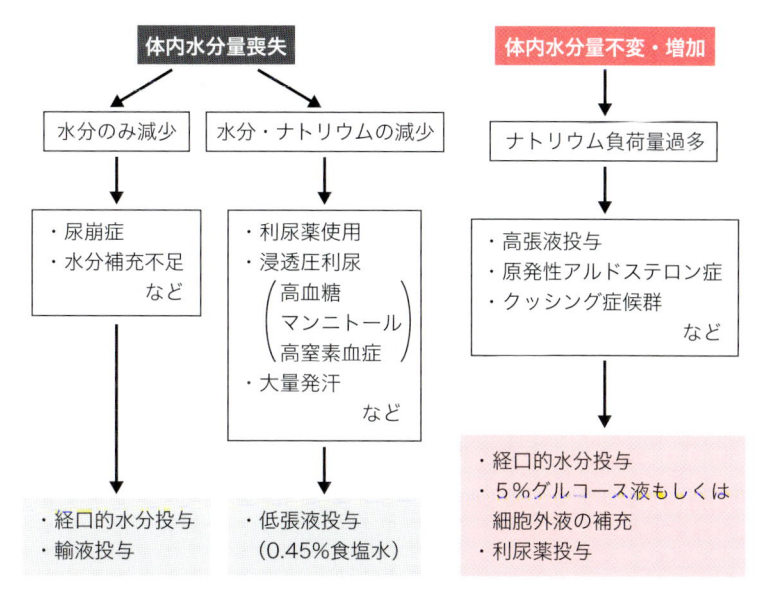

```
           体内水分量喪失                      体内水分量不変・増加
         ↓              ↓                        ↓
    水分のみ減少    水分・ナトリウムの減少        ナトリウム負荷量過多
         ↓              ↓                        ↓
    ・尿崩症         ・利尿薬使用              ・高張液投与
    ・水分補充不足    ・浸透圧利尿              ・原発性アルドステロン症
      など            (高血糖               ・クッシング症候群
                      マンニトール                  など
                      高窒素血症)
                    ・大量発汗
                       など
         ↓              ↓                        ↓
    ・経口的水分投与  ・低張液投与              ・経口的水分投与
    ・輸液投与        (0.45％食塩水)            ・5％グルコース液もしくは
                                                 細胞外液の補充
                                               ・利尿薬投与
```

図1 ● 高ナトリウム血症の鑑別と治療

度急激な補正も可能であるが，時間をかけてゆっくり完成した高ナトリウム血症は時間をかけて補正することが必要である．補正速度は1時間あたり0.5 mEq/L以下におさえる．

d) 低ナトリウム血症の治療（図2）

　低ナトリウム血症の場合も体内水分量で分けて考える．水分過剰である場合は，摂取制限を加える．利尿を促進するために利尿薬を使用した場合，ナトリウムの排泄も促進されるため注意が必要である．体内水分量の減少は，下痢や嘔吐，利尿薬の使用時にみられる．この場合，水分喪失以上にナトリウムの喪失が過剰となっているので，水分補充と同時にナトリウムの補充が必要である．具体的には生理食塩水または細胞外液補充液の輸液から開始する．

　低ナトリウム血症に移行する理由として最も多いのは高血糖である．100 mg/dLの血清グルコース濃度の上昇はおよそ1.7 mmol/Lのナトリウム低下を引き起こす．栄養療法施行中の血糖コントロールは血清ナトリウム値のコントロールに非常に重要である．

　低ナトリウム血症でも，高ナトリウム血症の場合と同様に，発症まで短時間（48時間以内程度）であれば，ある程度急激な補正も可能であるが，時間をかけてゆっくり完成した低ナトリウム血症は時間をかけて補正することが必要である．低ナトリウム血症による中枢神経症状を呈する場合や，血清ナトリウム値が120 mEq/L以下の場合は重篤であり，まず125 mEq/Lを目標に補正を行う．細胞外液量が正常もしくは減少している低ナトリウム血症に置けるナトリウム不足量は

ナトリウム不足量（mEq）＝ 標準体重×0.6 ×（125 －血清ナトリウム濃度）

であり，これを数日以上かけて緩徐に補正していく．1日あたりの補正速度は急性症例

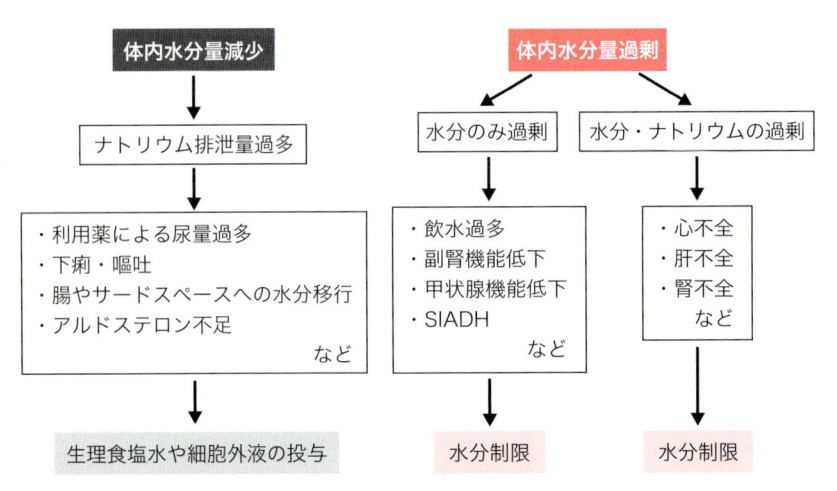

```
┌──────────────┐          ┌──────────────┐
│ 体内水分量減少 │          │ 体内水分量過剰 │
└──────┬───────┘          └──────┬───────┘
       │                         │
       ▼                 ┌───────┴────────┐
┌──────────────┐         ▼                ▼
│ナトリウム排泄量過多│  ┌──────────┐  ┌──────────────┐
└──────┬───────┘    │水分のみ過剰│  │水分・ナトリウムの過剰│
       │            └─────┬────┘  └──────┬───────┘
       ▼                  ▼              ▼
```

図2 ●低ナトリウム血症の鑑別と治療

- 利用薬による尿量過多
- 下痢・嘔吐
- 腸やサードスペースへの水分移行
- アルドステロン不足　など

→ 生理食塩水や細胞外液の投与

- 飲水過多
- 副腎機能低下
- 甲状腺機能低下
- SIADH　など

→ 水分制限

- 心不全
- 肝不全
- 腎不全　など

→ 水分制限

SIADH：syndrome of inappropriate secretion of antidiuretic hormone（抗利尿ホルモン不適合分泌症候群）

では 8〜10 mEq/L 以内，慢性発症症例では 4〜6 mEq/L 以内におさえる．また 1 時間あたりの補正速度は 0.5〜1 mEq/L とする．

血清ナトリウム値の変化は Adrogué-Madias 式である程度予測できる．

Adrogué-Madias 式
血清ナトリウム値の変化＝
〔（投与ナトリウム値＋投与カリウム値）－血清ナトリウム値〕÷（体液量＋1）
〔体液量＝体重（kg）×0.6〕

経腸栄養によって血清ナトリウム濃度を補正する場合，多くの経腸栄養剤はナトリウムの含有量が少ないことを知っている必要がある．市販されている経腸栄養剤は，ナトリウム含有量が 100 kcal あたり 50〜90 mg のものが多く，1,000 kcal/日で投与しても 1,000 mg に満たない．腎不全用の経腸栄養剤は 100 kcal あたり 30 mg 前後とさらに含有量が少ない．また，重症病態では発熱などにより発汗過多であることも多く，ナトリウムが不足する．

2）カリウム

a) 血清カリウム濃度異常の疫学

高カリウム血症に対して，どのくらいのカリウム値であれば治療をするべきかを示すエビデンスはない．低カリウム血症では，心不全患者が低カリウム血症を合併している場合，死亡率が 10 倍上がり，治療できない場合予後不良となるとされている[5]．しかし，経口のカリウム製剤では予後が改善しないことを報告しているものもあり[6]，基本的には低カリウム血症の背景にある病態の治療が必要となる．血清カリウム濃度異常では不整脈が問題となるが，CCU での報告から心筋梗塞，心不全の患者では血清カリウム濃度を 4.6 mEq/L

表2 ● 重症患者における血清カリウム濃度異常の原因

①急性酸塩基平衡異常
- 血清カリウム濃度上昇：アシドーシス（カリウムの血中への移行）
- 血清カリウム濃度低下：アルカローシス（カリウムの細胞内への移行）

②インスリン量・抵抗性の変化
- 血清カリウム濃度上昇：インスリン不足，抵抗性上昇（カリウムの血中への移行）
- 血清カリウム濃度低下：インスリン過多，抵抗性低下（カリウムの細胞内への移行）

③カテコラミン量の変化
- 血清カリウム濃度上昇：β遮断薬の使用（カリウムの血中への移行）
- 血清カリウム濃度低下：カテコラミン使用（カリウムの細胞内への移行）

④排泄量の変化
- 血清カリウム濃度上昇：腎不全（排泄量低下）
- 血清カリウム濃度低下：尿崩症，利尿薬使用，血液浄化療法（排泄量増加）

以上で管理することを推奨している[7]．

b) 血清カリウム濃度異常の考え方（表2）

pHを一定に保とうとする機序のため，細胞内のカリウムイオンと血清水素イオンの交換が行われる．一般的にアシドーシスでは細胞内カリウムの血管内移行が起こり高カリウム血症となり，逆にアルカローシスでは血清カリウムの細胞内移行が起こり低カリウム血症を呈する．一般にpHが0.1低下するごとに血清カリウム濃度が0.6 mEq/L上昇するといわれている．しかし体内カリウム量の変化が起きているわけではないため，血清カリウム濃度の補正よりも，まず酸塩基平衡の是正を行う必要がある．カリウムは細胞内にそのほとんどが分布し，腎より排泄されているので，高カリウム血症の場合は，排泄低下，もしくは細胞崩壊がその主な原因となる．逆に低カリウム血症の場合，排泄過多になる病態と摂取不足が原因となる．重症患者においては，栄養療法施行時に使用されるインスリンや循環を安定させるカテコラミンなどが，血清カリウムの細胞内移行を促進させる薬剤であることは知っておくべきある．

c) 高カリウム血症の治療

重症高カリウム血症に対しては8.5％グルコン酸カルシウム薬5～10 mLずつを緩徐静注（5分ほどかける），7～8.4％重炭酸ナトリウム液20～40 mLを緩徐静注，グルコース-インスリン療法（グルコース5 gに対してインスリン1単位）を行うなどを考慮する．これらは一時的に血清カリウムを細胞内に移行させているに過ぎないため，効果が持続している間に原因の検索と除去をする必要がある．腎機能が残っているならば，フロセミドの投与とカリウムを含まない輸液を併用することで，腎からのカリウム排泄を促す．尿量が得られない場合や，心電図異常がみられる場合は，すみやかに血液浄化を施行することも考慮する．血液浄化開始によりカリウム値が低下してきたら，インスリン投与を減量・中止し，細胞内に閉じ込めたカリウムの積極的な排泄を図る．これを怠ると，血液浄化終

了後に再度高カリウム血症を呈することがある．

　緩徐に進行する高カリウム血症の場合，軽度であればカリウムが含有していない輸液をすることなどにより投与量を制限して補正する．

d）低カリウム血症の治療

　重度の低カリウム血症の場合，塩化カリウム（1 mEq/mL）を 20 mEq/時を超えない速度で中心静脈ルートから補正する．不整脈がみられず急速補正が必要でない場合，輸液本体をカリウム濃度の高いものに変更する．血清カリウム濃度の補正度合いに合わせて塩化カリウムを輸液本体に追加してもよい．濃度的制約の問題から中心静脈を確保することが推奨される．また，尿量が制限されている場合には少なめに補正して，不足分は塩化カリウムを適宜，輸液本体とは別に追加投与することにより高カリウム血症になることを防ぐ．

　内服薬を用いる場合，砕いて経腸栄養チューブからの投与も可能である．塩化カリウム，スローケー®，アスパラ®カリウムなどの製剤を経腸栄養チューブ，胃管，胃瘻，腸瘻から投与する．

　経腸栄養剤による血清カリウムの補正は，製剤によってカリウム含有量が大きく違うことに注意が必要である．腎不全用の経腸栄養剤（レナウェル™，リーナレン®など）はカリウム含有量が制限されていて，尿量が制限を受けやすい重症病態では使用しやすいが，ほかの電解質，微量元素の含有量も制限されているため，それらの不足に注意する．

　血液浄化療法中は，透析液や補充液の電解質濃度に近づいていくが，ともにカリウム濃度は低く抑えられているため，残存腎機能の程度にもよるが，ときに低カリウム血症傾向となる可能性がある．

　そのため，血液浄化中の経腸栄養剤は，腎不全用ではなく通常の経腸栄養剤を使用することが可能である．

3）カルシウム

a）血清カルシウム濃度異常の疫学

　一般的に ICU の患者では低カルシウム血症が多いことが報告されており，入室患者の 88％にのぼるとされている[8]．転帰との関係では Egi らが 1.4 mmol/L 以上の高カルシウム血症と 0.8 mmol/L 以下の低カルシウム血症で死亡率が上がることを報告している[9]．

b）血清カルシウム濃度異常の考え方

　血清カルシウム濃度を考える場合，生理活性を有するイオン化カルシウム濃度を考慮する必要がある．血清カルシウムはおよそ半分がアルブミンと結合しており，それ以外がイオン化カルシウムとして存在するため，イオン化カルシウム濃度は血清アルブミン濃度に左右される．また，血清イオン化カルシウムはアシドーシスで増加し，アルカローシスで減少する．そのため，血清カルシウム濃度が正常であっても症状を呈することがある．すなわち，酸塩基平衡により血中と細胞間でカルシウムの移行が起きるため，血清アルブミ

ン濃度とpHの推移に注意する必要がある．

腸管からのカルシウムの吸収にはビタミンDが必要である．十分量のカルシウムを摂取していてもビタミンD不足や活性化ビタミンD産生不全（腎不全）などがあるとカルシウム不足となる．

それらが否定されれば，副甲状腺ホルモン（parathyroid hormone：PTH）分泌異常など，血清カルシウム濃度に異常をきたす基礎疾患の検索を行う．

c) 高カルシウム血症の治療

高カルシウム血症は脱水で多く観察される．脱水になると尿中排泄量が低下し，再吸収が促進される．脱水が除外された場合，高カルシウム血症をきたす基礎疾患（副腎機能不全，副甲状腺機能亢進など）の存在を検索する．高カルシウム血症の治療としては，脱水があれば脱水の補正を行い，カルシウムの尿中排泄を促進することを考慮する．ただし，利尿薬を使用する場合，その選択には注意が必要である．ループ利尿薬はヘンレ係蹄に作用しカルシウムの再吸収を抑制するため適している．逆にサイアザイド系利尿薬は尿細管でのカルシウム再吸収を促進するため，高カルシウム血症を増悪させるため使用しない．

d) 低カルシウム血症の治療

低カルシウム血症は，まず血清リンの低下がないことを確認する．血清リン低下がある場合は尿中排泄量が増加していることが多い．また，輸血を施行している場合，抗凝固薬として使用されているクエン酸がカルシウムをキレートするため低カルシウム血症を呈することはよく知られている．

テタニーや筋痙攣を認めるような重症低カルシウム血症では8.5％グルコン酸カルシウム薬5〜10 mLを3〜5分かけて静注し，濃度を確かめながら必要に応じて数回補正する．急速補正が必要ない場合，輸液にグルコン酸カルシウム薬を加えて，徐々に補正していく．輸液製剤で調整していく場合，リン製剤との混注は沈殿が生じるため行わない．カルシウムの吸収にビタミンDが必要であるため，ビタミンD不足は低カルシウム血症の原因となる．補充には，総合ビタミン製剤であるビタジェクト®，ネオラミン・マルチV®が他製剤の倍量のビタミンDを含有しているので適している．同様に，経口，経腸的に補正を行う場合，カルシウム製剤の投与とともにビタミンD製剤を投与する．内服薬としてビタミンD製剤が数種類発売されている．

4) マグネシウム

a) 血清マグネシウム濃度異常の疫学

MgはATPaseなどの酵素活性に不可欠であり，アミノ酸活性化やタンパク質合成に重要な役割を果たす．また不整脈の原因となることも知られている．カルシウムと同様にICUでよく観察されるのは低マグネシウム血症である．ICU入室患者における低マグネシウム血症の割合は65％程度とされている[10]．

b) 血清マグネシウム濃度異常の考え方

　　ほとんどの場合，吸収と排泄のバランスが血清Mg濃度異常の原因である．血清カリウム値やカルシウム値と同様に酸塩基平衡やインスリン・カテコラミンの使用で血清と細胞内の間でマグネシウムの移動がみられるため，これらの状態の存在を考慮する必要がある．また，血清カルシウムと同様に30〜40％はアルブミンと結合しており，それ以外のイオン化マグネシウムが生理活性をもつため，血清アルブミン濃度に注意が必要である．便秘に対して処方される酸化マグネシウム製剤は高マグネシウム血症の，抗真菌薬のアムホテリシンBや免疫抑制薬のシクロスポリンなどは低マグネシウム血症の原因となることがある．

c) 高マグネシウム血症の治療

　　振戦，反射亢進，致死性不整脈などを伴う重症高マグネシウム血症に対しては8.5％グルコン酸カルシウム薬5〜10 mLずつを緩徐静注する．腎不全が原因の多くを占めることから血液浄化が必要となる場合もある．高マグネシウム血症の治療としては，マグネシウムの投与制限と腎からの排泄促進を行う．尿量が得られる場合，生理食塩水や細胞外液を負荷しながら利尿薬を使用するが，ほかの電解質の変化に注意する．

d) 低マグネシウム血症の治療

　　ほかの電解質（カリウム，カルシウム，リンなど）が低下している場合は排泄過多を疑う．ほかの電解質低下を伴わない場合は吸収低下を考える．Torsade de Pointesなどの致死性不整脈が出現している場合は硫酸マグネシウム製剤1〜2 g（20〜40 mL）を数分で緩徐静注する．急速補正が必要ない場合，輸液本体に硫酸マグネシウム 20〜40 mLを追加して補正する．側管から硫酸マグネシウム製剤を1 g/時程度の速度で補正してもよい．リンと混注すると沈殿が生じるため注意が必要である．

5) リン

a) 血清リン濃度異常の疫学

　　リンは主に細胞内に存在して細胞構造や機能維持に欠かせない要素である．リンの欠乏により，2,3-DPG（2,3-ジホスホグリセリン酸）の産生低下を招くため，ヘモグロビンの酸素親和性が上昇し，組織酸素供給が阻害される．総合病院における中程度低リン血症患者の割合は2.2〜3.1％，重症低リン血症患者は0.2〜0.4％であるが[11]，低リン血症に占めるICU入室患者の割合は45％程度とかなり高い確率であることが報告されている[12]．

b) 血清リン濃度異常の考え方

　　基本的には吸収・排泄バランスが血清リン濃度異常の原因である．また酸塩基平衡にも影響を受ける．アシドーシスでは細胞外にリンが移動し，高リン血症を呈していることがある．血清リンはアルブミンと結合せず，血中ではほとんどがイオン化した状態で存在しているため，血清アルブミン濃度を考慮する必要はない．カルシウムと同様にPTHに大

きく影響を受けるため，副甲状腺疾患の存在には注意する．細胞破壊が生じる病態（横紋筋融解，悪性腫瘍など）でも高リン血症が生じることがあるが，ほかの電解質の異常に目を奪われがちなので注意が必要である．低リン血症はrefeeding syndrome（第5章Column②参照）などで代表的にみられる．1週間程度の絶食状態が続いた後の栄養療法開始時であってもグルコースが代謝される過程で血清リンが細胞内に取り込まれることにより低リン血症が観察されることがあるので，ICUにおける栄養療法施行時には注意が必要である．

c）高リン血症の治療

高リン血症では血清カルシウム値が低下するために，テタニー，知覚異常，痙攣発作などがみられることがある．高リン血症は摂取制限を行い，排泄を促す．また，血液浄化を施行することですみやかに低下させることが可能である．

d）低リン血症の治療

リン酸ナトリウムやリン酸カリウムを点滴静注する．血液浄化施行中では低リン血症をしばしば認め，血液浄化施行中に限っては，血液透析（hemodialysis：HD）施行中であればリン酸ナトリウムを4～5 mL/時程度，持続血液浄化療法中であればリン酸ナトリウムを2 mL/時程度持続投与する．側管からリン酸ナトリウム製剤を20 mL/時程度の速度で適宜補正してもよい．

❸ 補正上の注意点

重症患者では，病態の推移とともにカテコラミン量の変更や血液浄化施行など電解質が急激に変化することが多いため，常に電解質がチェックできる状態で補正を行う．補正は控えめに行い，必要であれば頻回に測定して，こまめに補正量や投与速度を変更する．

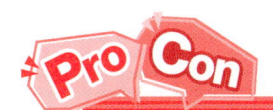

論点のまとめ

栄養療法施行時の電解質の補正に関する賛成論・反対論

【Pro】
電解質補正を適宜行う
- 重症患者において電解質異常を伴うと死亡率が上昇する
- 電解質異常は重症化すると不整脈や中枢神経障害などの窒死的合併症を引き起こす

【Con】
電解質補正だけでは対症療法にすぎない
- 原疾患が治療されなければ電解質異常は治療されない
- 電解質異常が起きる治療（血液浄化，カテコラミンやインスリン使用など）が優先される場合もある．電解質補正はもちろん適宜行う

文献

1) 「急性膵炎診療ガイドライン2010（第3版）」（急性膵炎診療ガイドライン2010改定出版委員会，他／編），金原出版，2009

2) Funk GC, et al：Incidence and prognosis of dysnatremias present on ICU admission. Intensive Care Med, 36：304-311, 2010 ★
   → オーストリアの77ICUにおける10年間の後ろ向き研究．大人151,486名のデータをもとに，ICU入室時の血清ナトリウム濃度異常の確率とその後の経過を検証した報告

3) Darmon M, et al：Association between hypernatraemia acquired in the ICU and mortality: a cohort study. Nephrol Dial Transplant, 25：2510-2515, 2010 ★
   → フランスの12施設のICU入室24時間以降に高ナトリウム血症を呈した患者8,000名以上を解析して，ICUにおける高ナトリウム血症の発生率，その程度による死亡率などを検証した報告

必読 4) Adrogué HJ & Madias NE：Hyponatremia. N Engl J Med, 342：1581-1589, 2000
   → 低ナトリウム血症に関するレビュー．病態から治療まで解説されている

5) Paltiel O, et al：Management of severe hypokalemia in hospitalized patients: a study of quality of care based on computerized databases. Arch Intern Med, 161：1089-1095, 2001
   → イスラエルの1つの大学病院で1997年の一年間に入院した患者37,458名のうち3.0 mmol/以下の重症低カリウム血症は975名に観察されたが，そのうち866名の検査データを後ろ向きに解析．カリウム値が正常化されるまでの時間，正常化の達成率，院内死亡率などを報告．低カリウム血症を合併している場合10倍の死亡率になるとしている

6) Ekundayo OJ, et al：Oral potassium supplement use and outcomes in chronic heart failure: a propensity-matched study. Int J Cardiol, 141：167-174, 2010 ★
   → 心不全患者対象としたジギタリスの影響を調べたDIG trialのデータを解析し直した研究．カリウム製剤の経口投与を受けた群と受けていない群に分けてpropensity matchさせて比較．カリウム製剤の投与の有無で2,131人ずつが対象となった．死亡率は変わらなかったと報告している（心血管イベントや心不全の増悪による入院は投与群でやや多いとされている）

7) Macdonald JE & Struthers AD：What is the optimal serum potassium level in cardiovascular patients? J Am Coll Cardiol, 43：155-161, 2004
   → 心血管系患者の適正カリウム濃度についてまとめた総説．各病態におけるカリウム濃度を検討し，心筋梗塞，心不全の患者では4.6 mEq/L以上で管理することを推奨している

8) Zivin JR, et al：Hypocalcemia: a pervasive metabolic abnormality in the critically ill. Am J Kidney Dis, 37：689-698, 2001
   → アメリカ・シアトルのワシントン大学の関連病院において，ICUに入室した重症患者99名，ICUに入室するも重症でなかった患者50名，ICUに入室していない患者50名を対象に入室24時間以内のデータを解析し，低カルシウム血症について調べた研究．疾患の重症度と相関すると報告している

9) Egi M, et al：Ionized calcium concentration and outcome in critical illness. Crit Care Med, 39：314-321, 2011 ★
   → 7,000名以上の患者をレトロスペクティブに調査したコホート研究．集中治療室でのイオン化カルシウムの濃度による影響が調べられている．極端な異常値は死亡率に影響すると報告されている

10) Noronha JL & Matuschak GM：Magnesium in critical illness: metabolism, assessment, and treatment. Intensive Care Med, 28：667-679, 2002
    → 集中治療領域のマグネシウムの代謝，評価，治療についてまとめられているレビュー

11) Greerse DA, et al：Treatment of hypophosphatemia in the intensive care unit：a review. Crit Care, 14（4）：R147, 2010
    → 低リン血症のレビュー．集中治療の現場での低リン血症の疫学・機序・治療などについてまとめられている

12) Hoffmann M, et al：Hypophosphataemia at a large academic hospital in South Africa. J Clin Pathol, 61：1104-1107, 2008
    → 南アフリカの1病院で2003年1月から'04年6月までに集められたデータを後ろ向きに解析した研究．45,394の血清検体が対象となった．621名の患者で中等度〜重症の低リン血症がみられたが，そのうち45％の患者はICU入室患者であった

第4章 特殊な栄養療法

10. 末梢からの中心静脈栄養
PICCの挿入法

井上善文

> **Point**
> - PICCは，CVC挿入時の患者の恐怖感を軽減できる，CVC挿入時の生命を脅かすような重篤な合併症が発生しない，優れたCVC挿入方法である
> - 肘からの挿入は，血管が見える，もしくは，触知できる場合にはきわめて容易であるが，肘の屈曲制限が必要である，静脈炎の発生頻度が高いなどの理由で推奨しない．これらの問題点が解決できる上腕PICC法を行うべきである
> - PICCを使えば感染率が低いのではない．PICC挿入後の管理に感染率は影響される
> - 重症症例で，多種類の輸液・薬剤を投与する必要がある場合は，PICCは適応ではない．エコーガイド下の内頸静脈穿刺などで挿入するマルチルーメンカテーテルの方が適応である
> - ただし，状態が安定した場合にはできるだけ早くPICCに入れ換えるべきである．呼吸・循環管理が安定し，投与する輸液・薬剤の種類が少ない場合にはPICCはきわめて有効である

はじめに

　結論としては，重症症例に対する中心静脈カテーテル（central venous catheter：CVC）挿入経路としては，PICC（peripherally inserted central venous catheter：末梢挿入式中心静脈カテーテル）は推奨しない．ダブルルーメンのPICCも使用可能ではあるが，複数の輸液・薬剤投与が必要な成人重症症例においては，内頸静脈穿刺や鎖骨下穿刺でのマルチルーメンカテーテルを使用するよう推奨する．**PICCが推奨されるのは，呼吸・循環管理が安定し，投与する輸液・薬剤の種類が少なくなってから**，と考えている．

　PICCは，肘または上腕の静脈を穿刺して上大静脈内に先端を留置させるCVCである（図1）．肘から挿入する場合は，肘正中皮静脈や尺側皮静脈などの，見える，あるいは触知できる血管を穿刺してCVCを挿入するので，きわめて安全かつ確実に静脈穿刺を行う

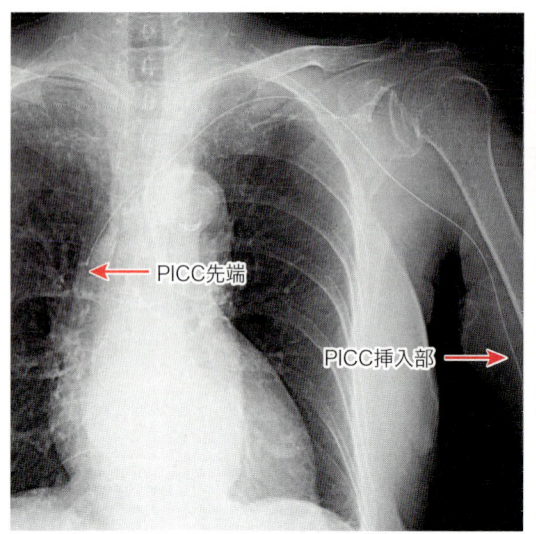

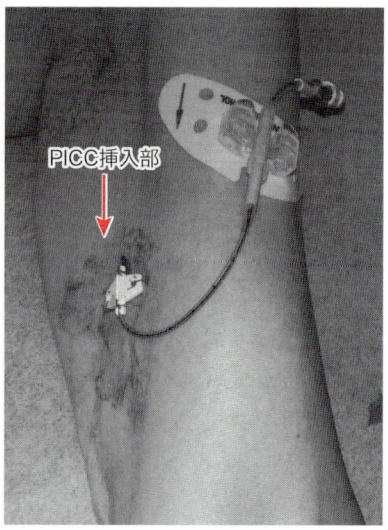

図1 ● 上腕PICC (p.9 Color Atlas ❷参照)
上腕の静脈を穿刺して上大静脈まで挿入する中心静脈カテーテル

ことができる．しかし，肘の静脈から挿入するPICC（肘PICC）は，肘を曲げることによってカテーテルが屈曲して滴下不良となることや，静脈炎の発生頻度が比較的高いこと，など管理上の問題がある．現在は，これらの問題も解決できる方法として，上腕の静脈を穿刺して挿入する上腕PICC法（図1）を実施している．

❶ PICC挿入の適応

　PICC挿入の適応は，通常の胸部や頸部からのCVC挿入の適応と同様で，TPN（total parenteral nutrition：中心静脈栄養法）の実施，血管作動性薬剤・化学療法剤などの刺激性薬剤の投与，末梢静脈路の確保が困難な場合，などである．禁忌となる状態は，安静が保てない，もしくは，挿入に適した体位がとれない症例などだけである．上腕の場合は圧迫止血も可能であるため，出血傾向を有する症例は相対的禁忌程度の判断とし，注意して行う必要はあるが，禁忌ではないと考えている．多種類の輸液・薬剤を投与する必要がある場合は，PICCの適応とはしない方がいいと考えている．

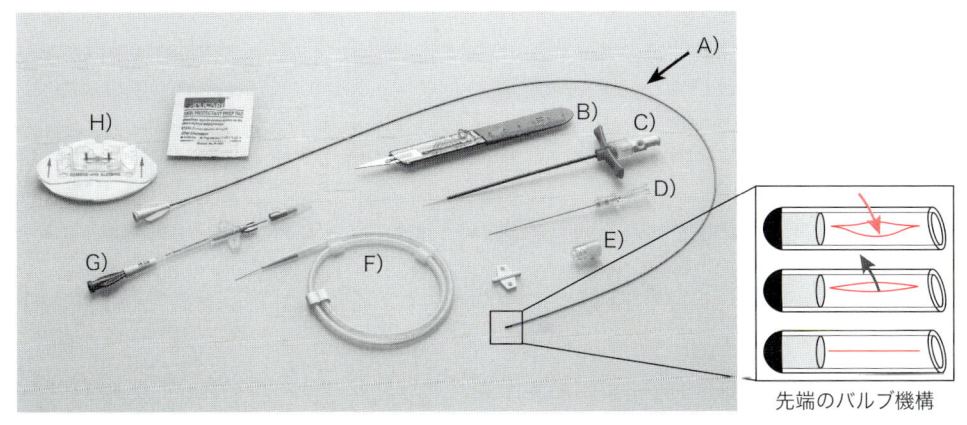

図2 ● グローション®カテーテル（NXT） (p.9 Color Atlas ❸ 参照)
写真はグローション®カテーテルのキット一式（株式会社メディコンより提供）
カテーテル，固定器具（スーチャウイング），カテーテルコネクタ，スタットロック®から構成されている．カテーテル先端はスリット状のバルブ構造となっている
A) グローション®カテーテル，B) メス，C) シース付マイクロイントロデューサ，D) 穿刺針，E) スーチャウイング，F) ガイドワイヤー，G) カテーテルコネクタ，H) スタットロック®

❷ 筆者が用いているPICCとその特徴

1) PICCキットの特徴

　筆者が用いているPICCはBARD社製Groshong® catheter（グローション®カテーテル：外径4 Fr，全長60 cm）である（図2）．挿入長の調節は体外部分を切断することによって行う．材質はシリコーンで挿入時や留置期間中の生体反応が弱く，柔軟である．先端がround tipになっているために挿入時の血管内皮の損傷が少ないだけでなく，留置期間中にも血管壁への刺激が少ない．

　また，最大の特徴は先端近くに圧に反応するスリット状のバルブを有することである．輸液投与時には陽圧によりバルブが外側へ開き，血液採取時には陰圧によりバルブが内側へ開く，という機構を有している．輸液を投与しない期間にはバルブは閉鎖状態となり，通常の中心静脈圧の範囲内ではカテーテル内に血液が逆流することはない．したがってカテーテルを使用しない期間にもカテーテル内に血液が逆流して閉塞することはない．また，トラブルにより輸液ラインの接続がはずれても血液の逆流や空気塞栓の危険がない．

　肘PICCは原則として行わない．その欠点がすでに明らかであること，および，エコーガイド下の上腕PICC法が特別な技術ではないからである．穿刺用エコー装置は，血管アクセス用超音波診断装置，SITE〜RITE®5（サイトライト5）を用いている（図3A）．エコーで描出した目標とする静脈の深さに適合するニードルガイドを用いて穿刺する．エコーによる静脈の同定は容易で，プローブで軽く圧迫することにより静脈が虚脱するという所見で判断することができる（図3B，C）．動脈はプローブで圧迫しても虚脱することなく，また，拍動を認めるため，容易に鑑別することができる．

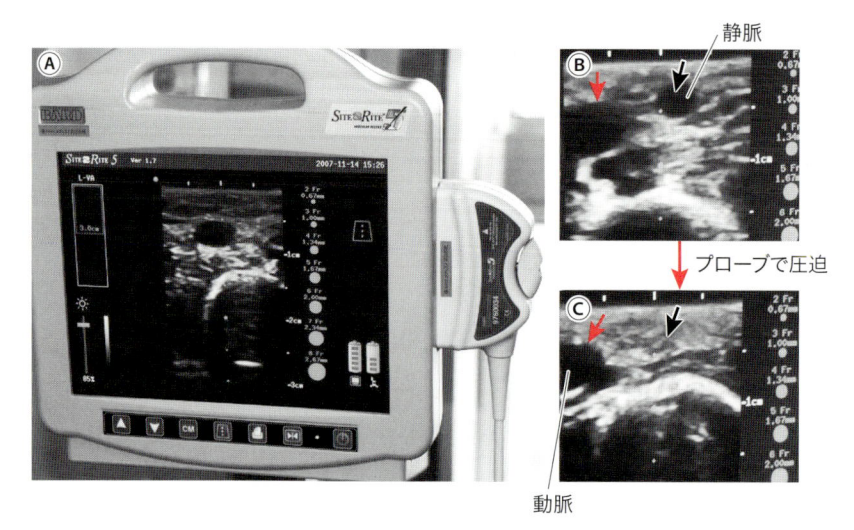

図3● 静脈穿刺用超音波診断装置，サイトライト5を用いた尺側皮静脈穿刺
プローブで圧迫することにより静脈（→）は虚脱（B）するが，動脈（→）は虚脱せず（C），
拍動を確認することができるため，静脈と動脈の鑑別は容易である

穿刺はSeldinger法で行う．末梢静脈穿刺で用いる20G針で穿刺し，ガイドワイヤーを挿入し，ピールアウェイイントロデューサーを用いる方法である．

❸ 穿刺およびPICC挿入手順

挿入は病室または病棟の処置室において施行しているが，可能なら，X線透視下で実施すべきである．頸部・胸部におけるCVC挿入と同様，高度バリアプレコーションを採用した清潔操作で行う．エコープローブを安定して固定するため，椅子に座って施行している．
【手順】
　①**体位**：上腕を外転させた体位が望ましい
　②**穿刺部位の決定**：上腕を駆血し，エコーで静脈の走行と太さを確認する．穿刺する静脈を決定したら深さを測定し，使用するニードルガイドを決定する．穿刺部位から同側の鎖骨頭までの距離＋鎖骨頭から第3肋間までの距離を計測してカテーテル挿入長とする
　③**消毒**：穿刺部位を中心にポビドンヨードで消毒する．上腕のほぼ全周，肘まで消毒する
　④**プローブ準備**：プローブ先端にエコーゼリーを塗布し，清潔なプローブカバーを装着する
　⑤**静脈位置確認**：上腕を駆血し，エコーゼリーを塗布してプローブで穿刺する静脈の位置を確認する
　⑥**穿刺準備**：清潔なプローブカバーの上からニードルガイドをプローブに装着する．ニー

ドルガイドに穿刺針をはめ込む．針の先端がニードルガイドから出ないように注意する

⑦**穿刺**：エコーで短軸方向の静脈を描出しながら中心を穿刺し，穿刺針を静脈内に挿入する．内筒を抜去して外套が確実に静脈内に挿入されていることを確認し，ガイドワイヤーを挿入する．この段階で局所麻酔を行い，メスで穿刺部の皮膚を 1～2 mm 切開する．穿刺針の外套を抜去し，ガイドワイヤーに沿わせてピールアウェイイントロデューサーを挿入する．ガイドワイヤーを少しずつ出し入れしながら，イントロデューサーが血管外に出ていないことを確認する

⑧**カテーテル挿入**：イントロデューサーとガイドワイヤーを抜去し，残ったシース内にカテーテルを挿入する．逆血を確認し，予定した挿入長となるように，ピールアウェイシースを割いてカテーテルだけを血管内に残す

⑨**カテーテル固定**：固定器具（スーチャーウィング）を用いて，カテーテルを縫合固定する．スーチャーウィングの上からカテーテルを固定するが，締めすぎないように注意する

⑩**カテーテルコネクターの固定**：カテーテル内のスタイレットを抜去する．輸液ラインを接続して管理するのに都合のよい長さにカテーテルを切断する．カテーテルコネクタにI-plugを装着し（この段階でカテーテル接続部を閉鎖状態とするため），生理食塩液を充填する．カテーテルコネクタとカテーテルを接続する

⑪**カテーテルコネクタの固定**：スタットロックを用いてカテーテルコネクタを固定する．カテーテルを自然なループを描くような走行にするよう注意する

⑫**カテーテル挿入部の保護**：カテーテル挿入部とスーチャーウィングでの固定部はポビドンヨードで消毒し，ドレッシングで貼付する

⑬**カテーテル先端位置の確認**：胸部X線撮影を行ってカテーテルの走行，カテーテル先端位置を確認する．カテーテルが血管壁に突き刺さるような走行になっていないことを確認する

❹ PICC挿入後の管理

　PICCは胸部や頸部から挿入したCVCに比べてCRBSI（catheter-related bloodstream infetion：カテーテル関連血流感染）の発生頻度が低いと考えられている．しかし，この考え方を単純に受け入れるべきではない．CRBSI予防対策がきちんと実施されていなければ，CRBSI発生頻度が低下するはずがない．①三方活栓を輸液ラインに組み込まない，②ニードルレスコネクタを使用する場合には適切に管理する，③側注は可能な限り行わない，④輸液ラインはインラインフィルター，側注用Y字管が組み込まれた一体型を用いる，⑤輸液ラインおよびドレッシングは週1回，定期的に交換する，⑥輸血および採血目的にカテーテルを使用しない，などの対策を徹底的に実施しなければならない．

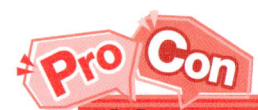

論点のまとめ

PICC使用の賛成論・反対論

【Pro】
- 挿入時に重篤な合併症が発生しないCVC挿入方法であることは大きな利点である．内頸静脈穿刺や鎖骨下穿刺を行って気胸や血胸などの合併症を発生させたら，全身状態に大きな影響を及ぼす
- 重篤な合併症が発生しないCVC挿入方法なので，術者も気分的に楽である

【Con】
- 感染率が低くなるといわれているが，重症症例では，多種類の輸液・薬剤を投与しなければならないので，三方活栓などを使って多数の輸液ラインを接続することになるため，感染率低下に寄与しない
- 患者の恐怖感を軽減できる方法ではあるが，重症症例では，その利点はそれほど生きてこない．それよりも，安全に必要な輸液・薬剤を投与できる方法を選択するべきである

文献

1) 井上善文：PICC.「JCNセレクト4 ワンステップアップ静脈栄養」(井上善文/編)，医歯薬出版株式会社，pp33-39，2010
2) 井上善文：カテーテル関連血流感染 (CRBSI)．「周術期感染管理テキスト」(日本外科感染症学会/編)，診断と治療社，pp190-194，2012

第5章

「これは困った！」というときの対処法

第5章 「これは困った！」というときの対処法

1. 経腸栄養が胃内から排出されない，蠕動運動低下時の対処法

長田圭司，蒲地正幸

Point
- 胃内残量は消化管蠕動運動を評価する指標となる
- 200〜250 mL以上の胃内残量が確認されれば，本稿で述べる対応を行い，胃内残量が500 mLまでは不適切な経腸栄養の中断は避ける
- 消化管蠕動低下時には積極的に消化管蠕動促進薬を使用する

はじめに

重症患者の栄養管理において，SCCM/ASPENの急性期栄養ガイドラインでは，入院後24〜48時間以内の早期から経腸栄養を開始し，その後，48〜72時間で徐々に目標量まで増量していくことを推奨している[1]．集中治療領域においては，敗血症性ショック，重症心不全など全身状態悪化のため腸蠕動運動が低下していることが多い．このような患者に対し経腸栄養を行うにはどのように対応すればよいだろうか？ 臨床現場でしばしば遭遇し，経腸栄養の際に苦労する点である．

1 蠕動運動低下とは

1) 蠕動運動低下は何を指標にするべきか？

日常的には腸蠕動音を聴取したり，経腸栄養投与中は胃管を吸引もしくは開放し，胃内残量を測定することで腸蠕動運動をモニタリングする．ただし，腸蠕動音は実際の消化管機能を反映していないとの報告もある[2]．胃の蠕動が低下すると，胃から十二指腸への胃内容物の排出が遅延し胃内残量が増加するため，胃内残量は胃の蠕動を評価するよい指標となる．

例）持続経腸栄養の場合は4〜6時間の間隔で，間欠的経腸栄養の場合は経腸栄養開始前に胃内残量を測定する[3]．

2) どのくらい，胃内残量があれば問題となるか？

上部消化管の経腸栄養不耐性は，肺炎の発生やICU滞在日数に影響を与える可能性がある[4]．しかしながらSCCM/ASPENの急性期栄養ガイドラインでは，胃内残量が500 mL未満で，経腸栄養不耐性兆候（腹痛や腹部膨満感の訴え，身体所見，腸内ガスや便の滞留を示す，腹部X線像）がなければ不適切な経腸栄養の中断は避けるよう推奨している[1]．

およそ200〜250 mL以上の胃内残量が確認されるケースでは，腸蠕動運動が低下しているといわれ[3,5]，次に述べるような何らかの対応を行う．

2 蠕動運動低下時の原因検索と対処法 (表1)

1) 経腸栄養投与手段，速度の見直し

幽門前庭部がもつ十二指腸への排出能を超えるスピードで経腸栄養を投与すると，投与した栄養剤が胃内に停留するため，投与スピードを落とすなどの対応が必要である．また，経腸栄養の間欠投与と持続投与を比較した文献[6,7]によると，死亡率や在院日数に有意差は認めないが，持続投与群で誤嚥が低い傾向があり，誤嚥の高リスクや経胃栄養に耐えられない患者では，持続投与に切り替えることを推奨している．

2) 経腸栄養投与経路の見直し

胃内残量が多く経胃栄養が困難である場合，幽門後に経腸チューブを留置し経腸栄養を投与する[1,8]．幽門後へ経腸チューブを留置することで，肺炎発生率を低下させるとの報告[8,9]がある一方，胃内残量が多い場合，早期に経空腸栄養へ変更しても投与エネルギー量に差はなく，有用性は認めなかったとの報告もある[10]．

自施設では挿入手技の観点などから，まずは経胃経管栄養を行うが，胃内残量が多く経管栄養の継続が困難であれば，エコー下に幽門後からの経腸十二指腸栄養を行っている．

3) 消化管蠕動促進薬の使用

腸管機能維持のため，少量であっても腸管を使うことが大切である．蠕動低下時には，積極的に消化管蠕動促進薬，排便促進薬を使用する．表1に主な消化管蠕動促進薬をあげ，エリスロマイシン，メトクロプラミド，ナロキソンに関する主な文献を表2にまとめた．

表1 ● 消化管蠕動運動低下時の原因検索と対処法

1）経腸栄養投与手段（間欠もしくは持続），速度の見直し

・GRV＞200～250 mLとなることが頻回の場合，20～30 mL/時から持続投与開始し，GRVをみながら12～24時間ごとに10～20 mL/時ずつ投与速度を増量する

2）経腸栄養投与経路の見直し（経胃もしくは幽門後）

・まずは胃内投与から経腸栄養を行うが，GRVが多く経腸栄養の継続が困難なときには，幽門後からの投与に変更する

3）主な消化管蠕動促進薬の使用

胃蠕動促進薬
 ［エリスロマイシン］
 ・処方例）エリスロマイシン 250 mg＋生理食塩水 50 mL/6時間ごと，点滴静注
 ・モチリンアゴニストとして作用し，消化管蠕動促進作用
 ・QT延長の副作用に注意
 ・薬剤耐性の問題がある
 ［メトクロプラミド（プリンペラン®）］
 ・処方例）メトクロプラミド 10 mg/1A，静脈内投与
 ・ドパミンD2受容体に拮抗的に作用し胃蠕動を改善
 ・長期投与で錐体外路症状，高プロラクチン血症に注意
 ［モサプリドクエン酸塩水和物（ガスモチン®）］
 ・処方例）5 mg/回 1日3回，食前もしくは食後
 ・セロトニン（5-HT4）受容体に選択的に作用する消化管蠕動運動促進薬
 ［六君子湯（リックンシトウ）］
 ・処方例）2.5 mg/回 1日3回，食前もしくは食間
 ・胃内分泌細胞から産生されるグレリン分泌促進作用を有する消化管蠕動促進薬．甘草（カンゾウ）を含有しており，偽性アルドステロン症，低カリウム血症，ミオパシーなどに注意

腸管蠕動促進薬
 ［ナロキソン塩酸塩］
 ・処方例）ナロキソン 8 mg/6時間ごと，経胃的に投与
 ・オピオイド拮抗薬として作用
 ［大建中湯（ダイケンチュウトウ）］
 ・処方例）5 g/回 1日3回，食前もしくは食間
 ・セロトニン（5-HT4）受容体を介したアセチルコリン遊離促進によるムスカリン受容体刺激
 ・モチリン分泌促進作用も有しており，大建中湯による腸管運動亢進作用の一部はモチリン分泌が関与
 ［ジノプロスト（プロスタルモン®）］
 ・処方例）ジノプロスト 1,000～2,000 μg＋輸液 500 mL/1～2時間（10～20 μg/分），1日2回点滴静注
 ・強力に消化管の平滑筋に作用し，腹痛に注意
 ・気管支喘息，および妊婦に対する腸蠕動促進目的での使用は禁忌
 ［パンテノール（パントール®）］
 ・処方例）パンテノール 50～500 mg/回 1日3回，静脈内投与
 ・体内での酸化により，アセチルCoAに代謝され，アセチルコリンを生成．アセチルコリンによるムスカリン様作用により消化管蠕動促進

4）麻薬，抗精神病薬，鎮静・鎮痛薬の見直し

・投与薬剤，投与量の再評価

5）ヘッドアップ

・30～45度のヘッドアップ

GRV：gastric residual volume（胃内残量）

表2 主な消化管蠕動促進薬に関する研究

著者	n	対象	介入	結果
Chapman MJ (2000)[11]	20	胃管逆流＞250 mL, 人工呼吸管理中の重症患者	エリスロマイシン200 mg静注（n＝10）か, プラセボ投与（n＝10）. 1時間後に胃内残量を測定	胃排出量（経腸栄養投与量－吸引した胃内残量）は, エリスロマイシン群で増加し（139±37 vs －2±46 mL, p＝0.027）. 栄養投与遂行率も, エリスロマイシン群で高い（90％ vs 50％, p＝0.05）
Berne JD (2002)[12]	68	胃管逆流＞150 mL, 重症外傷患者	エリスロマイシン250 mg静注 6時間ごとか, プラセボ投与. 経管栄養開始48時間時点で評価	栄養投与遂行率は, エリスロマイシン群で高い（58％ vs 44％, p＝0.001）. 死亡率, ICU滞在日数, 人工呼吸器装着日数に有意差なし
Reignier J (2002)[13]	40	人工呼吸管理中の重症患者	エリスロマイシン250 mg静注 6時間ごと（n＝20）か, プラセボ投与（n＝20）, 5日間投与	胃内残量は, 第1, 2, 3日で, エリスロマイシン群で有意に少ない（p＜0.05）. 第4, 5日目では, 胃内残量に有意差はない. 経腸栄養の中断率は, エリスロマイシン群で低い（35％ vs 70％, p＜0.001）
Yavagal DR (2000)[14]	305	24時間以上, 経鼻胃管留置している重症患者	メトクロプラミド 10 mg経胃投与 8時間ごと（n＝131）か, プラセボ投与（n＝174）	肺炎発症率（16.8％ vs 13.7％, p＞0.05）, 死亡率（66％ vs 63％, p＞0.05）に有意差なし. プラセボ群で肺炎発症時期が早い.（ICU入室後4.46＋1.72 vs 5.95＋1.78日, p＝0.006）. メトクロプラミドは, 肺炎発症を遅らすが, 肺炎発症率や死亡率に有意差なし
Nursal TZ (2007)[15]	19	GCS 3～11の外傷性脳損傷患者	メトクロプラミド 10 mg経静脈投与 8時間ごとかプラセボ投与, 5日間	胃内残量はプラセボ群, メトクロプラミド群に有意差なし（2.7±7.4 vs 8.1±17.7 mL, p＝0.408）. 栄養不遂行率（p＝0.543）, 合併症発生率（p＝0.930）に有意差なし. 外傷性脳損傷患者にメトクロプラミドを使用するアドバンテージはない
MacLaren R (2008)[16]	20	胃管逆流＞150 mL, 重症患者	エリスロマイシン250 mg静注 6時間ごとか, メトクロプラミド 10 mg静注 6時間ごと. 初回投与時と4回目投与時とを比較	胃内残量は両群とも有意に減少した（エリスロマイシン群 122±48 mL→36±48 mL, p＜0.01. メトクロプラミド群 103±88 mL→21±23 mL, p＜0.05）. 投与速度は両群とも有意に増加した（エリスロマイシン群 17±23 mL/時→45±21 mL/時, p＜0.05. メトクロプラミド群 14±17 mL/時→44±22 mL/時, p＜0.05）. エリスロマイシンの方が腸蠕動運動を促進する
Nquyen NQ (2007)[17]	75	胃管逆流＞250 mL, 人工呼吸器装着患者	エリスロマイシン200 mg 1日2回＋メトクロプラミド10 mg×4経静脈投与 併用群（n＝37）か, エリスロマイシン200 mg 1日2回経静脈単独投与（n＝38）. 6時間ごとに胃管吸引, 7日間	2剤併用群の方が有意に胃内残量は少なく（136±23 vs 293±45 mL, p＝0.04）, 栄養投与遂行率は高い. 下痢発症率は2剤併用群で多い（54％ vs 26％, p＝0.01）. 在院日数, 死亡率は, 両群間に有意差なし. 経管栄養排出を改善するうえで, 2剤併用群の方が効果的であり, 第1選択として用いるべき
Meissner W (2003)[18]	81	フェンタニルで鎮痛されている人工呼吸器装着患者	ナロキソン 8 mg経胃投与 6時間ごと（n＝38）か, プラセボ（n＝43）	胃管逆流量（54 vs 129 mL, p＝0.03）, 肺炎発症率（34％ vs 56％, p＝0.04）, ナロキソン群で有意に低い. 初回排便までの日数, 人工呼吸器装着期間, ICU滞在日数, フェンタニルの使用量（7 vs 6.5 μg/kg/時, p＝0.15）に有意差なし

GCS：glasgow coma scale（グラスゴー・コーマ・スケール）

a) エリスロマイシン

1984年，Itohによりエリスロマイシンのモチリンアゴニストとしての作用が発見されてから[19]，エリスロマイシンはマクロライド系抗菌薬としてだけでなく消化管蠕動促進薬としての作用を有することがわかった．モチリンは，胃前庭部，十二指腸から上部空腸に存在するモチリン分泌細胞から分泌されるペプチドホルモンで，消化管蠕動促進作用を有している[20]．プラセボと比較検討した試験[11～13]では，エリスロマイシン投与により有意に胃内排出作用が増加し（$p = 0.027$），栄養投与遂行率が改善した（$p = 0.05$）[11]．ただし，エリスロマイシンのこのような使用方法は保険適応外である．

b) メトクロプラミド（プリンペラン®）

制吐薬として知られているが，胃・十二指腸に存在するドパミンD2受容体に拮抗的に作用し，アセチルコリンのムスカリン様作用により胃蠕動を改善する．ただし，中枢神経系にも存在するドパミンD2受容体にも作用するので，長期投与により震えや歩行困難などの錐体外路症状，高プロラクチン血症による乳汁分泌などの副作用にも注意が必要である．

胃内残量の多い症例で使用するが，経胃投与[14]，経静脈投与[15]で比較した文献では，肺炎発症率，死亡率に有意差は認めなかったが，MacLaren Rの報告[16]では，メトクロプラミド経静脈投与で胃内残量を有意に減少させており，胃蠕動低下により経管栄養が困難な症例では積極的に使用する．

> **一口メモ　エリスロマイシンとメトクロプラミドとの併用**
>
> エリスロマイシンとメトクロプラミドの併用群と，エリスロマイシン単独投与群とを比較した文献[17]では，併用群で有意に胃内残量は少なく，経管栄養成功率は高く，経腸栄養不耐性のある症例では併用群の方が効果を認めた．

c) ナロキソン

オピオイドは，ICUで人工呼吸器装着患者の鎮痛・鎮静薬として用いられるが，消化管蠕動を抑制し胃内容物の腸への排出を遅らせる．オピオイドによる鎮静・鎮痛症例での検討[18]では，ナロキソン投与により人工呼吸器装着期間，ICU滞在日数，オピオイドの使用量に有意差を認めないが，有意に胃管逆流量が減少し（$p = 0.03$），肺炎発生率も改善（$p = 0.04$）しており，オピオイドで鎮静・鎮痛され，胃管排液量の多い患者ではナロキソンが有効である．

その他の消化管蠕動促進薬は，表1を参照されたい．

4）麻薬，抗精神病薬，鎮静・鎮痛薬

鎮静薬，麻薬性鎮痛薬や抗精神病薬などの薬剤は，消化管蠕動運動を低下させるため，本当にその薬剤が必要なのか，投与量が適切なのかをもう一度評価し，使用するなら過剰

投与とならないようにする．

5) ヘッドアップ

経腸栄養施行中，特に腸蠕動低下時には嘔吐，誤嚥のリスクが高くなる．**30～45度ヘッドアップすることで，誤嚥性肺炎の予防に努める**[21]．

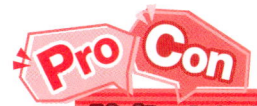

Pro Con 論点のまとめ

消化管蠕動運動低下時の対処法

【Pro】
- 腸管機能の維持のため，少量であっても経腸栄養を投与する
- 経腸栄養の持続投与は，誤嚥の高リスクや経胃栄養が困難な患者では有効
- 幽門後からの経腸栄養で，肺炎発生率・在院日数を低下させる
- 消化管蠕動促進薬は積極的に使用する

【Con】
- 経腸栄養の間欠投与と持続投与とでは，死亡率や在院日数に有意差は認めないとの報告もある
- 早期に幽門後からの栄養剤投与へ変更しても投与エネルギー量に差はなく，有用性は認めなかったという報告もある
- メトクロプラミドは胃内残量を減少させるが，肺炎発症率，死亡率では有意差はない

文献

必読 1) Martindale RG, et al：Guidelines for the provision and assessment of nutrition support therapy in the adult critically ill patient; Society of Critical Care Medicine and American Society for Parenteral and Enteral Nutrition: Executive Summary. Crit Care Med, 37：1757-1761, 2009
　　→ SCCM/ASPEN急性期栄養ガイドライン

2) Waldhausen JH, et al：Gastrointestinal myoelectric and clinical patterns of recovery after laparotomy. Ann Surg, 211：777-84; discussion 785, 1990
　　→ 腸蠕動音が消化管機能を反映していないと報告した論文

3) Bourgault AM, et al：Development of evidence-based guidelines and critical care nurses' knowledge of enteral feeding. Crit Care Nurse, 27：17-29, 2007

4) Mentec H, et al：Upper digestive intolerance during enteral nutrition in critically ill patients: frequency, risk factors, and complications. Crit Care Med, 29：1955-1961, 2001
　　→ 上部消化管の経腸栄養不耐性は，肺炎の発生やICU滞在日数に影響を与える可能性があると報告した論文

5) Kattelmann KK, et al：Preliminary evidence for a medical nutrition therapy protocol: enteral feedings for critically ill patients. J Am Diet Assoc, 106：1226-1241, 2006

6) Ciocon JO, et al：Continuous compared with intermittent tube feeding in the elderly. JPEN J Parenter Enteral Nutr, 16：525-528, 1992
　　→ n＝60の比較研究．経腸栄養の間欠投与と持続投与では死亡率，在院日数に関して有意差はないが，合併症である誤嚥に関しては持続投与群の方が低い傾向がある（間欠投与群34％，持続投与群17％）

7) Steevens EC, et al：Comparison of continuous vs intermittent nasogastric enteral feeding in trauma patients: perceptions and practice. Nutr Clin Pract, 17：118-122, 2002 ★★
　　→ 外傷患者18名に対する前向きRCT．経腸栄養の間欠投与と持続投与では死亡率，在院日数に関して有意差はないが，

合併症である誤嚥に関しては持続投与群の方が低い傾向がある（間欠投与群 11％，持続投与群 0％）

8) 日本呼吸療法医学会 栄養管理ガイドライン作成委員会：急性呼吸不全による人工呼吸患者の栄養ガイドライン．人工呼吸，27（1）：75-118, 2010
 → 日本呼吸療法医学会作成日本版栄養ガイドライン．栄養管理の学習に最適

9) Heyland DK, et al：Optimizing the benefits and minimizing the risks of enteral nutrition in the critically ill：role of small bowel feeding. J Parenter Enteral Nutr, 26：51-55, 2002
 → 10編のシステマティックレビュー．幽門後から経腸栄養することで，肺炎発生率を低下させる（相対リスク比 0.76, 95％ CI 0.59～0.99）

10) Davies AR, et al：A multicenter, randomized controlled trial comparing early nasojejunal with nasogastric nutrition in critical illness. Crit Care Med, 40：2342-2348, 2012 ★★
 → 181名の人工呼吸器装着患者を対象としたRCT．胃管排液が多い場合，早期に経空腸栄養へ変更しても投与エネルギー量の差は認めなかったという報告をした論文

11) Chapman MJ, et al：Erythromycin improves gastric emptying in critically ill patients intolerant of nasogastric feeding. Crit Care Med, 28：2334-2337, 2000

12) Berne JD, et al：Erythromycin reduces delayed gastric emptying in critically ill trauma patients: a randomized, controlled trial. J Trauma, 53：422-425, 2002

13) Reignier J, et al：Erythromycin and early enteral nutrition in mechanically ventilated patients. Crit Care Med, 30：1237-1241, 2002

14) Yavagal DR, et al：Metoclopramide for preventing pneumonia in critically ill patients receiving enteral tube feeding: a randomized controlled trial. Crit Care Med, 28：1408-1411, 2000 ★

15) Nursal TZ, et al：The effect of metoclopramide on gastric emptying in traumatic brain injury. J Clin Neurosci, 14：344-348, 2007

16) MacLaren R, et al：Erythromycin vs metoclopramide for facilitating gastric emptying and tolerance to intragastric nutrition in critically ill patients. JPEN J Parenter Enteral Nutr, 32：412-419, 2008

17) Nguyen NQ, et al：Prokinetic therapy for feed intolerance in critical illness: one drug or two? Crit Care Med, 35：2561-2567, 2007

18) Meissner W, et al：Enteral naloxone reduces gastric tube reflux and frequency of pneumonia in critical care patients during opioid analgesia. Crit Care Med, 31：776-780, 2003

19) Itoh Z, et al：Erythromycin mimics exogenous motilin in gastrointestinal contractile activity in the dog. Am J Physiol, 247：G688-694, 1984

20) 持木彫人，他：モチリンの基礎と臨床応用－モチリンと腹腔期収縮．医学の歩み，223（7）：545-548, 2007

21) Drakulovic MB, et al：Supine body position as a risk factor for nosocomial pneumonia in mechanically ventilated patients：a randomized trial. Lancet, 27：1854-1858, 1999

第5章 「これは困った！」というときの対処法

2. 消化管出血時の対処法

巽　博臣，後藤京子，升田好樹

Point
- 消化管出血を疑う場合は原因と出血部位の検索を行う
- 消化管出血の原因となる薬剤，あるいは出血を助長する薬剤は中止を考慮する
- 消化性潰瘍治療薬を投与する場合は有効性だけでなく，投与によるリスクも考慮する
- 必ずしも"消化管出血＝経腸栄養中止"ではなく，消化管出血があっても経腸栄養投与を継続できる場合もある

● はじめに

　重症患者において，消化管出血は経腸栄養の継続にあたり大きな妨げとなる．本稿では消化管出血時の対処法として，必要な検査や出血に対する治療，その間の栄養管理について概説する．

① 消化管出血の診断と鑑別

1）原因

　消化管出血はさまざまな原因があげられる（表1）．一般的な消化性潰瘍に伴う出血のほかに，重症患者に特有のものとして，腸管虚血・壊死や感染性腸炎，骨髄移植後の消化管GVHDなどに伴う出血もしばしば経験する．その他，悪性腫瘍などが偶発的に存在する可能性も念頭におく必要がある．

表1 ● 消化管出血の原因

出血の原因	疾患名
消化性潰瘍・びらん	胃・十二指腸潰瘍，小腸潰瘍，直腸潰瘍，消化管GVHD（図1）など
腸管虚血・壊死	虚血性腸炎（回盲部・S状結腸・直腸に多い），SMAO，NOMI
感染性腸炎	*Clostridium difficile* 腸炎，真菌性腸炎，サイトメガロウイルス腸炎（図2）など
その他	悪性腫瘍，炎症性腸疾患，痔核など

GVHD：graft versus host disease（移植片対宿主病），SMAO：superior mesenteric artery occlusion（上腸間膜動脈閉塞症），NOMI：non-occlusive mesenteric ischemia（非閉塞性腸間膜虚血症）

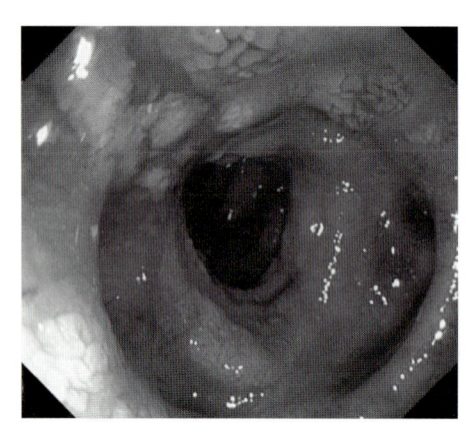

図1 ● 消化管GVHD （p.9 Color Atlas ❹参照）
急性骨髄性白血病に対する骨髄移植後の症例．出血を伴う潰瘍・びらんが広範囲に認められる

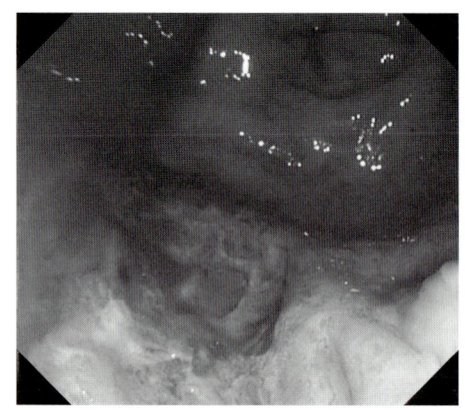

図2 ● サイトメガロウイルス腸炎 （p.9 Color Atlas ❺参照）
比較的軽度の症例であるが，出血を伴う粘膜の潰瘍性変化を認める

2）臨床所見と出血部位

　　胃管排液の血性変化や吐血は食道や胃からの出血が多いが，口腔内出血や鼻出血などでも同様の所見がみられることがあるため鑑別が必要である（表2）．血液は胃酸と反応すると黒変するため，鮮血の吐血が生じている場合は動脈性あるいは大量の出血を疑う．
　　胃酸と反応した血液が便として排泄される場合はタール便となるため，上部消化管出血の頻度が高いが，便の停滞時間などによっては小腸や右側結腸のこともある．血液がそのまま排出される下血では左側結腸から直腸にかけての出血が多いが，出血量が多ければ他部位からの出血でも生じうる．

3）必要な検査

　　内視鏡検査は出血源の検索や診断だけでなく，止血処置も同時に可能である（表3）．しかし，十二指腸水平脚〜回腸の出血の場合は小腸内視鏡などを用いなければ出血点の検索は困難である．また，全身状態が不安定な重症患者に対して内視鏡検査を行う場合，迷走

表2 ● 消化管出血の臨床所見と主な出血部位

臨床所見	主な出血部位
胃管排液の血性変化	食道・胃
吐血	食道・胃
血便・タール便	食道〜小腸，結腸（右側）
下血	結腸（左側）〜直腸

表3 ● 消化管出血時に必要な検査

検査名	特徴
上部消化管内視鏡検査	食道〜十二指腸下行脚の出血源の検索・診断と止血処置が行える
下部消化管内視鏡検査	回腸末端〜直腸の出血源の検索・診断と止血処置が行える
止血・凝固機能検査	DICや肝機能障害，抗凝固薬・抗血小板薬使用時に必要
ヘモグロビンなど	貧血の程度を検査
乳酸値	腸管壊死の際に上昇することが多い

DIC：disseminated intravascular coagulation（播種性血管内凝固症候群）

　神経反射や送気に伴う消化管内圧・腹腔内圧の上昇などによる循環動態や呼吸状態の変動に十分注意する．

　DICや肝機能障害，抗凝固薬・抗血小板薬使用時には止血・凝固機能検査をチェックし，必要があれば血液製剤補充や薬剤投与を行う．大量の出血，持続する出血の場合はHb値の推移をみて輸血の必要性を判断する．ただし，急性出血の場合，初期にはHb値は低下しないため注意が必要である．また，直接的な検査ではないが，乳酸値は腸管壊死の際に上昇することが多いので，適宜測定することが望ましい．

❷ 消化管出血の治療

1）内視鏡的止血術

　食道〜十二指腸下行脚，結腸〜直腸の潰瘍性病変では，動脈性の場合，あるいは静脈性でも出血量が多い場合はクリッピングや焼灼など内視鏡的止血術の適応となる．出血点を確認できれば最も確実な治療法となりうるが，明らかな出血点を確認できない場合，潰瘍病変が広範囲におよぶ場合など，内視鏡的な止血が困難な症例は外科的治療法の適応となりうる．

2）経カテーテル的動脈塞栓術

内視鏡的な止血が困難な動脈性の出血時や，全身状態が悪く内視鏡の挿入が難しい場合には経カテーテル的動脈塞栓術（transcatheter arterial embolization：TAE）の適応となる．血管造影の手技で出血源となる動脈枝に細径のカテーテルを選択的に挿入し，塞栓物質を注入して止血する．静脈性の出血に対する有効性は低く，一般的には適応とならない．

3）外科的治療

消化性潰瘍に対する内視鏡的な止血やTAEが困難なときには外科的止血術が適応となる．しかし，全身状態の悪い重症患者の場合，手術や麻酔による侵襲が伴うため，その適応は十分に検討されなければならない．また，腸管虚血・壊死の場合は，該当する腸管の切除が望ましいが，これも全身状態を十分考慮して判断する．外科治療の詳細については成書に譲る．

4）消化性潰瘍治療薬（胃酸分泌抑制薬）

Pro

a）消化性潰瘍治療薬の有効性

消化性潰瘍治療薬は重症患者において，高度のストレスに伴って生じた胃十二指腸潰瘍の治療薬として，また，潰瘍の予防目的にも用いられる．主にヒスタミンH_2受容体拮抗薬（H_2受容体拮抗薬），プロトンポンプ阻害薬（proton pump inhibitor：PPI）が用いられ，胃酸分泌抑制効果を示す[1〜3] [2：LRCT]．両者とも注射薬と内服薬があるが，消化管蠕動が低下している初期の重症患者では注射薬を用い，蠕動の改善が得られたら内服薬に切り替える．長期投与により血小板減少などを生じることがあるため，原因不明の血小板減少を認めた場合は中止を検討する．

出血時の治療，出血や潰瘍の予防のいずれにおいても，薬剤の効果はPPI＞H_2受容体拮抗薬＞粘膜保護薬であることが報告されている[1〜3] [2：LRCT]．ただし，これらの研究は重症患者全体を対象としたものであり，経腸栄養を投与している患者に限定したものではないことに注意する必要がある．H_2受容体拮抗薬や粘膜保護薬で軽度の出血がみられた場合はPPIに変更する．高度の出血の場合は上記1）〜3）の止血手技に薬物治療を併用する．

Con

b）予防投与時の問題点

一方，H_2受容体拮抗薬やPPIの消化性潰瘍の予防投与を行う場合，pHの上昇による細菌増殖，誤嚥性肺炎の増加などが問題視されている（本稿内Pro-Con論点のまとめ参照）．なかでも，Marikら[4]は，H_2受容体拮抗薬は消化管出血を有意に低下させたが，その効

表4 ● 消化管出血のリスク

1. 人工呼吸管理（48時間以上）
2. 凝固障害（Plt＜50,000/μL，PT-INR＞1.5，APTT＞2倍）
3. 消化性潰瘍・出血の既往（過去1年以内）
4. 外傷性脳・脊髄損傷
5. 重症熱傷（BSA＞35％）
6. 薬剤
    a. NSAIDs
    b. 低用量アスピリン
    c. 高容量グルココルチコイド（ヒドロコルチゾン＞250 mg）

Plt：platelet（血小板），PT-INR：prothrombin time-international normalized ratio（プロトロンビン時間国際標準比），APTT：activated partial thromboplastin time（活性化部分トロンボプラスチン時間），BSA：body surface area（体表面積）

果は経腸栄養を受けていない患者群のみであり，経腸栄養を受けている患者群ではH₂受容体拮抗薬による消化管出血に対する有効性はみられず，院内肺炎発生率や死亡率が増加したと報告している．したがって，経腸栄養を十分に投与できている重症患者に対しては必ずしも消化性潰瘍治療薬は必要なく，粘膜保護薬の投与で十分と考えられる．しかし，消化管出血のリスク（表4）を伴う患者やステロイド投与中の患者などでは，リスクとベネフィットを十分考慮したうえで消化性潰瘍治療薬の投与を検討する．

5）DIC治療薬や抗凝固薬・抗血小板薬の休薬

　消化管出血が持続する場合，ヘパリンやリコンビナントトロンボモジュリンなどのDIC治療薬，抗凝固薬や抗血小板薬を休薬・中止する．肺動脈血栓症や深部静脈血栓症（deep venous thrombosis：DVT），冠動脈バイパス術後など，ヘパリンや抗凝固薬・抗血小板薬の休薬が望ましくない場合は，PT-INR，APTT，ACT（activated coagulation time：活性凝固時間）など止血凝固機能検査をモニタリングしながら，症例ごとにリスクとベネフィットを十分判断して休薬の可否を判断する必要がある．

6）血液製剤の補充

　Hb，血小板数，フィブリノーゲンなどを適宜モニタリングし，赤血球濃厚液（red cell concentrate：RCC），濃厚血小板（platelet concentrate：PC），新鮮凍結血漿（fresh frozen plasma：FFP）の輸血も考慮する．

表5 ● 消化管出血時に経腸栄養が可能となるケース

- 出血量が少量の場合
- 内視鏡的な止血が確認されている場合（止血後，数日経過してから）
- 出血点よりも肛門側に栄養ルートが確立されている場合
  （胃潰瘍からの出血であるが，外科的に空腸瘻が造設されている，など）
- 胃潰瘍からの出血があるが，潰瘍にチューブがあたらない位置で経鼻空腸チューブを留置できる場合
- 直腸のみの出血であり，残渣の少ない栄養剤の投与が可能である場合

7）抗菌薬，抗真菌薬，抗ウイルス薬

感染性腸炎に伴う出血の場合は原因となる微生物に対して有効な薬剤を投与する．

❸ 消化管出血時の栄養

消化管出血時は食事や経腸栄養は基本的には休止するが，表5のような場合は継続することも可能である．出血点を通らない経路で経腸栄養を投与できる場合は通常の栄養剤を用いる．それ以外の場合や中止していた経腸栄養を再開する場合は，少量から開始し緩徐に増量するとともに，残渣が少ない成分栄養剤（エレンタール®など）や消化態栄養剤（ペプチーノ®など）から開始し，徐々に通常の半消化態栄養剤に移行する方が，消化管に対する刺激が少ないと考えられる．

経腸栄養を中止している場合は静脈栄養を選択せざるを得ないが，出血源となる病変の創傷治癒に必要な脂質やビタミン・微量元素なども積極的に投与する．また，経腸栄養を再開しても，成分栄養剤や半消化態栄養剤のみ投与している場合や，半消化態栄養剤でも十分量の投与が可能となるまでは，これらの栄養素を静脈栄養から補充する必要がある．

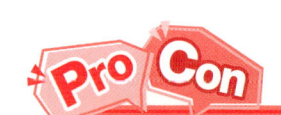

Pro Con 論点のまとめ

消化性潰瘍治療薬の投与の賛成論・反対論

【Pro】
- 消化管出血のリスク（表4）を評価し，高リスクの患者にはPPIやH$_2$受容体拮抗薬などの消化性潰瘍治療薬を使用する[1,2]．
- 出血時も予防的投与でもH$_2$受容体拮抗薬に比べて，PPIの使用で消化管出血リスクは有意に軽減する[3]．
- 中程度〜低リスクの患者には粘膜保護薬を使用し，リスクのない患者には予防投与をしなく

てもよい

【Con】
- 消化性潰瘍治療薬は *Clostridium difficile* 腸炎のリスクを高める[5〜7]
- 消化性潰瘍治療薬は肺炎のリスクを高める[8]
- 経腸栄養投与中の患者ではH_2受容体拮抗薬による消化管出血に対する有効性はみられず，むしろ肺炎発生率や死亡率が上昇する[4]

文献

1) Cook DJ, et al：Stress ulcer prophylaxis in critically ill patients. Resolving discordant meta-analyses. JAMA, 275：308-314, 1996
   → 63 RCTのメタ解析

2) Conrad SA, et al：Randomized, double-blind comparison of immediate-release omeprazole oral suspension versus intravenous cimetidine for the prevention of upper gastrointestinal bleeding in critically ill patients. Crit Care Med, 33：760-765, 2005 ★★★
   ・n＝359のlarge RCT

3) Barkun AN, et al：Proton pump inhibitors vs. histamine 2 receptor antagonists for stress-related mucosal bleeding prophylaxis in critically ill patients: a meta-analysis. Am J Gastroenterol, 107：507-20; quiz 521, 2012
   → 8 RCTと5 abstractのメタ解析

必読 4) Marik PE, et al：Stress ulcer prophylaxis in the new millennium: a systematic review and meta-analysis. Crit Care Med, 38：2222-2228, 2010
   → 17 studyのメタ解析

5) Janarthanan S, et al：Clostridium difficile-associated diarrhea and proton pump inhibitor therapy: a meta-analysis. Am J Gastroenterol, 107：1001-1010, 2012
   → 23 studyのメタ解析

6) Kwok CS, et al：Risk of Clostridium difficile infection with acid suppressing drugs and antibiotics: meta-analysis. Am J Gastroenterol, 107：1011-1019, 2012
   → 30 case-controlと12 cohortのメタ解析

7) Deshpande A, et al：Association between proton pump inhibitor therapy and Clostridium difficile infection in a meta-analysis. Clin Gastroenterol Hepatol, 10：225-233, 2012
   → 25 case-controlと5 cohortのメタ解析

8) Huang J, et al：Effect of histamine-2-receptor antagonists versus sucralfate on stress ulcer prophylaxis in mechanically ventilated patients: a meta-analysis of 10 randomized controlled trials. Crit Care, 14：R194, 2010
   → 10のRCTのメタ解析

第5章 「これは困った！」というときの対処法

3. 下痢のときの対処法

寺坂勇亮，真弓俊彦

Point

- ICUで下痢を生じることはしばしばあり，*Clostridium difficile* 感染症か否かを鑑別することが重要である
- *Clostridium difficile* 感染症以外に，抗菌薬，その他の薬剤，経腸栄養が下痢の代表的な原因となる
- *Clostridium difficile* 感染症と判断した場合，可能な限り抗菌薬を中止し，重症度に応じた治療を行う

● はじめに

　下痢は学会・団体によってさまざまな定義がある．WHOでは，「**軟便あるいは水様便を1日3回以上きたすこと**」と定義されている[1]．集中治療領域において，全身状態不良の患者に栄養療法を行っていると，さまざまな理由でしばしば下痢を生じるため，本稿ではその考え方や対処法について概説する．

① 下痢の性状評価および原因

　下痢の対処を行うにあたって，まずどのような性状の下痢なのか，何が原因なのかを把握しておく必要がある．軟便，水様便という表現は曖昧であり主観的であるため，われわれは医師および看護師などのコメディカルが客観的に下痢に対しての認識を共有できるように**ブリストル便性状スケール**を用いて観察を行っている（表1）[2]．客観的なスケールを用いて性状を把握し糞便量測定を行うことでモニタリングが容易になるので，ICUの下痢の評価において有用である．
　次に下痢の原因による分類を表2に示す[3]．重症病態では単一的というよりも複合的な

表1 ● ブリストル便性状スケール

タイプ1	硬くて兎糞状のコロコロした便
タイプ2	ソーセージ状であるが硬い便
タイプ3	表面にひび割れのあるソーセージ状あるいはとぐろを巻く便
タイプ4	表面がなめらかで柔らかいソーセージ状あるいはとぐろを巻く便
タイプ5	境界がはっきりとした柔らかい半固形の便（軟便）
タイプ6	境界がほぐれて崩れてふわっとした小片状の便（泥状便）
タイプ7	固形物を含まない水様便

文献2を参考に作製

表2 ● 院内発生下痢の主な原因

感染性	薬剤，栄養	原疾患の増悪
Clostridium difficile *Klebsiella oxytoca* *Clostridium perfringens* ［院内・前施設で流行している場合］ ・ノロウイルス ［免疫不全患者の場合］ ・サイトメガロウイルス ・*Giardia* ・*Cryptosporidium* ・*Strongyloides* ・*Campylobacter*	薬剤性 ・緩下剤 ・蠕動促進薬 ・コリンエステラーゼ阻害薬 ・抗菌薬 ・αグルコシダーゼ阻害薬 ・コルヒチン ・抗がん剤 ・免疫抑制薬 ・プロスタグランジン製剤 ・メトホルミン 経腸栄養（脂肪性，浸透圧性）	炎症性腸疾患 過敏性腸症候群 糖尿病性腸症 腸管虚血 低アルブミン血症による腸管浮腫 GVHD

GVHD：graft versus host disease（移植片対宿主病）
文献3を参考に作製

原因で下痢を生じると考えた方がよい．ICU症例は侵襲によって腸管機能が低下しているだけでなく、その多くが抗菌薬を使用しているため、腸内細菌叢が変化して、通常時より容易に下痢をきたしやすい状態にある．また、早期経腸栄養目的で投与された蠕動促進薬、緩下剤などの薬剤による原因も念頭におく必要がある．

❷ 下痢の対処法

われわれの下痢対処法のアルゴリズムを図1に示す．われわれはブリストル便性状スケール6，7の水様便を認めて、かつ、1日3回以上、1日量200g以上、水様便の影響による臀部びらんの発生のいずれかの場合に治療介入の対象としている．院内下痢症は***Clostridium difficile*（CD）感染症**か否かで診療方針が大きく変わる．通常の院内感染において、CD以外で便培養を行う必要はほとんどないが、入院して3日以内で、市中感染症による感染性下痢症の可能性がある場合や、ほかのリスク因子がある場合には便培養を行う必要がある（表3：Modified 3-day rule[4]）．また、院内や前施設でノロウイルス胃腸炎が流行

```
┌─────────────────────────────────┐
│ ブリストル便性状スケール6,7の便が3日間以上継続 │         あてはまらない      ┌────────┐
│ ＋以下の最低1つにあてはまる          │ ──────────────→ │ 治療対象外 │
│ ・1日3回以上                    │                            └────────┘
│ ・1日200g以上                   │
│ ・適切な排泄管理で臀部びらんをきたす    │
└─────────────────────────────────┘
              │ あてはまる
              ↓
         ┌─────────┐    あり      ・原則絶食＋TPN
         │ 血性下痢 │ ─────────→  ・腸管虚血の有無精査（造影CT等）
         └─────────┘              ・便培養提出
              │ なし                 培養結果に応じた治療を追加
              ↓
```

・輸液蘇生，電解質補正，静脈血栓症予防
・原疾患・既往歴の確認   CD陽性   *Clostridium difficile*感染症
・抗菌薬・PPI使用の確認   ─────────→ ・CDIガイドラインに従って治療
治療対象患者は原則全例CDチェック   および接触感染予防策をとる
              │ CD陰性   ・原則個室隔離
              ↓

・下痢の原因になり得る薬剤の確認
・経腸栄養の内容，投与方法の確認
・ノロウイルス等院内流行の確認

              ↓

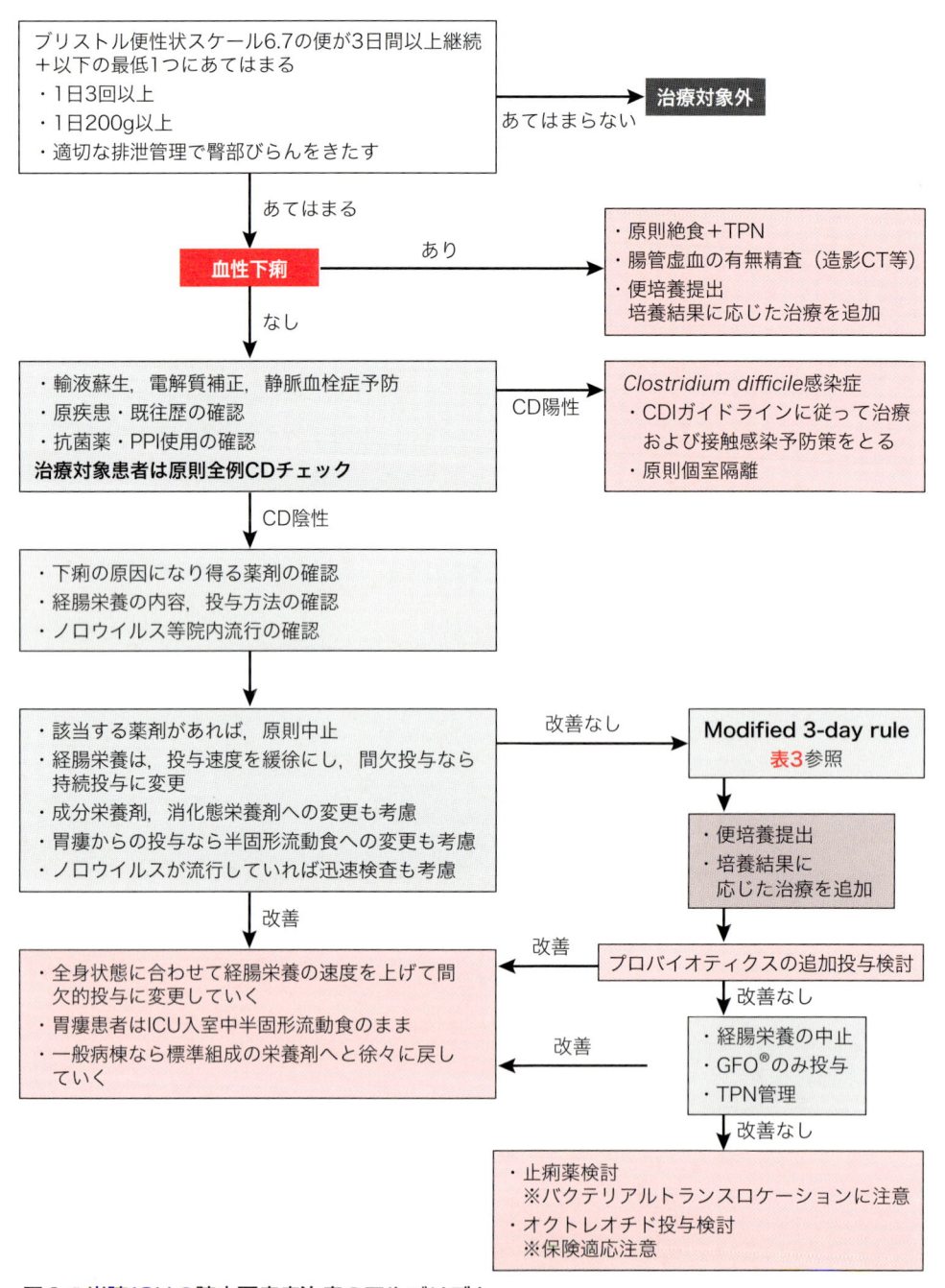

・該当する薬剤があれば，原則中止
・経腸栄養は，投与速度を緩徐にし，間欠投与なら   改善なし   **Modified 3-day rule**
 持続投与に変更   ─────────→   **表3**参照
・成分栄養剤，消化態栄養剤への変更も考慮
・胃瘻からの投与なら半固形流動食への変更も考慮   ↓
・ノロウイルスが流行していれば迅速検査も考慮   ・便培養提出
              │ 改善   ・培養結果に
              ↓   応じた治療を追加

・全身状態に合わせて経腸栄養の速度を上げて間   改善
 欠的投与に変更していく   ←───────── プロバイオティクスの追加投与検討
・胃瘻患者はICU入室中半固形流動食のまま   │ 改善なし
・一般病棟なら標準組成の栄養剤へと徐々に戻し   改善   ・経腸栄養の中止
 ていく   ←───────── ・GFO®のみ投与
                                                  ・TPN管理
                                                      │ 改善なし
                                                      ↓
                                          ・止痢薬検討
                                           ※バクテリアルトランスロケーションに注意
                                          ・オクトレオチド投与検討
                                           ※保険適応注意

図1● 当院ICUの院内下痢症治療のアルゴリズム
TPN：total parenteral nutrition（中心静脈栄養法），PPI：proton pump inhibitor（プロトンポンプ阻害薬），
CDI：*Clostridium difficile* infection（*Clostridium difficile*感染症）
GFO®：グルタミン，ファイバー，オリゴ糖を含有する粉末清涼飲料．腸粘膜の栄養源となる（大塚製薬工場）

していれば，ノロウイルス抗原迅速定性検査を考慮する．
　経腸栄養を行っている患者のうち15〜40％は下痢をきたすといわれており[3]，下痢の原因として最も留意すべき原因の1つである．投与速度を緩徐にし，間欠的投与を行って

表3 ● Modified 3-day rule

以下の患者では便培養の提出を考慮する

a. 市中で発生した下痢症（入院後≦72時間）
b. 院内で発生した下痢症（入院後＞72時間）で，以下の条件のうち最低1つを含む場合
　①基礎疾患のある65歳以上の高齢者
　　不可逆性の臓器不全
　　　例：肝硬変，末期腎不全，COPD，活動性の炎症性腸疾患，白血病，片麻痺をきたすような脳梗塞
　②免疫抑制患者
　　　例：HIV感染，白血病，悪性リンパ腫，形質細胞腫，肝硬変，糖尿病，末期腎不全，免疫抑制剤の使用，プレドニゾロン20 mg/日以上に相当するステロイドの使用
　③好中球減少症（＜500/μL）
　④院内でのアウトブレイク（食中毒など）
c. 消化器感染症が疑われ，下痢以外の症状が認められる
　　例：腸間膜リンパ節炎，無石性胆嚢炎，反応性関節炎，結節性紅斑，不明熱など

COPD：chronic obstructive pulmonary disease（慢性閉塞性肺疾患）
文献4を参考に作製

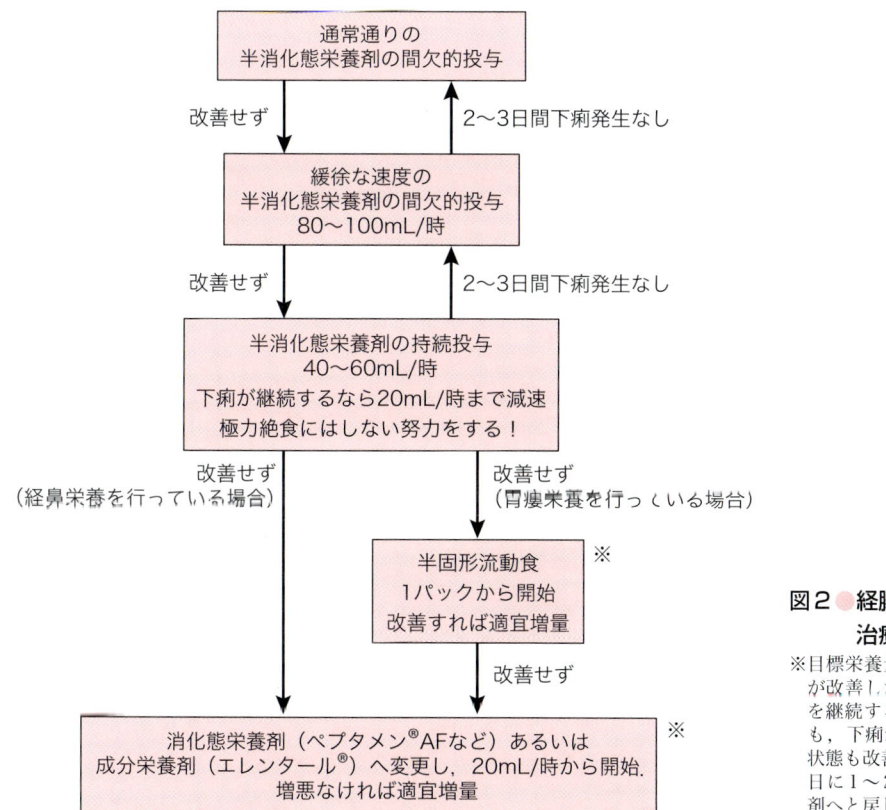

図2 ● 経腸栄養関連下痢症治療のアルゴリズム

※目標栄養量に達するまで，下痢が改善した際に選択した栄養剤を継続する．目標量に達した後も，下痢が改善しており，全身状態も改善傾向であれば，2～3日に1～2本ずつ半消化態栄養剤へと戻していく

いる場合は持続投与に変更する．胃瘻造設患者では半固形流動食への変更も考慮する．簡便な対処法であるため経験的によく行われているが，投与速度の変更，持続投与，半固形流動食への変更による下痢に対する効果に関してのエビデンスは現時点で乏しい．われわれは経腸栄養が関連していると考えられる下痢に対して図2のごとく対応している．

止痢薬はバクテリアルトランスロケーションを助長する可能性があるため，ICUでは原則使用しない．下痢の原因になっている薬剤があれば，可能な限り中止あるいは減量する．ただし，ICU症例の多くが抗菌薬を必要とすることが多く，中止できないことがしばしばある．心血管系リスクのある症例やカテコラミン大量投与時では，虚血性腸炎や非閉塞性腸間膜虚血症（non-occlusive mesenteric ischcmia：NOMI）などの腸管虚血に注意する．以前はMRSA（methcillin-resistant staphylococcus aureus：メチシリン耐性黄色ブドウ球菌）腸炎としてときどき認められたが，近年MRSAが下痢の原因になるかは疑問視されており[3]，鑑別疾患自体にあげないことが多くなっている．

今回，ICUで生じる下痢のうち，診療を行うにあたって知っておきたい**抗菌薬関連性下痢症**（Antibiotics-associated diarrhea：AAD）に対する**プロバイオティクス**の効果，*Clostridium difficile* **感染症**の診療について述べたい．

❸ AADに対するプロバイオティクス

1）プロバイオティクスの有効性

集中治療におけるプロバイオティクスの下痢以外に対する効果の詳細は前稿（**第3章-4**参照）を参考にしていただきたい．AADにかかわるプロバイオティクスの研究は近年多く報告されているが，プロバイオティクスがAADの減少に寄与していると結論している研究[5〜7][6:LRCT]，有意差を認めなかったと結論する研究[8, 9]がある．いずれにせよ有効性に関してまだ確立されているとは言い難い．その理由として，プロバイオティクスの菌種，投与量，投与期間が統一されていないことがあげられる．

2）PLACIDE試験

現時点でAADに対するプロバイオティクスの効果に関して最も大規模な研究の1つである**PLACIDE試験**について本稿で述べておきたい[10][LRCT]．経口または静注抗菌薬の投与を受けた65歳以上の入院患者を対象にした多施設二重盲検プラセボ対照RCTである（プロバイオティクス使用群1,470例，プラセボ群1,471例に割り付けられた）．抗菌薬を開始した際，あるいは抗菌薬開始から7日以内にプロバイオティクスを投与し，AADおよびCD関連下痢症の発症予防に寄与しているかが検討された．結果として，CD関連下痢症を含むAADの発生率は**プロバイオティクス使用群10.8%，プラセボ群10.4%**と差を認めず（相対リスク比1.04，以下95% CI 0.84〜1.28，p＝0.71），AADおよびCD関連下痢症の予防効果はなかったとしている．

3) 予防としてのプロバイオティクス

しかし，ほとんどの症例が先行抗菌薬としてペニシリン系とセフェム系を使用しており，他の広域抗菌薬の使用頻度が低かったこと，AADの原因としてCD関連下痢症であったのが僅か1％前後であったことから，この結果を日本の広域抗菌薬使用の現状に一概にあてはめることはできない．実際，日本と同様に広域抗菌薬使用が問題となっている米国の急性期病院での医療関連感染症で最多の原因菌は，MRSAを上回りCDであることも報告されており[11]，AADの原因として，CDを常に原因の優先事項の1つとして考慮しておく必要がある．菌血症や心外膜炎などの危険性が稀に報告されているが[12]，多くのRCT研究で重大な有害事象がないため，われわれはICU入室患者のAADの治療および予防として抗菌薬と併用でプロバイオティクスを使用していることが多い（ただし，抗菌薬の種類によっては，プロバイオティクスも死んでしまい効果がなくなる可能性がある）．

4 CDIの診療

1) CDIの検査法

院内で発症した下痢はCDIか否かを判定することが重要である．院内下痢症のうち1〜2割，AADのうち2〜3割がCDIといわれており，入院中にCDIを発症すると死亡率が上昇するため[13]，的確な対応が必要である．CDIをきたす代表的なリスク因子として，**抗菌薬，PPI**の投与があげられる[14]．

主なCDIの検査として，日本ではトキシン検査，グルタミン酸脱水素酵素（Glutamate dehydrogenase：GDH）抗原検出法，便培養がある．トキシン検査は感度が十分でなく，GDH抗原，便培養は菌の存在がわかるだけで毒素産生の有無がわからない．当院では，トキシンとGDH抗原を同時に検査するキット（C.DIFF QUIK CHEK コンプリート，アリーアメディカル社）を用いて，臨床症状とあわせ総合的に判断している．

2) CDIの治療

2013年に米国消化器病学会から最新のCDIのガイドラインが公表されており[15]，それを基にした重症度分類とそれに応じた治療について**表4**に示す．CDIの可能性が検査前から高ければ，検査結果にかかわらず経験的治療を行うべきである．重症複雑性CDIにはガイドライン上，バンコマイシンの経口（＋イレウスや腹部膨満著明時の注腸投与）に加えてメトロニダゾール静注を併用するが，日本ではメトロニダゾール静注薬がなく，メトロニダゾール経口薬で代用せざるを得ない．バンコマイシン注腸時は生理食塩水で溶解する

表4 ● Clostridium difficile 感染症の重症度診断基準および治療指針

重症度	診断基準	治療
軽症〜中等症	下痢＋重症・複雑性の基準にあてはまらない	MNZ 500 mg/回 経口1日3回10日間 MNZが投与できない場合，VCM 125 mg/回 経口1日4回10日間
重症	血清Alb値3 g/dL未満＋WBC 15,000/μL以上 あるいは腹部圧痛	VCM 125 mg/回 経口1日4回10日間
重症＋複雑性	CDIに寄与していてかつ以下のいずれかにあてはまる ● CDIが理由でICUに入室 ● 昇圧剤の有無にかかわらず，血圧低下を認めた ● 38.5℃以上の発熱 ● イレウスあるいは著明な腹部膨満 ● 意識変容 ● WBC 35,000/μL以上あるいは2,000/μL未満 ● 血清乳酸値2.2 mmol/Lより高値 ● 臓器不全（人工呼吸，腎不全等）	VCM 500 mg/回 経口1日4回10日間＋MNZ 500 mg/回 静注1日3回[注)] ※イレウスあるいは著明な腹部膨満を合併している場合 VCM 500 mg/回 経口1日4回10日間＋MNZ 500 mg/回 静注1日3回[注)]＋VCM 500 mgを生理食塩水500 mLに溶解し1日4回注腸 手術療法を念頭におく
再発性	治療完了後8週間以内に再発したCDI	● 1回目の再発は初回と同様のレジメン 　重症であればVCM ● 二回目の再発はVCMパルスレジメン 　以下のメニューで順次経口投与を行う． 　ⅰ）125 mg/回　1日4回14日間 　ⅱ）125 mg/回　1日2回7日間 　ⅲ）125 mg/回　1日1回7日間 　ⅳ）125 mg/回　2日おき8日間　（4回投与） 　ⅴ）125 mg/回　3日おき15日間　（5回投与） ● 三回目の再発は健常人の糞便注入を考慮

MNZ：metronidazole（メトロニダゾール），VCM：vancomycin（バンコマイシン）
注）日本にはメトロニダゾール静注薬がないため，メトロニダゾール経口薬で代替する必要がある
文献15，16を参考に作製

と高クロール血症をきたす可能性があるため，当院でははじめから乳酸加リンゲル液に溶解して注腸することを推奨している．重症複雑性CDIでは全例に支持療法として輸液蘇生，電解質補正，抗凝固薬による深部静脈血栓症予防を行うことが推奨されている．複雑性CDIは，外科的治療の判断のために腹部CT（腎機能に問題がなければ造影CT）を施行し，中毒性巨大結腸症を疑う腹水，壁肥厚，腸管拡張や穿孔の有無を確認する．重症複雑性CDIは，手術療法が考慮されるが，手術療法を選択しても死亡率が高い状態であることが多いため，穿孔以外に明確な手術適応のコンセンサスがないのが現状である．さらに再発性CDIに関しては，2回目の再発での**VCMパルスレジメン**が推奨されているが，質の高いエビデンスはほとんどない．3回目の再発では健常人の糞便注入が治療の選択肢とあげられている．Van Nood[17]らは，再発性CDIの患者を対象にVCMレジメン＋腸洗浄＋経鼻十二指腸チューブによるドナー便溶解液注入群（以下注入群）16例，標準VCMレジメン群（以下VCM単独群）13例，標準VCMレジメン＋腸洗浄群（以下VCM＋腸洗浄

群）13例に割り付けて，CDの消失率を検討した．CDの消失率は，注入群で81％，VCM単独群で31％，VCM＋腸洗浄群で23％であった．治癒率比は注入群vs VCM単独群で3.05（95％CI 1.08〜290.05，p＜0.001），注入群vs VCM＋腸洗浄群で4.05（95％CI 1.21〜290.12，p＜0.001）とドナー便の注入がほかの2群と比較して有意差をもって有効であると結論付けている[17]．しかしこの例は小規模なRCTであるため，さらなるエビデンスの蓄積が待たれる．

3）院内アウトブレイクの予防

CDIは上記で示したように医療関連感染症のなかで最も問題となる感染症であり，院内でアウトブレイクしうる．**接触感染予防策**が必須であり，最も重要な対策は手指衛生である．CDは**芽胞形成菌**でありアルコール消毒は無効のため，処置ごとの流水による手洗いが推奨される．そのほかに手首まで覆うガウン，手袋等の個人防護具を患者ごとに用いて廃棄することや，可能な限りの個室隔離が推奨される．

CDIの治療の効果判定および感染予防策は臨床症状の改善で判定するため，CD検査を治癒判定のために用いない．また普通便になってしまえば，拡散能力は低いとされている．

このようにCDIの場合は，感染することで死亡率が上昇するため，重症度に応じた治療を行うだけでなく，他患者への感染によるアウトブレイクを予防するための接触感染予防策が重要となるので，ほかの下痢の対処と一線を画すことを認識しておく必要がある．

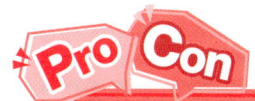

論点のまとめ

下痢の対処法に関する賛成論・反対論

【Pro】
臨床上問題になる下痢が発生した場合は，以下の対処を行う
- 原因になる薬剤があれば，中止するあるいは減量する
- 経腸栄養を行っている場合，投与速度を緩徐にする，持続投与にする，胃瘻患者で半固形流動食へ変更する
- CDIであれば，抗菌薬の投与を極力中止し，重症度に応じた治療，接触感染予防策を行う
- 再発性CDIではVCMパルスレジメンを検討する
- その他の対処を行ったうえで，下痢が継続する場合，プロバイオティクスの投与を行う

【Con】
- 経腸栄養の投与速度変更，持続投与，半固形流動食による下痢の改善効果に関する質の高い研究がない
- 再発性CDIのVCMパルスレジメンに関する質の高い研究がない
- AADやCDIの治療あるいは予防としてのプロバイオティクスは，菌種，投与量，投与期間が統一されておらず，エビデンスにとぼしいため，積極的な投与は推奨されない

文献

1) 「World Health Organization, Health topics, Diarrhoea」(http://www.who.int/topics/diarrhoea/en/)
2) O'Donnell LJD, et al：Detection of pseudodiarrhoea by simple clinical assessment of intestinal transit rate. Br Med J, 300：439-440, 1990
    → ブリストル便性状スケールはもともと過敏性腸症候群の便性状を把握するために用いられていたが，現在はさまざまな領域の便性状評価に使用されているスケールである

必読 3) Polage CR, et al：Nosocomial diarrhea：evaluation and treatment of causes other than *Clostridium difficile*. Clin Infect Dis, 55：982-989, 2012
    → CDIについても触れながら，CDI以外の院内下痢症についての原因やアセスメントについてわかりやすく述べられている

4) Bauer TM, et al：Derivation and validation of guidelines for stool cultures for enteropathogenic bacteria other than Clostridium difficile in hospitalized adults. JAMA, 285：313-319, 2001
    → 院内入院患者でどのような時に便培養をすべきかについて検討した研究．Modified 3-day ruleについてだけでなく，無駄な便培養の減少によるコスト削減の可能性にまで言及しているのが印象的である

5) Hempel S, et al：Probiotics for the prevention and treatment of antibiotic-associated diarrhea：a systematic review and meta-analysis. JAMA, 307：1959-1969, 2012
    → AADに関するシステマティックレビュー，メタ解析．有効である可能性が高いとしているが，菌種，投与量などが全く異なっており，一概にこの結果を鵜呑みできない

6) Selinger CP, et al：Probiotic VSL#3 prevents antibiotic-associated diarrhoea in a double-blind, randomized, placebo-controlled clinical trial. J Hosp Infect, 84：159-165, 2013 ★★★
    → AADに対するVSL#3というプロバイオティクスの効果をみた多施設RCT．高リスク患者への有効性が示されているが，CD関連下痢症に対する有効性は示せなかった

7) Johnston BC, et al：Probiotics for the prevention of *Clostridium difficile*-associated diarrhea：a systematic review and meta-analysis. Ann Intern Med, 157：878-888, 2012
    → CD関連下痢症に関するシステマティックレビュー，メタ解析．副作用が少なく，有効である可能性が高いとしているが，文献5と同様に菌種，投与量などが全く異なっている

8) Pozzoni P et al：Saccharomyces boulardii for the prevention of antibiotic-associated diarrhea in adult hospitalized patients：a single-center, randomized, double-blind, placebo-controlled trial. Am J Gastroenterol, 107：922-931, 2012 ★★★
    → 高齢者を対象にした*Saccharomyces boulardii*の効果について検討した単施設RCT

9) Ferrie S & Daley M：Lactobacillus GG as treatment for diarrhea during enteral feeding in critical illness：randomized controlled trial. J Parenter Enteral Nutr, 35：43-49, 2011 ★★
    → 集中治療における下痢に対する*Lactobacillus GG*の効果について検討した単施設RCT

必読 10) Allen SJ, et al：Lactobacilli and bifidobacteria in the prevention of antibiotic-associated diarrhoea and *Clostridium difficile* diarrhoea in older inpatients (PLACIDE)：a randomised, double-blind, placebo-controlled, multicentre trial. Lancet, 382：1249-1257, 2013 ★★★
    → AADに対するプロバイオティクスに関する大規模RCT．プロバイオティクスの効果・意味を再考させられる

11) Magill SS, et al：Multistate point-prevalence survey of health care-associated infections. N Engl J Med, 370：1198-1208, 2014 ★
    → 米国での医療関連感染について2011年にサーベイで得られたデータをもとに行われた大規模横断的観察研究

12) Snydman DR：The Safety of Probiotics. Clin Infect Dis, 46：S104-11, 2008
    → プロバイオティクスの副作用について詳しくまとめてある文献

13) Hensgens MP, et al：All-cause and disease-specific mortality in hospitalized patients with *Clostridium difficile* infection：a multicenter cohort study. Clin Infect Dis, 56：1108-1116, 2013 ★
    → CDIの感染が死亡率にどのように影響を与えるかを検討した多施設前向き観察研究

14) Loo VG et al：Host and pathogen factors for *Clostridium difficile* infection and colonization. N Engl J Med, 365：1693-1703, 2011 ★
    → CDIのリスク因子についてまとめた多施設前向き観察研究

必読 15) Surawicz CM, et al：Guidelines for Diagnosis,Treatment,and Prevention of *Clostridium difficile* Infections. Am J Gastroenterol, 108：478-98, 2013
    → CDIに関する最新のガイドライン．ただし，検査や治療について日本ではまだ承認されていないものも含まれる

16) McFarland LV, et al : Breaking the cycle : treatment strategies for 163 cases of recurrent Clostridium difficile disease. Am J Gastroenterol, 97 : 1769-1775, 2002
　→ VCMパルスレジメンの基になっている論文

17) Van Nood E, et al : Duodenal infusion of donor feces for recurrent *Clostridium difficile*. N Engl J Med, 368 : 407-415, 2013 ★★
　→ 近年，話題になっている再発性CDIに対する糞便注入の効果についての単施設RCT．従来のバンコマイシン投与による治療と比較して重要な副効果もなく著明な改善を認めた

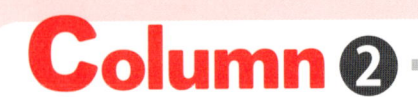

Column ❷
refeeding syndromeではここに注意

大谷　順

1）refeeding syndromeとは

　refeeding syndromeは，マラスムスといわれるような慢性的に飢餓状態であった患者に栄養療法（再栄養＝refeed）として過量のグルコース（炭水化物）が投与された際，投与開始数時間〜数日後に発生する体液，電解質異常，また，これに起因する心肺および神経系の異常をきたす一連の代謝性合併症の総称である．本症候群は発生すると最悪の場合死に至ることもあり，栄養療法にかかわる医療職はぜひ知っておく必要がある．

　本症候群は，栄養療法の進歩に伴いとくに最近クローズアップされてきた感があるが，実はわれわれ人類は古来より本症候群を経験してきた．例をあげると，漂流後に救助された人，籠城後に開城され城外に出た人，また，長期間の拘留，抑留後に釈放された捕虜[1]など，長期間の飢餓状態にあった人が，「ご馳走」を一気に食べた後に急変して死亡することがあるという事実が知られている．

2）refeeding syndromeの病態

　refeeding syndromeの病態は現代では以下のように説明される．飢餓状態のように外部からエネルギー基質が十分に供給されていない状態では，生体の適応により，体脂肪を分解して遊離脂肪酸とケトン体をエネルギー源とする異化主体の飢餓に適応した代謝経路に変化している．そのような状態に糖質が急激に入ってくると，同化のプロセスが起りインスリン分泌が刺激される．これをインスリンサージと呼ぶが，インスリンサージのために，栄養療法開始直後から1週間程度の期間に引き起こされるさまざまな代謝変化が本症候群の本態である．

　インスリンサージの結果，カリウムやマグネシウムが細胞内に取り込まれ，低カリウム，マグネシウム血症となり，これが不整脈の原因となる．さらに糖質負荷によりATPが産生されるのに伴いリンが消費されるため，低リン血症となって貧血や痙攣，横紋筋融解が起こり呼吸機能低下を招く．

　また，インスリン分泌が増加することで解糖系が賦活化されるため，解糖系の側路である2,3-DPG（2,3-ジホスホグリセリン酸）の赤血球内濃度が低下する．2,3-DPGはミトコンドリアをもたない赤血球にとって重要なATP源であるため，2,3-DPG濃度の低下はヘモグロビンの酸素解離曲線の左方移動に繋がり，末梢組織は低酸素状態に陥る．その結果，酸素を必要とする電子伝達系は障害され，TCA回路に必要なNADやFADも欠乏するために嫌気的な回路である解糖系も機能不全に陥るのである．

　さらにインスリンは，腎尿細管におけるナトリウム再吸収促進作用ももつため，水分貯溜が発生し，循環動態や呼吸状態にも悪影響を及ぼす．また，過量のグルコース投与により著明な

表 ● refeeding syndrome症候群発症リスクの高い患者

下記基準を1つ以上満たす
● BMI<16
● 過去3〜6ヶ月で15％以上の体重減少
● 10日間以上の絶食
● 治療前の低カリウム，低リン，低マグネシウム血症
下記基準を2つ以上満たす
● BMI<18.5
● 過去3〜6ヶ月で15％以上の体重減少
● 5日間以上の絶食
● アルコール依存の既往，または次の薬剤の使用歴がある：インスリン，化学療法，制酸薬，利尿剤

文献4より引用

高血糖およびそれに伴う浸透圧利尿で脱水をきたすこともある．

低栄養時には糖代謝の重要な補酵素であるビタミンB_1も欠乏していることも多く，心不全（脚気心：beriberi heart）やWernicke脳症やKorsakoff症候群が発生するリスクも高くなる．

3）refeeding syndromeの頻度

本症候群は臨床の現場でどれくらいの頻度で起こるかということについては明らかになっていないが，refeedingに伴う低リン血症についてはいくつかの報告がある．低リン血症のある症例にリン補充のない治療を行った場合は100％本症が発症して，リン補充を行った場合には発症率は18％に低下するという報告[2]や，ICUで栄養療法が行われた患者の34％が治療後平均1.9日で低リン血症になっていたという報告[3]がある．臨床の現場では基準値を大きく下回る1 mg/dL未満の低値であっても無症状の事もあり，低リンが即refeeding syndromeに結びつくわけではないが，栄養療法に伴う血清リン値低下，およびそれに伴った本症候群発症のリスクが少なからず存在することについては改めて銘記する必要があろう．

4）refeeding syndromeの予防・治療

本症候群を予防するためには，何らかの栄養失調が存在すると思われる症例に対して栄養療法を行う際には，本症候群が発生するリスクを十分に認識することである．マラスムスの場合にはアルブミンなどの血漿タンパク質は比較的高値に保たれていることも多いため，体重や上腕筋囲など身体計測データ，加えて詳細な病歴や食物摂取歴，ときには薬物摂取歴の聴取も，本症発生のリスクを認識するうえで重要なポイントとなる．表に英国のNICEガイドライン[4]による本症候群発症高リスク患者を具体的に表記したので参照されたい．

本症候群の予防策としては，まず，先に述べた高リスク患者を認識することはいうまでもないが，それらの患者に対する栄養療法を行う際には投与前の水分・電解質異常はできるだけ補正しておくことで，リン，マグネシウムの補充にはリンはNaH_2PO_4またはK_2HPO_4，マグネシウムは$MgSO_4$製剤を適宜経静脈的に投与する．リンの具体的投与量としては，常用量として2 mg（8 mmol）/kgを6時間かけて静注するが，一般病棟では腎機能障害のない患者に

1日50 mmolのリン酸を投与してとくに問題がなかったという報告[5]がある．高カリウム血症のリスクがあるため，NaH_2PO_4が用いられることが多い．いずれにしても投与中は厳重なモニタリングが必要なことはいうまでもない．

　そしてきわめて重要なことであるが，初期投与エネルギー量を少なめに設定することが予防となる．以前は水分・電解質の補正が優先とされていたが，現在ではできるだけ早く栄養療法を開始する観点から，栄養投与と水分・電解質補正は並行して行ってもよいとされている[4]．

　通常の投与量の一般的原則は25～30 kcal/kg/日であるが，飢餓時の初期投与エネルギーは400～800 kcal/日あるいは10～20 kcal/kg/日で行う．NICEガイドラインによると，5日以上の絶食後には必要量の50％が投与目標となり，より重症の栄養不良では10 kcal/kg/日と，より低い目標値に設定する．さらにBMIが14程度の非常に高度な栄養不良の場合は5 kcal/kg/日というきわめて少量からの開始が推奨されている[4]．なお投与量の計算に用いる体重は，通常は標準体重を用いるのであるが，本症候群のリスクをもつ患者の多くが標準体重以下であり，とくに理想体重比（ideal body weight：％IBW）20％以上の高度体重減少のある患者では，標準体重で計算すると過量投与となる可能性がある．よって重症栄養不良の場合は現体重，もしくはそれに10％程度上乗せしたものを用い，徐々に補正していく方が無難である．

　ただしグルコースはケトーシス予防のために最低限50～100 g/日以上必要なため，状態をみながら可及的早期に最低限レベルに到達させる努力は必要であろう．

　タンパク質投与については，飢餓時の投与目標である0.6 g/kg/日を最低レベルとして，状況に応じて適切なNPC/N（非タンパク質カロリー／窒素比）を維持しつつ，徐々にステップアップしていく．

　脂質の投与については明確なガイドラインはないが，脂肪投与でインスリン分泌が減るため，投与を考慮すべきである．また本症候群をきたす患者はもともと異化が亢進して，タンパク質や脂質がエネルギー源として消費されている可能性が高いことから，必須脂肪酸欠乏の潜在的リスクがあると考えてよい．必須脂肪酸欠乏を予防する意味で，最低でも10％脂肪乳剤100～200 mL/日を投与する．ただし過量投与による副作用を予防するために最大1日2 g/kgまでとする．なお，脂肪乳剤には乳化剤としてリン脂質が配合されており，投与時には製剤中のリン含有量も考慮すべきであろう．

　投与開始後1週間は，不整脈，心不全，低換気の可能性があるため，心電図と酸素飽和度のモニタリングは必ず行うべきである．さらに肝，腎機能は定期的に，とくに血清リン，マグネシウム，カリウム，グルコース濃度は頻回にモニタリングしながら全身状態も観察して，投与エネルギーは数日間隔で徐々にステップアップしていくことが重要である．一般的には2～4 kcal/kg/24～48時間のペースで増量していく．

　不幸にして本症候群が発生した場合には，水分電解質の補正はもちろん，厳重な呼吸，循環管理も必要となる場合も多い．投与エネルギーはいったん最低限レベルまで落としてから再評価を行い，再び徐々にステップアップをしていく．また，本症候群では稀ではあるが，糖質投与によりインスリンが過剰分泌され，かえって低血糖になることもある．その際は治療目的でグルコースを投与しても，むしろ低血糖を悪化させてしまうこともあるため，高血糖だけに目を奪われてもいけない．

5）経腸栄養時のrefeeding syndrome

　本症候群は，高濃度のグルコース液が投与されるTPN（total parenteral nutrition：中心静脈栄養法）施行時に起りやすいが，経腸栄養でも起こり得ることは銘記しておくべきである．特に経腸栄養の場合には，栄養剤の浸透圧刺激により下痢発生のリスクも高く，重度の脱水となることもあるため，経静脈的なrefeedingとは別の慎重さも要求される．特に高度な低栄養患者の栄養サポートの際には，本症候群発生をできるだけ予防するためにも，NSTによる学際的チーム医療の介入を図ることも1つの方策である．

　高齢化が進み，脳血管障害や認知症に伴う摂食・嚥下障害や，既施手術による消化吸収障害により，栄養不良に陥る症例は今後増加してくると思われ，本症候群を発症するリスクをもつ症例も増加することであろう．本症発症のリスク，メカニズムを十分に理解して，患者のために行う栄養療法が却って足を引っ張ることにならないようにしたいものである．

6）おわりに

　最後に実話[6]を1つ紹介して本稿を終える．2001年，長崎五島列島の漁師が小型漁船で遭難し，37日間も太平洋を漂流した後，洋上で奇跡的に遭遇したマグロ漁船に救助されるのであるが，マグロ漁船の船員は痩せ衰えた漁師にどんぶり一杯分のおにぎりを与え，彼はそれを平らげる．その後，漁船の通信員は遭難者救助の報を海上保安庁に入電し，食事も十分に与えたと伝えたところ，保安庁の担当者は，即座に「その人はもう亡くなっているのではないですか？」と問い返したのだという．幸いにも大事には至らなかったが，医療関係者でもない海上保安庁職員が，refeeding syndromeのリスクを認識されているということにまず驚く．おそらく遭難者の何十倍，何百倍という数の低栄養患者を診療しているわれわれ医療職が，このリスクを正しく認識できていると自信をもって言えるかどうか，われわれは真摯に反省し，そして学ぶべきであろう．

　われわれが低栄養患者に遭遇し，その栄養療法を考えるとき，マグロ漁船の船員になるか，海上保安庁の職員になるか，洋上の善意が罪に問われることは決してないが，医療現場では「知らなかった」ではすまされるはずもない．refeedを受ける低栄養患者の運命は，われわれ医療職の正しい知識と正確な判断，対処に委ねられているのである．

◆ 文献

1) Schnitker MA, et al：A clinical study of malnutrition in Japanese prisoners of war. Ann Intern Med, 35：69-96, 1951
2) Martínez MJ, et al：Hypophosphatemia in postoperative patients with total parenteral nutrition: influence of nutritional support teams. Nutr Hosp, 21：657-660, 2006
3) Marik PE & Bedigian MK：Refeeding hypophosphatemia in critically ill patients in an intensive care unit. A prospective study. Arch Surg, 131：1043-1047, 1996
4) NICE：1.4 What to give in hospital and the community.「Nutrition support in adults: Oral nutrition support, enteral tube feeding and parenteral nutrition」(http://www.nice.org.uk/guidance/cg32/chapter/guidance)
5) Terlevich A, et al：Refeeding syndrome: effective and safe treatment with Phosphates Polyfusor. Aliment Pharmacol Ther, 17：1325-1329, 2003
6)「ある漂流者の話」（吉岡忍／著），筑摩書房，2005

付　録

付録

栄養剤の分類および参考サイト情報

真弓俊彦

1 特徴を理解しよう

　栄養剤といっても，表1に示すように，**経腸（経口）栄養剤**と**静脈栄養製剤**に大きく分けられ，前者には，**成分栄養剤，消化態栄養剤，半消化態栄養剤**があり，後者はさらに，**中心静脈栄養製剤，末梢静脈栄養製剤，単成分栄養剤，病態別栄養剤**など種々の製剤があり，それぞれの特徴を熟知して使用すべきである．

　各使用方法は各章を参照されたいが，ここでは，各栄養剤の成分とその特徴について参考となるサイト「PDNレクチャー」を紹介する．

　また，経腸栄養剤について必ず見ていただきたい「経腸栄養剤マップ」をp.288，289に掲載したので，経腸栄養剤における考え方を整理するために役立ててほしい．

2 経腸（経口）栄養剤

①一般使用栄養剤

　経腸栄養剤は成分栄養剤，消化態栄養剤，半消化態栄養剤に大別することができる．詳細については，栗山とよ子先生が作成されたマップをご紹介する（図，表2）．

表1 ● 栄養剤の区分とその特徴

	用途	特徴	備考
I．経腸（経口）栄養剤			
①一般使用栄養剤（図，表2）	成分栄養剤，消化態栄養剤，半消化態栄養剤，半固形化栄養剤	糖，電解質，アミノ酸，ビタミン，（食物繊維）含有	
②病態別栄養剤	糖尿病，肝疾患，腎疾患，呼吸器疾患，がん，免疫調整	病態に応じて，電解質，アミノ酸などを調整 アルギニン，ω-3系脂肪酸，グルタミンなどを調整	
II．静脈栄養製剤			
①中心静脈栄養製剤	経腸栄養が長期間施行できない場合の栄養管理	糖，電解質，最近は，ビタミン，アミノ酸，脂肪も含まれているものもある	
②末梢静脈栄養製剤	短期間の栄養管理	糖は最大でも12.5％まで	カロリー，濃度に限界．高濃度になるほど静脈炎のリスク増大
③単成分栄養剤	アミノ酸製剤，脂肪乳剤など		アミノ酸製剤は通常，中心静脈栄養製剤と混合して，脂肪乳剤は末梢ルートから使用
④病態別栄養剤	肝疾患，腎疾患，小児	病態に応じて，電解質，アミノ酸などを調整	

②病態別栄養剤

　肝疾患用，腎疾患用，糖尿病用，呼吸器疾患用，がん患者用の栄養剤が現在発売されている．また，炎症反応の軽減などを目的とする免疫調整栄養剤がある．

【参考文献】
PDNレクチャー「Chapter2 経腸栄養，3. 病態別経腸栄養剤，1. 病態別経腸栄養剤とは？」

3　静脈栄養製剤

①中心静脈栄養製剤

　基本となる高カロリー輸液用基本液のほかに，基本液に糖質，アミノ酸，ビタミン，脂肪，微量元素を追加した栄養製剤が発売されている．

【参考文献】
PDNレクチャー「Chapter3 静脈栄養，2. 中心静脈栄養法（TPN），2.8 TPN基本液とキット製剤の種類と特徴」

②末梢静脈栄養製剤

　高濃度糖電解質液やアミノ酸・ビタミンB_1加総合電解質液といったものが発売されている．

【参考文献】
PDNレクチャー「Chapter3 静脈栄養，1. 末梢静脈栄養法（PPN），1.2 PPN製剤の種類と適応」

③静脈栄養用単成分・④病態別栄養剤

　静脈栄養用アミノ酸製剤には，FAO/WHO基準やTEO基準に準拠したものがある．また，腎不全用，小児用など病態に合わせBCAA（branched chain amino acid：分岐鎖アミノ酸）含有量を調節したアミノ酸製剤も発売されている．

【参考文献】
PDNレクチャー「Chapter3 静脈栄養，2. 中心静脈栄養法（TPN），2.9 アミノ酸製剤の種類と特徴」

◆ PDNレクチャー
http://www.peg.or.jp/lecture/
PDNレクチャーには有用な情報が多数掲載されているので，ぜひほかのページもご覧いただきたい．

経腸栄養剤 マップ

PDN栄養管理プログラムV1.30

効果的な栄養治療のためには、各栄養剤の種類とそれぞれの特徴を知り患者個々の栄養必要量・病態に適切なものを選択することが重要である．

消化・吸収能評価

赤字は医薬品
商品名の後に（kcal/mL，タンパク質量g/100 kcal）を表記

腸管機能は良好か

- 不十分 → **成分栄養剤**
  - 味：エレンタール（1，4.4）
  - 味：エレンタールP（1，3.1）

  消化態栄養剤
  - 大：ツインライン（1，4）
  - テ：エンテミール（1，3.8）
  - テ：ペプチーノ（1，3.6）
  - ネ：ペプタメンAF（1.5，6.3）
  - ネ：ペプタメンスタンダード（1.5，3.5）

- 良好 → **半消化態栄養剤**

  病態栄養剤の適応があるか
  - なし → 一般的な半消化態栄養剤 → 表2へ
  - あり → 各種病態別栄養剤

50音順
- 旭：旭化成ファーマ
- 味：味の素製薬
- ア：アボット・ジャパン
- 大：大塚製薬工場
- キ：キユーピー
- ク：クリニコ
- 三：三和化学研究所
- テ：テルモ
- ニ：ニュートリー
- ネ：ネスレニュートリション
- ホ：ホリカフーズ
- 明：明治

糖尿病
- ア：グルセルナ-EX（1，4.2）
- テ：タピオンα（1，4）
- 明：インスロー（1，5）
- ク：DIMS（1，4）
- ネ：リソースグルコパル（1.28，5）
- 味：ディムベスト（1，4.5）

肝疾患
- 味：ヘパンED（1，3.6）
- 大：アミノレバンEN（1，6.4）
- ク：ヘパスⅡ（1.2，3.3）

腎疾患
〔慢性腎不全〕
- 明：リーナレンLP（1.6，1）
- ク：レナジーbit（1.2，0.6）

〔維持透析期〕
- テ：レナウェル3（1.6，1.5）
- 明：リーナレンMP（1.6，3.5）
- ク：レナジーU（1.5，3.3）

呼吸器疾患
- ア：プルモケア-EX（1.5，4.2）
- 三：ライフロンQL（1.6，4）

がん
- ア：プロシュア（1.23，5.3）

免疫調製剤
- 大：アノム（1，5）
- 味：インパクト（1，5.6）
- テ：イムンα（1.25，5.2）
- 明：メイン（1，5）
- 三：サンエットGP（1，5.5）
- ア：オキシーパ（1.5，4.2）

図 ● 経腸栄養剤マップ

※図中の®は省略

PEGドクターズネットワーク「NST活動と栄養アセスメント 経腸栄養剤マップ」（福井県立病院内科医長・NST Chairman 栗山とよ子先生，http://www.peg.or.jp/care/nst/map.html）より許諾を得て，一部改変し転載．

表2 経腸栄養剤タンパク質量別一覧

タンパク質量 (g/100 kcal)	液体半消化態栄養剤			半固形化栄養剤
	1 kcal/mL	1.5 kcal/mL	2 kcal/mL	
3	ク：MA-7 ネ：アイソカルRTU	テ：テルミールソフト	ネ：アイソカル2K Neo	
3.5	ア：エンシュアリキッド キ：リキッドダイエットK-LEC キ：リキッドダイエットK-2S キ：リキッドダイエットK-3Sα ネ：アイソカル・MAX ネ：アイソカル・1K	ア：エンシュアH テ：テルミールミニ テ：テルミールミニα ネ：アイソカルプラス 明：メイバランスMini ク：エンジョイClimeal	明：メイバランス2.0 テ：テルミール2.0α キ：リキッドダイエット2.0A ク：MA-R2.0アセプバッグ ネ：アイソカル・Bag2K	テ：テルミールソフト（1.7 kcal/mL） ネ：SemiSolidサポート400（2 kcal/mL） ネ：SemiSolidサポート500（2 kcal/mL） ニ：カームソリッド300（0.75 kcal/mL） ニ：カームソリッド400（1.0 kcal/mL） ニ：カームソリッド500（1.25 kcal/mL）
4	ア：ジェビティ-EX ク：MA-8 三：サンエットN3 明：YHフローレ 明：メイバランスR（GREEN） 明：メイバランスR（BLUE） 明：メイバランスR（YELLOW） 明：メイバランス1.0 明：メイバランス1.0Na	旭：L-8 三：サンエット1.5 三：リカバリー1.5 明：メイバランス1.5 ク：CZ1.5 三：リカバリーMini 三：Juicioミニ ネ：リソース・ペムパル	旭：アキュアEN2.0 三：サンエット2.0	テ：F2ライトEJ（0.75 kcal/mL） ク：アクトエールアクア（1.0 kcal/mL） テ：F2ショットEJ（1.0 kcal/mL） 明：メイバランスソフトJelly（1.0 kcal/mL） テ：テルミールPGソフト（1.5 kcal/mL） テ：PGソフトEJ（1.5 kcal/mL）
4.5	大：ラコール キ：リキッドダイエットK-4A キ：リキッドダイエットK-4S 旭：L-3ファイバー 旭：L-7TER 三：リカバリーSOY 味：メディエフ 三：サンエットA ホ：オクノスNT-3	味：メディエフ・アミノプラス		味：メディエフプッシュケア（2 kcal/mL）
5	ク：CZ-Hi0.6アセプバッグ ク：CZ-Hi0.8アセプバッグ ク：CZ-Hi ク：E-3 ク：E-7Ⅱ0.6アセプバッグ ク：E-7Ⅱ0.8アセプバッグ ク：E-7Ⅱ テ：F2α 人：ハイネ 三：ライフロン6バッグ 三：ライフロンQ10 明：メイバランスHP1.0 味：メディエフソイバッグ	明：メイバランスHP1.5 ク：CZ-Hi1.5アセプバッグ ネ：アイソカルプラスEX		大：ハイネゼリーAQUA（0.8 kcal/mL） 大：ハイネゼリー（1 kcal/mL） 三：リカバリーニュートリート（1.5 kcal/mL） 旭：アキュアVF-1, VF-5, VF-E（1.5 kcal/mL） ク：アクトスルー（1.8 kcal/mL）
5.3	旭：L-6PMプラス			
5.5	ク：PRONA 三：サンエットSA 味：ペムベスト			
6.25	旭：アキュアEN800			

※表中の®は省略
PEGドクターズネットワーク「NST活動と栄養アセスメント PDN 経腸栄養剤マップ」（福井県立病院内科医長・NST Chairman 栗山とよ子先生，http://www.peg.or.jp/care/nst/map.html）より許諾を得て，一部改変し転載．

索引 Index

ギリシャ文字

ω-3系脂肪酸 77, 110, 181, 190, 230
ω-6系脂肪酸 77

欧文

A～C

AAD 127
acute phase proteins 155
AKI 198
ALI 192
all in one 76
anthropometry assessment 12
antibiotic-associated diarrhea 127
APPs 155, 157
ARDS 192
ASPEN 133
autophagy 152
basal metabolic rate 40
BCAA製剤 219
BCAA輸液 215, 218
BCAA顆粒 216
BEE 40, 225
Biochemstry assessment 13
BMI 21
BMR 40
body mass index 21
CCPG 133, 139
clinical indicators 14
CRP 157
CRRT 201
CVC 249

D～F

DHA 78, 190
DIC 90
dietary assessment 15
disseminated intravascular coagulation 90
Early PN study 102
ebb phase 228
EDチューブ 27
EDEN study 97, 105, 195
elemental diet 27
enhanced recovery after surgery 163
ENの投与方法 134, 137
E/N比 203
EPA 78, 190
EPaNIC study 30, 103, 152, 156, 157, 194, 200
ERASプロトコル 163
ESPENガイドライン 133
estimated requirements 15
Fischer比 215
flow phase 228

G～K

GLA 190
Groshong® catheter 251
Harris-Benedict式 20, 36
HbA1c 171
hypocaloric feeding 150
INTACT study 195
INTERSEPT study 183

L～O

LCT 194
LES 216, 219
late evening snack 216
long chain triglyceride 194
measured energy expenditure 40
MEE 40
MUFA 208
NASH 219
NPC/N比 24
OMEGA study 183, 191
ONS 163
oral nutritional supplements 163
overfeeding 47, 150, 151, 176

P～R

Pancreatitis Bundles 223
PEW 198
permissive underfeeding 47, 96, 150, 185
pharmaconutrient 181
PICC 249
REDOXS study 114, 182
REE 40, 225
respiratory quotient 15, 39, 46
resting energy expenditure 40

Index

RQ 15, 39, 46	アミノ酸加総合電解質液 68	肝性脳症 215, 216, 218, 219
RRT 198	アミノ酸製剤 67, 70	間接熱量計 229
	アルギニン 117, 181	間接熱量測定 20
S～U	アルブミン 157	間接熱量測定法 36, 45, 178
SCCM/ASPEN ガイドライン ... 136	安静時エネルギー消費量 ... 20, 225	感染性 234
SIGNET trial 182	安静時消費エネルギー 40	肝不全 72
SIRS 120	異化亢進 228	肝不全用経腸栄養剤 ... 215, 216, 219
SPN 134	一価不飽和脂肪酸 208	基礎代謝率 40
supplemental parenteral nutrition 134	胃瘻 33	基礎代謝量 36, 225
Surviving Sepsis Campaign ガイドライン 177	エイコサノイド 77, 190	キドミン® 203
TEE 40	栄養ストレス 151	急性肝不全 238
TGC 184	栄養必要量 19	急性期タンパク質 155
tight glycemic control 184	栄養評価 12	急性高血糖 168
three in one 76	エコーガイド 251	急性腎不全 198
total energy expenditure ... 40	エステル結合 74	急性膵炎 221, 239
total parenteral nutrition .. 49	エネルギー消費量 101	急性膵炎重症度判定基準 222
TPN 49	エネルギー投与量 105	強化インスリン療法 ... 157, 184, 210
trophic feeding ... 96, 177, 195	エネルギー量 144	魚油 78
underfeeding ... 47, 150, 229	欧州静脈経腸栄養学会 132	クリアーリキッドダイエット .. 163
	オキシーパ® 190	グリセロール 74
V～Z	オリーブ油 78	グルコース毒性 151
VAP 126		グルタミン 113, 181
Vo_2 41	**か 行**	経口栄養補給 163
Weir の公式 37	外因性エネルギー供給 149	経静脈的脂肪乳剤 193
Weir の変式 38	開始時期 133, 136	経腸栄養管理 15
	ガイドライン 132	経腸栄養剤 58, 286
和 文	カイロミクロン 74	経腸栄養用微量栄養製剤 87
あ 行	活動係数 20	劇症肝炎 214
アミノ酸・ビタミン B$_1$ 加総合電解質液 68	カリウム濃度 242	血液・生化学検査 13
アミノ酸インバランス 216	カルシウム濃度異常 244	血液浄化療法 238
	カルニチン 78	血糖管理 22, 135, 168
	簡易算出式 36	ケトアシドーシス 207
	肝硬変 215	

高カリウム血症	243	
高カルシウム血症	245	
高カロリー輸液キット製剤	67, 71	
高カロリー輸液用基本液	70	
抗菌薬関連性下痢症	127	
高血糖	206	
抗酸化作用	231	
高脂肪栄養剤	189	
好中球	168	
高ナトリウム血症	240	
高濃度糖電解質液	68	
高分子栄養剤	225	
高マグネシウム血症	246	
高リン血症	247	
呼吸商	15, 39, 46	
ココナツ油	78	

さ　行

酸素消費量	37
脂質投与	180
自食作用	152
持続的腎代替療法	201
脂肪過酸化反応	77
脂肪肝	219
脂肪乳剤	74
重症急性膵炎	33
術後管理	239
術後早期経口栄養摂取	163
術後麻痺性イレウス	166
静脈栄養	74, 101
静脈栄養製剤	67, 286
静脈栄養用ビタミン製剤	84
上腕PICC	251
食事摂取状況	15

身体計測	12
腎代替療法	198
シンバイオティクス	120, 234
心不全	238
腎不全	72
推定栄養必要量	15
推定式	20, 229
ストレス係数	20
成分栄養	27
成分栄養剤	225
セレン	115
全身性炎症反応症候群	120
早期経腸栄養	94, 176, 224, 229
総消費エネルギー量	40

た　行

体格指数	21
代謝亢進	228
耐糖能異常	206
短鎖脂肪酸	121
胆汁うっ滞	78
炭水化物	207
タンパク質異化	230
タンパク質エネルギー欠乏	198
タンパク質投与量	94, 180
中鎖脂肪酸	78
中心静脈栄養製剤	70
中心静脈栄養法	49
中心静脈栄養用総合ビタミン製剤	85
中心静脈栄養用微量元素製剤	86
腸管内治療	120
長鎖脂肪酸	77

腸内細菌叢	120
腸瘻	33
直接熱量測定法	36
低カリウム血症	244
低カルシウム血症	245
低ナトリウム血症	241
低マグネシウム血症	246
低リン血症	247
電解質異常	238
動的栄養評価指標	54
糖尿病	206
投与エネルギー目標	194
トリグリセリド	74

な　行

内因性エネルギー供給	149
ナトリウム濃度異常	240
二酸化炭素産生量	37
二重標識水	37
日本呼吸療法医学会	133, 141
尿検査	13
尿中窒素量	37
ネオアミユー®	203

は　行

パーム油	78
播種性血管内凝固症候群	90
パラチノース®	209
非感染性	234
肘PICC	250
ビタミン	81
ビタミンK欠乏性出血症	90
ビタミンK_1	90
ビタミンK_2	90

ビタミンK依存性凝固因子 … 90	米国静脈経腸栄養学会 … 133	目標投与量 … 134, 136
ビタミンK依存性凝固制御因子 … 90	閉塞性黄疸 … 92	
非タンパクエネルギー/窒素比 … 24	偏性嫌気性菌 … 121	**や　行**
必須脂肪酸 … 77	補足的静脈栄養 … 134	夜間就寝前軽食 … 216
病態別栄養剤 … 62, 287	**ま　行**	**ら　行**
微量栄養素 … 81	マグネシウム濃度異常 … 245	酪酸 … 121
微量元素 … 82	末梢静脈栄養製剤 … 67	リーナレン® … 202
フィロキノン … 90	メナキノン … 90	リン脂質 … 74
プルモケア® … 189	免疫強化栄養剤 … 181	臨床症状 … 14
プレバイオティクス … 120	免疫調整栄養剤 … 135, 145, 167, 181	リン濃度異常 … 246
プロスタグランディン … 77	免疫調整栄養療法 … 238	累積逸失エネルギー … 54
プロバイオティクス … 120	目標血糖値 … 231	レナウェル™ … 202
米国集中治療医学会 … 133	目標投与エネルギー量 … 233	ロイコトリエン … 77

◆ 編者紹介

真弓俊彦（Toshihiko Mayumi）
産業医科大学医学部 救急医学講座 教授

　産業医科大学では，救急外来にCT，X線装置を整備するなど改築を行い，病院をあげて，救急医療に取り組んでいます．「救える命を一人でも多く救う」をミッションに掲げ，毎日，12名のスタッフとともに，救急，プライマリケア，Acute Care，外傷外科，災害と，楽しく，時に厳しく，診療，教育，研究に当たっています．

　北九州は，魚も酒も美味しいですが，他では稀にしか遭遇しない銃創，刺創も診療でき，救急医冥利に尽きない環境です．その分，患者だけではなくスタッフも安心して診療できる安全な体制を構築しています．ICU，麻酔，外科，内科各科，精神科など他領域の研修もできますので，熱い心を持った救急医も救急志望者も募集しています．また，当直は1週間に1回までと，疲れ果ててburn out直前の方の再生工場としての機能もめざしています．女性，特に，家庭やお子さんをお持ちの救急医も大歓迎です．ご連絡をお待ちしています．

　なお，誤解があるかもしれないのであえて明記しますが，産業医科大学では，他学出身者も初期・後期研修可能です．

Surviving ICU シリーズ

重症患者の治療の本質は栄養管理にあった！
きちんと学びたいエビデンスと実践法

2014年11月10日　第1刷発行		
2016年 3月15日　第2刷発行	編　集	真弓俊彦
	発行人	一戸裕子
	発行所	株式会社　羊　土　社
		〒101-0052
		東京都千代田区神田小川町2-5-1
		TEL　03（5282）1211
		FAX　03（5282）1212
		E-mail　eigyo@yodosha.co.jp
		URL　http://www.yodosha.co.jp/
ⓒ YODOSHA CO., LTD. 2014	装　幀	関原直子
Printed in Japan	印刷所	日経印刷株式会社
ISBN978-4-7581-1202-4		

本書に掲載する著作物の複製権，上映権，譲渡権，公衆送信権（送信可能化権を含む）は（株）羊土社が保有します．
本書を無断で複製する行為（コピー，スキャン，デジタルデータ化など）は，著作権法上での限られた例外（「私的使用のための複製」など）を除き禁じられています．研究活動，診療を含み業務上使用する目的で上記の行為を行うことは大学，病院，企業などにおける内部的な利用であっても，私的使用には該当せず，違法です．また私的使用のためであっても，代行業者等の第三者に依頼して上記の行為を行うことは違法となります．

JCOPY　<（社）出版者著作権管理機構　委託出版物>
本書の無断複写は著作権法上での例外を除き禁じられています．複写される場合は，そのつど事前に，（社）出版者著作権管理機構（TEL 03-3513-6969，FAX 03-3513-6979，e-mail：info@jcopy.or.jp）の許諾を得てください．

羊土社のオススメ書籍

Dr.竜馬の やさしくわかる集中治療 循環・呼吸編
内科疾患の重症化対応に自信がつく！

田中竜馬／著

敗血症，肺炎，COPDなど，病棟や外来でよくみる内科疾患が重症化したときの考え方を，病態生理に基づいて解説．集中治療の基本が面白いほどよくわかり，重症化への適切な対応が身につく！

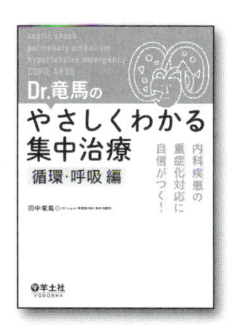

- 定価（本体3,800円＋税）
- A5判
- 351頁
- ISBN 978-4-7581-1784-5

ICU実践ハンドブック
病態ごとの治療・管理の進め方

清水敬樹／編

ICUにおける診断・治療，患者管理のための臨床マニュアル．具体的なコントロール目標値，薬剤投与量など現場ですぐに使える情報と，ガイドラインほか現時点でのエビデンスを交えた解説で実践の指針を簡潔に示す．

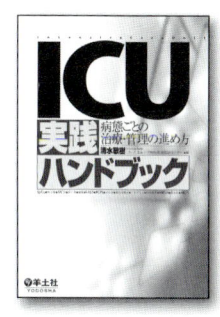

- 定価（本体6,500円＋税）
- A5判
- 598頁
- ISBN 978-4-7581-0666-5

モヤモヤ解消！栄養療法にもっと強くなる
病状に合わせて効果的に続けるためのおいしい話

清水健一郎／著

- 定価（本体3,500円＋税）
- A5判
- 247頁
- ISBN 978-4-7581-0897-3

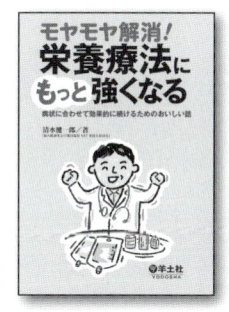

教えて！ICU 集中治療に強くなる

早川 桂，清水敬樹／著

- 定価（本体3,800円＋税）
- A5判
- 239頁
- ISBN 978-4-7581-1731-9

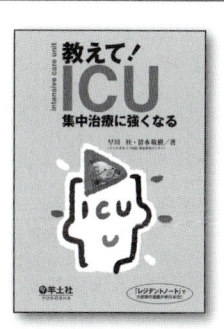

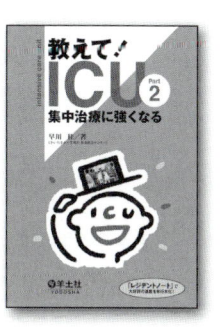

治療に活かす！栄養療法 はじめの一歩

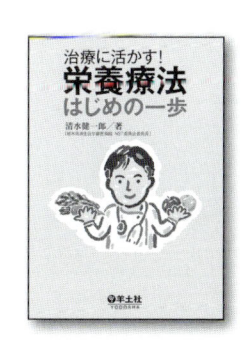

清水健一郎／著

- 定価（本体3,300円＋税）
- A5判
- 287頁
- ISBN 978-4-7581-0892-8

教えて！ICU Part 2 集中治療に強くなる

早川 桂／著

- 定価（本体3,800円＋税）
- A5判
- 230頁
- ISBN 978-4-7581-1763-0

発行 羊土社 YODOSHA
〒101-0052　東京都千代田区神田小川町2-5-1　TEL 03(5282)1211　FAX 03(5282)1212
E-mail : eigyo@yodosha.co.jp
URL : http://www.yodosha.co.jp/

ご注文は最寄りの書店，または小社営業部まで

Surviving ICU シリーズ

実際どう治療すべきかみえてくる！

シリーズの特徴

1. ICUで必要な知識と考え方を基本からかみくだいて解説．
2. 症例やエキスパートの経験をふまえてた解説で，ベッドサイドでの治療戦略が見えてくる！
3. 最新のエビデンスはもちろん，議論の分かれる治療法をpro-conに分けて解説．現在「わかっていること・いないこと」を把握できる！

外傷の術後管理のスタンダードはこれだ！
損傷別管理の申し送りからICU退室まで

清水敬樹／編　☐定価（本体4,900円＋税）　☐B5判　☐269頁　☐ISBN 978-4-7581-1206-2

ICUから始める早期リハビリテーション
病態にあわせて安全に進めるための考え方と現場のコツ

中村俊介／編　☐定価（本体4,600円＋税）　☐B5判　☐255頁　☐ISBN 978-4-7581-1205-5

ICU合併症の予防策と発症時の戦い方
真剣に向き合う！現場の知恵とエビデンス

萩原祥弘, 清水敬樹／編　☐定価（本体4,800円＋税）　☐B5判　☐309頁　☐ISBN 978-4-7581-1204-8

重症患者の痛み・不穏・せん妄 実際どうする？
使えるエビデンスと現場からのアドバイス

布宮　伸／編　☐定価（本体4,600円＋税）　☐B5判　☐190頁　☐ISBN 978-4-7581-1203-1

重症患者の治療の本質は栄養管理にあった！
きちんと学びたいエビデンスと実践法

真弓俊彦／編　☐定価（本体4,600円＋税）　☐B5判　☐294頁　☐ISBN 978-4-7581-1202-4

敗血症治療
一刻を争う現場での疑問に答える

真弓俊彦／編　☐定価（本体4,600円＋税）　☐B5判　☐246頁　☐ISBN 978-4-7581-1201-7

ARDSの治療戦略
「知りたい」に答える、現場の知恵とエビデンス

志馬伸朗／編　☐定価（本体4,600円＋税）　☐B5判　☐238頁　☐ISBN 978-4-7581-1200 0

発行　羊土社 YODOSHA

〒101-0052　東京都千代田区神田小川町2-5-1　TEL 03(5282)1211　FAX 03(5282)1212
E-mail：eigyo@yodosha.co.jp
URL：http://www.yodosha.co.jp/

ご注文は最寄りの書店、または小社営業部まで